Barbara und Mario Martin

Fest im Herzen lebt ihr weiter

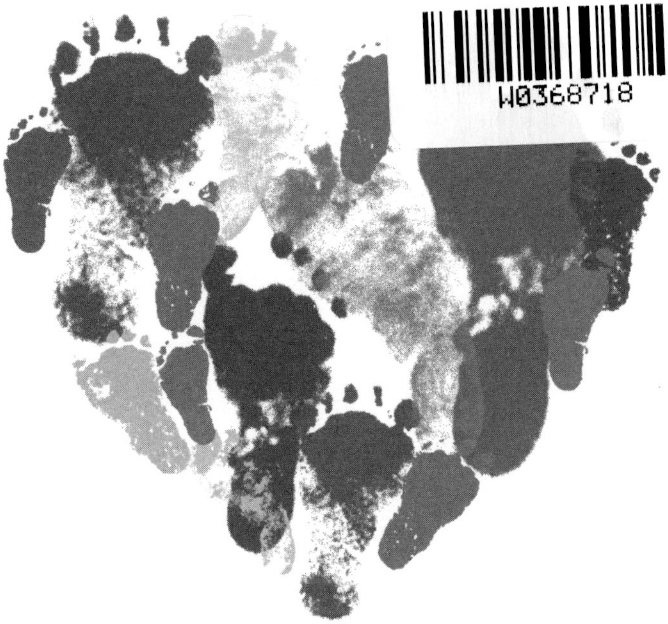

Wie wir drei Kinder verloren und den
Kampf um ihre Würde gewannen.
Ein Ratgeber für Eltern von Sternenkindern.

adeo

Man braucht kein ganzes Leben, um zu lieben,
es reicht schon ein kleiner Augenblick,
um alle Liebe zu geben und zu empfangen.

Für unsere Kinder:
Joseph-Lennard
Tamino-Federico Joseph
Penelope-Wolke Josephine

Inhalt

Fünfhundert Gramm

Name, Wohnort, Kinder: keine –
damit scheint alles wohl gesagt,
und keine Fragen? Doch, die eine,
die mich stets aufs Neue plagt ...

Denn Kinder hab ich sogar drei –
und trag sie stolz in meinem Herzen,
doch stumme Wut ist auch dabei,
verursacht täglich neue Schmerzen ...

Laut Waage, offiziell geeicht,
waren sie nämlich noch zu klein –
fünfhundert Gramm waren unerreicht,
so durften sie kein Menschlein sein ...

Dabei waren sie so wunderschön,
und stolze Eltern sind wir jetzt –
doch diese Regelung zu sehen,
hat uns zusätzlich verletzt ...

Ralf Korrek

Vorwort

Und man kann doch was verändern!

Die Petition, die den Deutschen Bundestag Ende 2009 erreichte, hatte einen traurigen Anlass: tot geborene Kinder. Großer Kummer und Schmerz für die betroffenen Eltern. Hinzu kam, dass für den Gesetzgeber die sogenannten Sternenkinder rein rechtlich nicht existiert haben, wenn sie mit einem Geburtsgewicht von unter 500 Gramm auf die Welt kamen. Zu leicht für einen Eintrag ins Stammbuch der Familie oder eine Personenstandsurkunde. Kein Eintrag, kein Platz für die letzte Ruhe, kein Platz für die Eltern zum Trauern. Oft haben die Eltern die Klinik verlassen müssen, ohne zu wissen, was mit ihren tot geborenen Kindern passiert. Ein würdeloser Umgang mit dem Tod.

Dies wollten Barbara und Mario Martin nicht länger hinnehmen und initiierten eine Petition. Mehr als 40 000 Menschen unterstützten mit ihrer Unterschrift das Anliegen, viele persönlich Betroffene haben ihr Schicksal mit Fehl- und Totgeburten dem Ehepaar mit auf den Weg gegeben.

Jedes Jahr erreichen den Petitionsausschuss des Bundestages weit über 20 000 Petitionen. Sie werden zunächst von fachkundigen Verwaltungsmitarbeitern bearbeitet, es wird ein beigefarbener Kartonhefter angelegt, die Petition bekommt eine laufende Nummer, Aktendeckel, Laufblätter, Registratur, und dann geht es los: Das Anliegen wird zu einer Stellungnahme an die Bundesregierung geschickt – im Fall der Sternenkinderpetition zunächst an das Innen- und das

Familienministerium. Nach einiger Zeit erreichen die Antworten dann wieder die Verwaltungsmitarbeiter, sie fassen das Ergebnis zusammen und formulieren einen Vorschlag für das politische Votum des Petitionsausschusses: in diesem Fall eine Ablehnung: Man könne leider nichts ändern.

Die beigen Akten nehmen nun weiter ihren Weg: Jede Petition wird zwei Abgeordneten zugeleitet: einem Bundestagsabgeordneten aus den Regierungsfraktionen und einem aus den Oppositionsfraktionen. Irgendwann im Frühjahr 2010 lag die Sternenkinderpetition auf meinem Tisch – in einem riesigen Stapel weiterer Akten. In der Akte schlugen mir traurige und irritierende Fotos entgegen, die Barbara und Mario Martin ihrem Anliegen beigefügt hatten. Ich begann, ihre Bitte zu lesen, erinnerte mich an ähnliche Fälle aus meiner Zeit als Verwaltungsdezernentin für ein Berliner Standesamt und las weiter. „Das kann doch einfach nicht sein", schoss es durch meinen Kopf, „dass wir so herzlos und bürokratisch mit Familien umgehen." Ich las die Stellungnahmen der Staatssekretäre und die Empfehlung der Verwaltung. *Sollte es das gewesen sein?* Nein! Ich lehnte die Stellungnahme der Verwaltungsmitarbeiter ab, formulierte dezidierte Fragen und schickte die ganze Akte zurück an die Verwaltung.

Einige Monate hörte ich nichts weiter, dann im Oktober lag die Petition wieder auf meinem Tisch. Die Bundestagsverwaltung hatte die Antworten der Regierung auf meine Fragen eingeholt und wieder: Hoch lebe die Bürokratie! Man könne den Petenten nicht helfen und lehnte bedauernd ab.

Jetzt kam der Punkt der Entscheidung: Sollte ich die Erklärungen der Ministerien akzeptieren oder nicht? Ich nahm die Akte mit zu meiner nächsten Sitzung. Ich wusste, neben mir im Haushaltsausschuss sitzt der Kollege Alexander Funk, ein junger, geradliniger Mann mit dem Herz auf dem rechten Fleck. Was würde er mir raten? Er las sich die Petition und die Stellungnahmen konzentriert durch und sagte ohne Wenn und Aber: „Das geht so nicht, mach weiter!" – Die Entscheidung war getroffen: Wir wollten die Position der Ministerien nicht akzeptieren.

Als Nächstes suchte ich mir Verbündete, zuerst die eigene Arbeitsgruppe, dann Abgeordnete aus dem Innenausschuss, der Fraktionsführung, und ich sprach mit dem zuständigen Kollegen der Opposition, Stefan Schwartze.

Das Schicksal einer späten Fehlgeburt widerfährt werdenden Eltern in circa 10 bis 15 Prozent aller Schwangerschaften. Es erschien mir paradox, dass heute durch den medizinischen Fortschritt Kinder, die unter 500 Gramm lebend geboren werden, durchaus eine Chance haben, als Menschen zu überleben, und Kinder, die unter 500 Gramm tot geboren werden, nicht als Menschen beurkundet werden und somit offiziell nicht existent sind. Für mich sind diese Sternenkinder keine „Sache", sondern Kinder und damit auch Teil der Familien. Dies in den offiziellen Familienbüchern zu dokumentieren, empfand ich als eine mehr als berechtigte Forderung.

Dieser Forderung Gehör und Beachtung zu verschaffen, war ein langwieriger Weg, aber durch den enormen persönlichen Einsatz von Barbara und Mario Martin am Ende ein Erfolg. Die Martins reisten mehrmals nach Berlin und schilderten in Arbeitsgruppensitzungen oder in Fachgesprächen in eindringlicher Weise die Situation der Eltern nach ihrem Kindesverlust: „Dass ihre Kinder nicht vergessen werden, dass sie ihren Kindern einen offiziellen Namen geben dürfen, ist für viele Eltern enorm wichtig und erleichtert ihnen die Trauer."

Bürokraten in den zuständigen Ministerien hatten hartnäckig diverse „Statistikbedenken". Dann jedoch gelang dem Petitionsausschuss, dass er einstimmig die Bundesregierung aufforderte, ihre Bedenken zurückzustellen. Dies ist das höchste Votum, das der Petitionsausschuss abgeben kann!

Nun nahm die damalige Familienministerin Dr. Kristina Schröder engagiert das Anliegen der Martins auf und erreichte einen Kabinettsbeschluss der Regierung für die Beurkundung. Im sich anschließenden parlamentarischen Verfahren wurde aus der *„Beurkundung einer Fehlgeburt einer Leibesfrucht"* dann endlich ein *Kind* – mit Namen, mit Mutter und Vater.

Im Januar 2013 beschloss der Deutsche Bundestag dann einstimmig, dass Sternenkinder offiziell beurkundet werden können. Eltern haben damit das uneingeschränkte Recht, ihre Kinder auf einem Friedhof bestatten zu lassen. Selbst stille Geburten (still, weil das Kind tot zur Welt kommt), die schon viele Jahre zurückliegen, können noch nachträglich beurkundet werden.

Dass die Abstimmung im Bundestag an diesem Abend über 15 000 Menschen per Livestream mitverfolgten und die Facebook-Seite der Initiative besuchten, war für mich besonders eindrücklich.

Viele hätten es gar nicht für möglich gehalten, dass Bürger mit einer Petition in Berlin tatsächlich Gehör finden und es am Ende sogar eine Gesetzesänderung gibt. Diesen Erfolg haben sich Mario und Barbara Martin jedoch nicht nur mit dem inhaltlichen Anliegen verdient, sondern auch durch ihren großen, glaubwürdigen persönlichen Einsatz und durch die Rückenstärkung Tausender Eltern von Sternenkindern. Sie haben mit Herz und Verstand ein Bundesgesetz verändert.

Stefanie Vogelsang
Mitglied des Deutschen Bundestages a. D.

Unsere Geschichte

Kapitel 1

Alles wird gut

Mario Irgendetwas ist nicht in Ordnung, das spüren wir beide. „Sonntagabend", denke ich, während wir über Landstraße Richtung Limburg fahren. Gott sei Dank ist wenig los. Wahrscheinlich verbringen die meisten Menschen den Abend zu Hause. Vielleicht haben sie gerade „Tatort" gesehen und zappen jetzt noch durchs Programm. Auch wir würden eigentlich vor dem Fernseher sitzen und unsere Lieblingssendung „Straßenstars" schauen. Wenn … ja, wenn nicht …

Ich gebe etwas mehr Gas, denn uns beiden ist klar: Wir müssen schnell in die Klinik.

„Mein Bauch ist hart, bretthart!", hatte Barbara gegen 22 Uhr gesagt. „Er fühlt sich seltsam an, ganz anders als sonst."

Wir überlegten eine Weile hin und her: Ist das normal? Kann so etwas vorkommen? Sind wir übertrieben sensibel? Vielleicht machen andere Eltern sich wegen so etwas ja gar keinen Kopf. Wir waren unsicher, schließlich erwarteten wir zum ersten Mal ein Kind. Und unsere Frauenärztin wollten wir nicht ausgerechnet an einem Sonntagabend stören. Für morgen hatten wir bei ihr ohnehin einen Termin. Aber irgendjemanden mussten wir fragen, um das abzuklären und uns zu beruhigen.

„Ich kann mich so einfach nicht entspannen", sagte Barbara eine Viertelstunde später. Die Angst, etwas könnte mit dem Baby nicht in Ordnung sein, hatte nicht nur sie am Kragen. In unseren Köpfen fuhren schreckliche Gedanken Karussell. Wir wussten beide, dass es jetzt keinen Sinn hatte, sich vor den Fernseher zu setzen.

„Wir rufen sie jetzt doch an!", sagte ich. „Deine Frauenärztin hat für unsere Angst bestimmt Verständnis."

Als wir sie anriefen, war sie trotz der Uhrzeit freundlich wie immer. „Ich kann durchs Telefon natürlich keine Diagnose stellen", stellte sie fest. „Aber wenn Sie sich solche Sorgen machen, dann fahren Sie doch einfach nach Limburg ins Krankenhaus, und lassen Sie sich untersuchen. Sicher ist sicher."

Sie wünschte uns noch alles Gute, aber da standen wir beide schon fast in der Tür.

Ich packte schnell noch eine Tasche mit den nötigsten Dingen. Nur für den Fall der Fälle.

Im Auto sitzt Barbara angespannt neben mir. Mit ihren Händen hält sie nun, nein, schützt sie ihren Bauch – unser Baby –, so, als wollte sie ihm sagen, dass alles gut werden wird. Dass sie jedwedes Unheil von ihm abhalten werde. Und erst recht das Ruckeln des Wagens. Ich achte darauf, behutsam die Kurven auszufahren, um möglichst jede Erschütterung zu vermeiden.

Mit meinen Gedanken bin ich mehr bei Barbara und dem Baby als auf der Straße. Was kann ich noch tun? Alles, was ich gerade mache, fühlt sich falsch und dennoch irgendwie richtig an. Ich bin hin- und hergerissen. Immer wieder schaue ich zu Barbara hinüber. Sie ist blass. Noch blasser als vorhin.

„Wie geht's dir? Ist dir schlecht? Hast du Schmerzen?"

Barbara schüttelt stumm den Kopf. Auch ich schweige. Einen Moment lang bleiben wir einfach nur still. Baum für Baum sehe ich an mir vorbeirauschen. Ich wünschte, es ginge schneller voran.

„Mein Bauch ist hart wie Beton", sagt Barbara, während sie den Beckengurt etwas lockert und mit ihren Händen noch fester ihren Bauch umfasst.

„Wir schaffen das schon. Wir sind gleich da, Schatz", versuche ich, ihr Mut zu machen. Irgendwie auch mir selbst. Denn dass erst die Hälfte der zehn Kilometer zum Krankenhaus in Limburg hinter uns liegt, kommt mir unwirklich vor. Die Fahrt ist eine Qual. Sie zieht sich, als hätten wir das Doppelte oder Dreifache zurückzulegen. Doch nicht, dass es so lange dauert, macht uns zu schaffen, sondern die schreckliche Ungewissheit. Was ist mit unserem Baby? Geht es ihm gut?

***

Barbara und ich hatten es lange probiert, aber wir waren einfach nicht schwanger geworden, obwohl wir es uns doch so sehr gewünscht hatten. Kein Mensch wusste, warum es nicht „klappte". Es schien bei uns beiden alles in Ordnung zu sein. Der Rat unserer Ärztin war einfach, aber schwer zu befolgen: „Machen Sie sich keine Sorgen! Grübeln Sie nicht zu viel darüber, und vor allem tun Sie bitte eins: Suchen sie nach keinem Schuldigen!" Überhaupt sollten wir uns nicht an der Idee festbeißen, unbedingt und möglichst sofort schwanger zu werden. Stattdessen sollten wir unser Leben ganz normal weiterführen. Einfach locker bleiben, hieß die Devise. Als wenn das so einfach wäre.

Sie sollte recht behalten. Als Ärztin war sie sicher erfahren darin, mit Leuten wie uns umzugehen. Ihre ruhige und kompetente Art tat uns damals gut, aber das merkten wir erst später. Wir hielten uns jedenfalls so gut wie möglich an ihren Rat und versuchten, geduldig zu sein. Außerdem wussten wir ja: Wir sind nicht die Einzigen, denen es so geht. Kinder zu kriegen, ist und bleibt ein Geschenk. Auch wenn es scheinbar zu den normalsten Sachen der Welt gehört – einen Anspruch darauf hat niemand.

***

„Hatten Sie einen Blasensprung?", fragt die Hebamme im Krankenhaus in Limburg, als sie Barbara in das Behandlungszimmer bittet.

„Nein", sagt Barbara. „Das hätte ich doch gemerkt, oder?"

„Vermutlich schon." Die Hebamme bittet Barbara, den Bauch frei zu machen und sich anschließend auf die Liege zu legen. „In seltenen Fällen merkt man es allerdings auch nicht. Wir machen jetzt erst mal ein CTG, um zu sehen, ob Sie Wehen haben."

Behutsam legt sich Barbara hin. Anschließend schnallt die Hebamme den Gürtel des Wehenschreibers um ihren Bauch. Im selben Moment verliert Barbara Flüssigkeit. Ein ganzer Schwall ergießt sich über den unteren Teil der Liege.

„Huch", erschrickt die Hebamme.

„War das ein Blasensprung?", fragt Barbara verunsichert, während sie sich aufrichtet, um zu sehen, was da passiert ist.

Noch nie habe ich eine Geburt miterlebt, aber in diesem Moment spüre ich, wie die Angst mich packt.

„Vielleicht", antwortet die Hebamme. „Wir testen mal, ob es Fruchtwasser ist.

Manchmal geht auch ganz plötzlich Urin ab."

Sie geht an den Schrank, holt einen Streifen Lackmuspapier hervor und befeuchtet ihn mit der Flüssigkeit. Wir wissen: Sollte sich dieser Streifen bläulich färben, ist es Fruchtwasser. Ich habe es irgendwann zu Hause auf unserem Sofa in einem unserer Schwangerschaftsratgeber gelesen.

Die Hebamme beobachtet den kleinen Streifen in ihrer Hand. Er wird blau.

„Tatsächlich. Fruchtwasser." Sie legt den Streifen beiseite. „Da müssen Sie sich aber noch keine Sorgen machen. Manchmal gibt es einen kleinen Riss in der Fruchtblase, der sich ganz von selbst wieder schließt. – Hauptsache, Sie haben keine Wehen. Da schauen wir jetzt nach."

***

Zwei blaue Streifen – ich kann mich noch sehr gut daran erinnern, wie wir gemeinsam den Test gemacht haben. Es war ein wunderbarer Tag im Mai 2007. Endlich, endlich, endlich hatte es geklappt. Positiv! Wir konnten kaum still sitzen bleiben, tigerten nur auf und ab und blickten immer wieder staunend in das kleine Fenster des Tests. Wir fuhren gleich noch zu Barbaras Frauenärztin. Und sie sprach den lang ersehnten, wunderschönen Satz aus: „Ja, Sie sind schwanger!", und gratulierte uns. Kein Zweifel mehr. Ich glaube, sie hat sich fast so sehr gefreut wie wir. Sie musste sich jedenfalls zurückhalten, uns nicht in den Arm zu nehmen, das habe ich damals deutlich gemerkt.

Nachdem wir das Behandlungszimmer verlassen hatten, stellte die Arzthelferin am Empfang uns gleich den Mutterpass aus. Damit war es amtlich: Wir sind zu dritt! Am liebsten hätten wir uns das kleine Heft rahmen lassen und an die Wand gehängt. Freudestrahlend haben wir die Praxis in Richtung Parkplatz verlassen, eng umschlungen und glücklich.

Einfach der Freude und des Feierns wegen sind wir an diesem Abend ausgegangen. Ganz chic, in ein feines Restaurant mit hervorragendem Essen. Eine gesunde Portion Gemüse für unser Baby war auch mit dabei. Und natürlich machten wir uns gleich noch mehr Gedanken darum, was wir unserem Schatz alles an Gutem zukommen lassen könnten: Säfte, Ruhezeiten und natürlich machten wir uns Gedanken darum, wie wir dann unseren Alltag gestalten würden und wie lange Barbara mit Kugelbauch wohl in unserem Haarsalon arbeiten könnte. Am liebsten hätten wir noch viel mehr für unser Baby geplant, aber was kann man schon für ein Kind tun, das gerade mal ein paar Zentimeter groß ist? Was, außer zu warten und sich zu freuen? Wir begrüßten es daher einfach immer wieder in unserer Familie, denn wie eine richtige Familie haben wir uns vom ersten Tag an gefühlt. Oft beugte ich mich einfach hinunter an Barbaras Bauch und sagte: „Hey, Schatz, wir lieben dich! Wir freuen uns riesig auf dich!“ Woche für Woche und Monat um Monat – und täglich hörten wir das Lied der Gruppe PUR „Wenn du da bist!“.

***

Ein Blasensprung? Barbara und ich blicken uns fragend an. Immer noch starren wir ungläubig auf den kleinen blauen Streifen. Jetzt und hier? Gerade, vor ein paar Sekunden? Mitten in der Untersuchung? Ich sehe es in Barbaras blassem Gesicht, dass sie jetzt genau dasselbe denkt wie ich: *„Bitte nicht! Bitte nicht! Bitte, Gott, lass es unserem*

Kind gut gehen.“ Die quälende Ungewissheit scheint einfach kein Ende nehmen zu wollen. Wir dachten, wir hätten es geschafft, unser Baby in Sicherheit zu bringen. Schließlich haben wir ja auch erst vor Kurzem das Bergfest, die Hälfte der Schwangerschaft, gefeiert. Man sagt, dann ist die kritische Zeit vorbei. Doch dann das! Jetzt kommt es auf den Wehenschreiber an. Gespannt erwarten wir die ersten schwarzen Linien, die er anfängt, auf das Papier zu drucken. Barbara und ich sind so aufgewühlt, dass wir es zuerst gar nicht hören: das Herz. Es schlägt! Seine Töne und sein schneller Rhythmus hören sich an wie kleine Morsezeichen aus einer anderen Welt, die sagen wollen: „Alles wird gut, Mama und Papa. Macht euch keine Sorgen!“

Wir freuen uns, als uns das kleine Lebenstrommeln bewusst wird. Und der Blick auf den Ausdruck schenkt uns Hoffnung, denn die Ausschläge der Kurven sind nur minimal. Keine Wehen! Die Hebamme ist beruhigt, wir sind es noch viel mehr. Zum ersten Mal an diesem Abend atmen Barbara und ich tief durch. „Gott sei Dank!“

Kapitel 2

Kein sicherer Ort

Mario „Ich habe es leider nicht früher geschafft“, entschuldigt sich der Arzt, als er die Türe öffnet und in unser Behandlungszimmer tritt. „Ich komme direkt von einer Geburt aus dem Kreißsaal.“ Dann fängt er an, Barbara eingehend zu untersuchen.

In Momenten wie diesen fühle ich mich als Ehemann immer etwas unwohl und hilflos. „Nun gut“, sage ich mir, „ich – besser gesagt: *wir* müssen da durch. Schließlich geht es um unser Kind.“ Nach allem, was an diesem Abend passiert ist, den Raum zu verlassen, ist für mich ohnehin keine Option. Nur, wo soll ich mich hinstellen oder hinsetzen? Oben an die Liege neben Barbaras Kopf? Darf ich überhaupt während der Untersuchung so nah bei ihr sein? Stehe ich dann nicht dem Arzt oder der Hebamme im Weg? Ich merke, wie ich mich etwas verlegen räuspere. Einen Moment lang zögere ich, dann versuche ich, mich etwas schmaler zu machen, als ich sowieso schon bin, und entscheide mich für das Kopfende. Ich wende mich Barbara zu, sodass ich ihr Gesicht sehen kann.

„Was für eine toughe Frau!“, schießt es mir plötzlich durch den Kopf. Und mitten in all der Aufregung ertappe ich mich selbst dabei, wie ich innerlich lächle. Ja, ich bin stolz auf sie! Barbara ist echt stark! Und sie ist mir manchmal ein echtes Vorbild. Wie sie sich durchbeißt, ihre Ideen umsetzt, mich mit ihrer Lebensfreude immer wieder ansteckt. Hätte ich sie nicht, wäre ich wohl heute immer noch Bankkaufmann. Zwar liebe ich es, mit Zahlen, Tabellen und überhaupt allem, was man ordnen und berechnen kann, zu jonglieren. Deshalb hatte ich mich auch damals für eine Banklehre entschieden. Eine solide kaufmännische Ausbildung schien mir als Beruf am sichersten zu sein. Doch dann lernte ich Barbara kennen. In der Disco. Und schon nach ein paar flüchtigen Begegnungen war uns beiden klar, dass wir uns nicht länger dem Zufall überlassen wollten. Wir wurden im November 1992 ein Paar.

Anderthalb Jahre später begann Barbara ihre Ausbildung als Friseurin. Sie war von Anfang an richtig gut. Nicht nur das, sie lebte ihren Beruf, hatte Spaß mit den Leuten und war voller Leidenschaft dabei, immer wieder was Neues auszuprobieren. So kam es denn auch, dass sie ein paar Jahre später sogar Gesellin beim Frankfurter Starfriseur Klaus Peter Ochs, einem der mittlerweile zehn besten Friseure der Welt, wurde.

Ich hingegen erlebte die für mich triste und trockene Arbeit des Bankkaufmanns, während Barbara nur so vor Kreativität und Fröhlichkeit sprühte. Hinzu kam, dass ich mir abends immer unserer unterschiedlichen Lebenswelten bewusst wurde, wenn ich im Anzug die Treppe zu unserer Wohnung hinaufkam und Barbara anfing, von Lustigem aus dem Salon zu erzählen. Dies immer wieder zu erleben hing mir mehr und mehr zum Hals raus. Irgendwann eines Abends war es mir dann einfach sonnenklar:

„Weißt du, was ich am liebsten machen würde?", sagte ich zu Barbara. „Auch Friseur werden!"

Dass der Weg vom Banker zum Friseur ein Abstieg sei, habe ich mir oft anhören müssen, aber Barbara und ich haben uns nicht beirren lassen. Gemeinsam zogen wir das Projekt meiner Umschulung durch. Sie half mir mit ihrem Know-how, wo sie nur konnte.

Jetzt stehe ich ihr zur Seite. Für mich ist klar: Ich werde alles tun, um sie darin zu unterstützen, unser Kind zu beschützen. Und ich glaube, dass auch dieser Arzt alles für unser Kind und Barbara tun wird. Vermutlich nimmt er mich gerade nicht einmal wahr, so sehr ist er damit beschäftigt, Barbaras Unterleib zu untersuchen. Hoch konzentriert wirkt er. Immer wieder gleitet er mit dem Ultraschall ihren Bauch auf und ab. Noch hat er nichts gesagt, nur ein leises „Hm … hm …" ist zu hören. Schließlich dreht er sich zu uns: „Ich sehe das Herz nicht schlagen."

Ich spüre, wie ruckartig ein Schock durch Barbaras ganzen Körper geht. Sie wirkt wie versteinert. Doch ich kann sie beruhigen. So oft habe ich in den vergangenen Wochen Ultraschallbilder gesehen, dass ich die schwarz-weiße Abbildung nur zu gut zu erkennen weiß. „Oben links – da! Das Flimmern. Da ist doch das Herz, oder?“, frage ich den Arzt und zeige auf die Stelle. Zum ersten Mal nimmt er nun wahr, dass da noch jemand neben Barbara steht.

„Sie haben recht, ja, ja – da ist es!“, sagt er und ist selber sehr erleichtert. „Es schlägt, beruhigen Sie sich bitte!“

Barbara ist fix und fertig. Aber auch ich spüre die Erleichterung wie eine riesengroße warme Welle.

„Haben Sie das gespürt?“, fragt er, als er nun weitertastet.

Barbara nickt und bringt nur noch ein leises Ja über die Lippen.

„Da kam gerade noch mal ein kleiner Schwall Fruchtwasser, nicht viel und ist gar nicht schlimm“, sagt er. „Nur, Sie dürfen jetzt nicht aufstehen. Bleiben Sie liegen, und zwar in Steißlage, die Beine hoch, sodass kein Fruchtwasser mehr ausfließen kann. Wir werden Sie jetzt hierbehalten. Ich gebe der Station Bescheid.“

Die Hebamme hilft Barbara, sich im Liegen wieder anzuziehen. „Es ist gut, wenn Sie zur weiteren Beobachtung hierbleiben. Völlige Ruhe ist jetzt das Wichtigste.“

Während der Arzt telefoniert, überkommt mich ein Gefühl, als wäre es nicht spät am Abend, sondern früh am Morgen. Ich wache auf und denke: „War das ein Albtraum!“ Ich möchte mich schütteln, recken und richtig wach werden. Letzten Endes reißt mich der Arzt zurück in die Realität: „Wir brauchen noch die Angaben zu Ihrer Versicherung. Und hat Ihre Frau etwas für die Nacht dabei?“

„Ja, wir haben alles dabei.“

Wie gern wäre ich jetzt einfach mit Barbara und dem Babybauch zu Hause, würde jetzt aufwachen, mich zu ihr auf die Seite drehen und fragen: „Hast du gut geschlafen, Schatz?“ Stattdessen begleite ich sie auf Station in ihr Zimmer. Noch eine Weile bleibe ich. „Mach dir keine Sorgen, Schatz. Es wird alles gut werden!“, flüstere ich ihr ins Ohr, ehe ich ihr einen Kuss gebe und das Zimmer verlasse. „Ruh dich jetzt etwas aus!"

„Du auch!", sagt sie.

Während der Fahrt nach Hause lasse ich den Abend noch einmal Revue passieren. Das Adrenalin der letzten Stunden tut sein Übriges. Ich bin hellwach. Einfach schlafen zu gehen, kann ich mir beim besten Willen nicht vorstellen. Viel zu viele Fragen beschäftigen mich: Was bringt ein Blasensprung Ende der 20. Schwangerschaftswoche so alles mit sich? Was wäre, wenn das Kind jetzt geboren würde? Hätte es eine Chance? Seite für Seite google ich im Internet nach Antworten. Doch am Ende habe ich nur noch mehr Fragen. Letztlich finde ich nicht den Schlaf, den ich eigentlich so dringend gebraucht hätte. „Was soll's. Es ist für unser Kind! Und es ist doch total egal, ob ich jetzt schlafe oder nicht. Ich brauche Antworten für uns, und zwar jetzt." Ehe ich mich ins Bett lege, rufe ich Barbara noch einmal an.

„Ist alles gut bei euch?"

„Ja!"

***

Es ist, als hätten wir beide in der vergangenen Nacht die Last unserer Ängste auf unseren Bettdecken gespürt. Weder Barbara noch ich haben in dieser Nacht gut geschlafen. Als ich am nächsten Morgen wieder bei ihr bin, stellen wir beide fest, wie mitgenommen wir aussehen. Aber wir sind froh, gleich bei der Visite all unsere Sorgen und Befürchtungen aussprechen zu können.

Heute kümmert sich eine andere Ärztin um uns. Sie ist sichtlich bemüht, Gelassenheit und Ruhe auszustrahlen, und wir lassen uns gern von ihrer Zuversicht anstecken. „Ja, der Muttermund ist ein wenig geöffnet, aber der kann sich wieder schließen. Und auch das Fruchtwasser bildet sich oft wieder nach", erklärt sie uns. „Sie halten ja jetzt absolute Ruhe. – Das wird schon."

Wenig später hat eine Hebamme Dienst, die wir gut kennen. Es ist Moni, eine Freundin aus unserem Ort. Sie wächst uns in kürzester

Zeit noch fester ans Herz und hilft uns, uns etwas besser aufgehoben zu fühlen. Nur eine Sache macht uns jetzt unruhig: Die Ärztin hat gesagt, dass dieses Kreiskrankenhaus nicht in der Lage sei, so junge Frühchen zu versorgen. Gesetzt den Fall, unser Kind würde als Frühchen auf die Welt kommen, fehlt es hier einfach an den technischen Gerätschaften, um für sein Überleben sorgen zu können.

Ich setze mich zu Barbara aufs Bett.

„Wie beruhigend wäre es, wenn wir jetzt schon in einem Krankenhaus mit Frühchenstation wären, damit uns im Ernstfall geholfen werden könnte. Schließlich hatten wir gerade doch erst Bergfest", sagt Barbara.

„Ja, unser Baby ist auf jeden Fall zu klein, um hier in Limburg auf die Welt zu kommen. Viel zu klein. Wir müssen es unter allen Umständen noch ein paar Wochen ‚schaffen'. Und am besten in einem anderen Krankenhaus. Ich werde mich mal drum kümmern."

Ich beschließe, aufzubrechen und wieder nach Hause zu fahren. Der Gedanke, in einer Klinik mit Früh- und Neugeborenenstation im Ernstfall besser versorgt zu sein, lässt mich jetzt ohnehin nicht los. Auch wegen unserer Mitarbeiter im Salon sollte ich nach Hause. Ich muss sie darauf vorbereiten, dass sie in den nächsten Tagen stundenweise ohne uns auskommen müssen. Wirklich nur in den nächsten Tagen? Ich hoffe es. Nicht wegen des Salons und unserer Kunden, da kann ich mich auf unser Team verlassen, sondern unseres Kindes wegen.

Zu Hause soll mir wieder einmal Google helfen. Ich will herausfinden, welche Klinik für uns infrage kommen würde. Schon bald steht fest: Siegen oder Wiesbaden. Anschließend rufe ich diese beiden Kliniken an und erkundige mich nach ihren Standards. Nach ausgiebiger Recherche steht für mich fest: Wiesbaden ist der Favorit. Nicht nur wegen des hohen Standards bei der Versorgung von Frühgeburten, sondern auch ganz praktisch gedacht wegen des Fahrtweges dorthin. Siegen würde jedes Mal eine Gurkerei über Landstraßen und durch Waldstücke bedeuten.

Als ich am späten Nachmittag zurück in die Klinik komme, sehe ich sofort, dass sich Barbara Sorgen macht. „Ich weiß nicht… Die scheinen sich nicht ganz sicher zu sein, dass ich hier am richtigen Ort bin. Aber transportieren kann man mich in meinem Zustand wohl auch nicht gut“, berichtet sie mir.

„Du brauchst dir keine Sorgen zu machen. Ich habe schon mit der Klinik in Wiesbaden telefoniert. Es spricht nichts dagegen, dich dorthin zu verlegen.“

Ich mache mich auf und rede mit der Ärztin, der Hebamme und mit jedem, der irgendwie zuständig ist für das Verlegen. Stunden verstreichen darüber. Vielleicht gehe ich ihnen als sehr besorgter Vater schon auf die Nerven, aber das ist mir egal. Und tatsächlich: Barbara wird auf mein Drängen hin nach Wiesbaden in ein größeres Krankenhaus verlegt, mit Kinderstation für die Intensivpflege von Früh- und Neugeborenen. Schon morgen geht es los.

Kapitel 3

Zwei Leben

Mario „Was? Sie sind mit dem Krankenwagen gebracht worden? In Ihrem Fall wäre ein Hubschrauber besser gewesen. Sie dürfen sich kein bisschen mehr rühren. Bloß keine Erschütterungen!", ermahnt uns der erste Arzt in Wiesbaden.

„Schön, dass wir das jetzt wissen", denke ich. „Im Nachhinein." Wenn die nur wüssten, wie dramatisch der Krankentransport für Barbara war. Eine Horrorfahrt! Und das, obwohl jedem klar war: Bloß keine Erschütterungen. Barbara hat mir gleich nach ihrer Ankunft erzählt, wie sie die Unebenheiten und Schlaglöcher der Straße panisch ausgehalten hat und von dem, was niemals hätte passieren dürfen: dass bei der Ankunft und dem Transport in die Klinik einem der beiden Sanitäter die Trage entglitten ist. Mit einem lauten „Rums!" krachte die Liege in sich zusammen. Barbara obenauf. „O, Gott! Jetzt ist alles rum", rief sie noch, dann ging plötzlich alles ganz schnell.

Wurden wir in Limburg noch in Ruhe und Nichtstun eingehüllt, geht's hier in Wiesbaden auf einmal furchtbar hektisch zu. Zuerst wird Barbara an einen Tropf mit wehenhemmendem Mittel gehängt. Ärzte und Schwestern geben sich die Klinke in die Hand. Irgendwie muss ich an die US-Serie „Emergency Room" denken. Jeder hat irgendetwas Wichtiges zu tun und alles muss ganz schnell gehen. Nach einer Stunde im Krankenhaus fühlen wir uns wie „Der Blasensprung", den es einfach nur zu behandeln gilt. „Hat eigentlich jemand hier im Krankenhaus schon geprüft, ob meine Frau überhaupt Wehen hat?", frage ich mich. Doch da bekommt Barbara schon das nächste Medikament: ein Antibiotikum. Offenbar vermuten die

Ärzte, dass durch den Blasensprung Erreger in die Gebärmutter eingedrungen sind und eine Entzündung verursachen könnten. Oder geschieht die Gabe nur prophylaktisch? Wir merken schnell: Hier will man unbedingt auf der ganz, ganz sicheren Seite sein. Es wird alles Menschenmögliche getan. Das ist gut. Nur beruhigt sind wir dadurch nicht. Das Hektische stört uns gewaltig. Sieht man uns eigentlich? Für eine Sekunde denke ich: „Übrigens, wir heißen Barbara und Mario Martin und im Bauch meiner Frau ist unser Sohn. Er heißt Lennard-Joseph – nur für den Fall, dass das hier irgendjemanden interessiert."

***

Als wir die Nachricht erhielten, dass unser Kind ein Junge sein wird, haben wir uns riesig gefreut. Einen Sohn! Über ein Mädchen hätten wir uns natürlich genauso gefreut. Mit dem Wissen über das Geschlecht beginnt ja bei den meisten Paaren die heiße Phase der Namenssuche. Bei uns war das nicht so. Wie unser Sohn heißen sollte, wenn es denn einer werden würde, war uns schon lange vor der Schwangerschaft klar: Lennard, weil wir diesen Vornamen einfach am schönsten und am passendsten fanden, ergänzt durch einen zweiten, nämlich den von Marios Großvater: Josef. Allerdings bevorzugten wir die englischsprachige Variante: Joseph.

Obwohl für uns Lennard-Joseph also bereits feststand, hatten wir abgemacht, den Namen unseres Sohnes bis zur Geburt geheim zu halten. Wenn uns jemand fragte: „Na, wie soll euer Baby denn heißen?", zuckten wir meist mit den Schultern und lächelten so, dass derjenige sich fragen musste, ob wir es denn selbst noch nicht wüssten oder es ihm einfach nur nicht sagen wollten.

Lange Zeit blieb die Schwangerschaft erst einmal unser Geheimnis. Daher haben wir die Wochen und später die Tage gezählt, bis wir es uns erlaubt haben, anderen zu erzählen: „Wir sind schwanger!" Mitte der zwölften Woche teilten wir unsere Freude mit anderen. Alle freuten sich mit uns: Barbaras Mutter (ihr Vater ist gestorben, als sie noch ein Teenie war), ihre Schwester, meine Eltern und meine Schwester, Verwandte, Freunde und Kunden – eigentlich das ganze Dorf. Wenn man einen Friseursalon betreibt, lebt man ja nicht gerade zurückgezogen. Als Friseure sind wir über alles im Ort auf dem Laufenden – nun ja, fast alles. Und natürlich wollen unsere Kunden auch vieles über uns wissen. So ist das eben auf dem Dorf. Nur manchmal muss man mit dem Erzählen haushalten. Das liegt auch daran, dass sie nicht unsere Sicht haben. Jeder Kunde hört die Geschichte einmal, wir aber haben sie mehrmals am Tag und zig Mal in der Woche zu erzählen. Aber andererseits fanden wir ja selber, dass es beim Haareschneiden kein schöneres Thema gab, als über unser Baby zu sprechen.

Von außen betrachtet, lief unser Leben in den ersten Wochen der Schwangerschaft weiter wie bisher. Wir arbeiteten beide den ganzen Tag in und für unseren Salon, wir kümmerten uns um unsere Azubis, wir informierten uns über neue Fashion-Trends und freuten uns, wenn Kunden bereit waren, mal etwas Neues auszuprobieren. Abends trafen wir uns oft mit Freunden zum Reden oder zum gemeinsamen Fußballgucken. Wir sind eingefleischte Dortmund-Fans und verfolgten im Spätsommer den recht durchwachsenen Saisonbeginn der Borussia. Als Dauerkartenbesitzer ist für uns jedes zweite Wochenende reserviert. Dann steigen wir ins Auto Richtung Westfalenstadion, um die Mannschaft anzufeuern: *Heja, heja BVB!*

Nur „innen drin" war plötzlich alles anders als früher. Ein großer, neuer, schöner Gedanke stand sozusagen ganz vorne in unseren Köpfen: „Wir bekommen ein Baby!" Wir fühlten uns einfach als stolze Eltern und spürten, wie wir plötzlich eine neue Verantwortung bekamen, die wir bis dato gar nicht gekannt hatten. Ganz automatisch dachten wir bei allem für unser Baby mit. Wie es ihm wohl gehen mochte und wie es sich wohl fühlte.

***

Keine Ahnung, wie viel Lennard-Joseph von dem ganzen Trubel um ihn herum jetzt mitbekommt. Nachdem wir in Wiesbaden fürs Erste versorgt worden sind, bleibt die Atmosphäre die nächsten Tage weiterhin turbulent und angespannt. In der Klinik, bei uns wie auch zu Hause. Meine Familie halten wir ständig auf dem Laufenden. Täglich kommt einer von ihnen mit nach Wiesbaden. Meine Eltern und meine Schwester helfen uns, wo sie nur können.

Ein paar Tage später überfällt ein starker Juckreiz Barbaras ganzen Körper. Mit ihm verstärken sich auch unsere Ängste, die wir um Lennard-Joseph haben.

„Das kommt durchs Liegen“, beschwichtigt uns die erste Ärztin.

„Vermutlich eine Allergie“, sagt später ein anderer Arzt. „Für so etwas kann es jede Menge Auslöser geben. Ich werde die Schwester bitten, die Bettwäsche zu wechseln. Manchmal ist es einfach das ungewohnte Waschpulver.“

Der Wechsel und selbst die neue Wäsche, die ich anschließend von zu Hause mitbringe, ändern nichts. Mehr und mehr entwickelt sich der Juckreiz zu einer lästigen Plage. Und zu einer Sorge um Lennard-Joseph. Tag für Tag. Zum Juckreiz kommen nun noch rote Flecken, erst an den Armen und am Rücken, dann greifen sie auch auf andere Stellen über. Der Ausschlag breitet sich über den ganzen Körper aus. Immer neue Versuche werden unternommen, um die Sache in den Griff zu kriegen, aber alle scheitern. Nichts bringt Linderung.

Je weiter der Ausschlag sich ausbreitet, desto größer wird bei uns die Angst. Wie viel bekommt unser Sohn davon mit? Wir sind ohnehin schon verunsichert und angespannt und fühlen uns manchmal völlig hilflos. Bei der Visite fragen wir immer wieder nach der Lungenreifespritze, ob man sie unserem Sohn nicht sicherheitshalber geben könne?

Bei einer Lungenreifespritze werden einer Mutter in einem bestimmten zeitlichen Abstand zwei Kortisonspritzen gegeben, wenn eine Frühgeburt droht. Das Kortison bewirkt, dass die Lungenbläschen früher reifen und nicht zusammenfallen, wenn das Baby zum ersten Mal atmet. Das sei in unserem Falle noch nicht möglich, lässt man uns wissen, da die Lungenreifespritze erst ab der 24. SSW gegeben werden kann.

Aber woher kommt nun Barbaras Zustand? Liegt es vielleicht doch an den Medikamenten? Haben wir die Ärzte und Schwestern bei der Ankunft von Barbara darauf hingewiesen, dass sie eine Penicillin-Allergie hat? – Ja, wir haben ihnen Barbaras Allergiepass vorgelegt, da sind wir uns sicher.

Schließlich verändert sich nach einer Woche Barbaras Gesicht in solch einem rasanten Tempo, dass ich es live mitverfolgen kann: Erst bilden sich Pusteln auf der Stirn, dann auf den Wangen, schließlich an der Lippe, die immer dicker wird.

Jetzt entscheiden die Ärzte, dass *alle* Medikamente bis auf das Antibiotikum abgesetzt werden, um zu sehen, was passiert. Vielleicht reagiert Barbara ja auf den Wehenhemmer, der ohnehin den Kreislauf einer Schwangeren stark belastet. Denn jeglichen Stoff, jedes Medikament, das sich im Körper befindet, jagt er im Nu durch den ganzen Organismus. War er für Barbara eventuell ein gefährlicher Cocktail?

Wir hoffen, dass die Ärzte nun endlich die Lösung finden. Doch Barbaras Zustand verändert sich nicht. Weder der Juckreiz ebbt ab noch der Ausschlag bessert sich. Ihre Augen sind zugeschwollen, die Lippen dick und Pusteln hat sie am ganzen Körper. Am 26. November entscheiden die Ärzte daher, rigoros jede Medikation einzustellen.

Mit der Hoffnung, dass sich Barbaras Zustand nun bessern wird, will ich mich aufmachen und nach Hause fahren. „Mir geht es gut, Schatz!“, sagt Barbara leise, während sie vor sich hin dämmert. „Außer, dass ich aussehe wie ein Preisboxer“, witzelt sie sogar. Doch als ich ihr zum Abschied über die Stirn streichle, stelle ich fest: Barbara glüht! Sie hat ordentlich Fieber.

„Schatz, geht es dir gut? Ist alles okay?“, frage ich sie. „Lass mich eben noch mal Fieber messen.“

Auf der Anzeige blinken 40,6 Grad!

Ich nehme das Thermometer und messe noch mal. Wieder deutlich über 40 Grad. Ich erschrecke, sage aber Barbara nichts davon.

Unter einem Vorwand verlasse ich das Zimmer. Barbara dämmert weiter vor sich hin. Ich laufe durch den Flur und bitte Schwestern, nach Barbara zu sehen. Es dauert eine Weile, vermutlich, weil ich zuvor schon ein bisschen den Bogen überspannt und genervt habe. Dann jedoch erkennt eine Schwester direkt den Ernst der Lage und sagt:

„Wir müssen Ihre Frau jetzt in den Kreißsaal bringen!"

Nein, nein, das alles darf nicht wahr sein! – Wie oft hatten wir diesen Satz in den letzten Tagen schon im Kopf. Nur keiner von uns beiden hat ihn gesagt. Wir wollten einander Mut machen, komme, was wolle. Daher beschließe ich, Barbara noch etwas im Dunkeln zu lassen, während die Schwester dabei ist, sich um sie zu kümmern. Doch dann geht alles ganz schnell. Barbaras Bett wird durch den Flur zum Aufzug geschoben, ich beeile mich mitzukommen. Während der Fahrt rufe ich meine Eltern und meine Schwester an, um ihnen zu sagen, dass es Barbara nicht gut geht. Sie sollen, wenn möglich, schnell zu uns kommen.

Im Vorbereitungszimmer neben dem Kreißsaal tritt ein Arzt zu uns. Es ist einer der Assistenzärzte von der Visite, ein unscheinbarer Typ, blond, mit Brille. Er bemüht sich sehr um uns. Wir fühlen uns gut bei ihm aufgehoben, seine ruhige Ausstrahlung nimmt uns etwas die Sorge, merken wir. Der Arzt drängt darauf, dass Barbara Blut abgenommen und ihr ein CTG umgeschnallt wird. Alles passiert nun in einem enormen Tempo. Mal ist Barbara ganz klar, dann liegt sie wieder apathisch in den Laken und lässt alles über sich ergehen. Ich bin mir nicht sicher, ob sie überhaupt mitbekommt, wo sie jetzt ist und was hier gerade passiert.

Uns bleibt jetzt nichts anderes übrig, als auf das Ergebnis der Blutuntersuchung zu warten. Sind die Entzündungswerte gestiegen? Ja oder nein? Währenddessen wirft das CTG die erste Seite aus. Mit Kurven! Also Wehen. Deutliche Wehen. Es wird entschieden, nicht mehr länger warten zu wollen. Irgendwie wird mir immer klarer, dass es hier um mehr geht als nur um Lennard-Joseph. Unsere Gedanken kreisten bisher nur um ihn. Aber warum sind alle jetzt so in Sorge? Was soll ich nur tun? Wie mich verhalten? Ich sehe mich selbst in einem Wechselbad der Gefühle. Nach außen versuche ich, ruhig zu bleiben, aber innerlich bin ich voller Angst und zerrissen. Ich will das alles hier nicht wahrhaben und es ist doch wahr. Es zerreißt mir das Herz, ohne dass ich imstande bin zu schreien.

Die Schwestern schieben Barbaras Bett durch die Tür in den Kreißsaal, es ist der letzte auf dem Flur, ganz hinten. In dem Moment wird Barbara hellwach. Sie weiß ganz genau, wo sie ist. Laut und so deutlich, dass es alle verstehen können, bittet sie:

„Holen Sie ihn nicht!

Nein!

Warten Sie!“

Ihr Schrei geht mir durch und durch. Ich versuche, ihr zu helfen. Auch ich bitte darum, noch auf die Blutergebnisse zu warten. Doch gleichzeitig, wie Barbara so vor mir liegt, überwältigen mich wieder Zweifel. Die Schwester antwortet nicht auf meine Bitte. Stattdessen zieht sie eine Spritze auf – Buskupan, ein krampflösendes Mittel. Und wieder bittet Barbara lauthals: „Nein, bitte holen Sie ihn nicht!“ Dann setzt ihr die Schwester die Spritze.

Barbara beruhigt sich.

Plötzlich muss ich für einen kurzen Moment an unsere beiden Geburtstage im Dezember und an Weihnachten denken. „Weihnachten sind wir immer noch im Krankenhaus“ – das haben wir uns in den vergangenen Tagen immer wieder gesagt. Ein Wunsch, der unser Ziel sein sollte. So lange sollte unser Sohn mindestens drinbleiben. Wir wollten es uns dann schön machen im Krankenhaus, vielleicht mit einem kleinen Tannenbaum im Zimmer, Freunden, die zu Besuch kommen … Doch was ist jetzt mit Weihnachten? Heute, am 27. November?

Wieder versuche ich, nicht der behandelnden Hebamme im Weg zu stehen und so nah wie möglich an Barbaras Kopf zu bleiben. Ich lege meine Hand auf ihre heiße Stirn. Barbara schaut mich mit einem Blick an, der weder verrät, ob sie mich sieht, noch, was in ihr vorgeht. Nur ich spüre, sie wird alles dafür tun, beziehungsweise unterlassen, um Lennard-Joseph in ihrem Bauch zu behalten. Ich versuche, ihr die Kraft zu geben, die sie jetzt braucht, was auch immer auf uns zukommen mag. Sie scheint das wohl zu spüren.

Der Arzt von vorhin tritt zu mir: „Das EKG zeigt leider sehr schlechte Werte. Es sieht ganz so aus, als sei die Infektion im Bauchraum bereits zum Herzen Ihrer Frau vorgedrungen."

„Zum Herzen?"… zum Herzen meiner Frau? Was heißt das? Schlagartig wird mir klar, dass es hier um zwei Leben geht: um das Leben unseres Sohnes und um Barbaras.

Kapitel 4

Lennard-Joseph
Joseph-Lennard

Barbara „Frau Martin, jetzt machen Sie endlich mit! Sie müssen pressen!", animiert mich die Hebamme. „Ihre Wehen sind nicht mehr zu stoppen."

Ich sehe, wie die Hebamme und die Hebammenschülerin anfangen, um mich herumzuwuseln. Die beiden machen alles für eine Geburt bereit. Für mich bricht eine Welt zusammen. „Ich will das nicht!", sage ich energisch. Niemals werde ich pressen, geschweige denn mit in die Wehen atmen. „Lennard-Joseph muss drinbleiben!" Unser Kind. Ich will es retten. Mit allen Kräften versuche ich, mich gegen das zu stemmen, was auch immer diesen Druck in meinem Bauch auslöst.

So lange haben Mario und ich uns auf ein Kind gefreut. Dieses ständige Auf und Ab der Gefühle. Jeden Monat neu. Es war kaum auszuhalten. Aber eins hat mich diese Zeit gelehrt: durchzuhalten und es immer wieder und wieder zu probieren. So auch jetzt. Für mich ist der Kampf um Lennard-Joseph keinesfalls vorbei. Ich werde alles versuchen, um ihn zu behalten.

Ich suche das Gesicht von Mario. Ganz nah steht er neben dem Kopfende meines Bettes. Mario fasst meine Hand, ich schaue ihn an. Ist er zuversichtlich? Ist er traurig? Auf seinem Gesicht liegt ein Ausdruck, den ich nicht kenne. So, als stehe er zwischen zwei Welten.

Die Wehen werden stärker und die Abstände immer kürzer. Dass jetzt die Geburt stattfinden soll, will ich einfach nicht wahrhaben. Auch für die Hebammenschülerin muss das Ganze hier der Horror sein. Es ist ihre erste dramatische Geburt. „Die Arme", geht mir eine Sekunde lang durch den Kopf. „Aber sie macht das toll! Hätte sie nur eine andere Mutter, eine andere Schwangerschaft vor sich", denke ich, denn ich arbeite strikt gegen das, was sie und ihre Kollegin sagen. Immer wieder versuche ich, gegen den sich im Bauch aufbauenden Druck zu arbeiten. Ich kann ihn kaum aushalten, es fällt mir zunehmend schwerer.

„Schatz, ich bin da. Beruhig dich. Wir schaffen das! Versuche zu atmen!"

„Atmen? Wie das denn?" Hat mir irgendjemand erzählt, wie ich das machen soll? Nein! Es blieb mir bzw. uns doch gar keine Zeit, einen Vorbereitungskurs zu besuchen. Wie sollte ich da wissen, wie man atmet?

„Ich liebe dich und wir schaffen das! Gemeinsam. Egal, was passiert! Es geht um unseren Sohn und um dich."

Was hat Mario gesagt? Irgendwie habe ich es nicht richtig mitbekommen. Wie auch? Ich bin in meiner eigenen Welt. Und da rollt gerade eine gewaltige Wehe durch meinen Körper. Gut, dass er bei mir ist. „Ich liebe dich!", sage ich ihm.

Dann wieder eine Wehe. Und noch eine. Mir ist ganz schlecht. Und zum ersten Mal merke ich, wie ich mitpresse. Alles ist ganz schrecklich: auf natürlichem Wege ein Kind auf die Welt zu bringen und zu wissen, dass es eigentlich viel zu früh ist. Ich spüre, wie mich das innerlich zerreißt, aber ich will die Hoffnung nicht aufgeben. Nur, woher soll ich Kraft dafür nehmen? Doch dann passiert's …

Für einen Moment fühle ich mich wie oben auf einem Gipfel. Er wird immer wieder von Wolken eingehüllt. Mal bin ich mittendrin im wattigen Weiß, dann ist der Himmel kurz klar, und ich kann alles genau erkennen. Ich sehe den Kreißsaal mit seinen weißen und leicht grünlichen Wänden, die hohe Schrankwand und den großen, schweren rot-orangefarbenen Ohrensessel. War ich nicht gerade auf einem Berg? Wo bin ich jetzt? Warum bin ich wieder dort, wo ich nicht sein will? Im Kreißsaal? Nebel, Watte … Eine kurze Rückkehr, dann gewinnt der klare Himmel. Das Milchige verliert sich. Es wird zunehmend blau. Es ist der Kittel der Hebamme, die direkt vor mir steht.

***

„Frau Martin?", höre ich eine Frauenstimme. „Frau Martin, ich nehme jetzt Ihr Baby und lege es Ihnen in den Arm."

Unser Baby! Es ist da! Es lebt!

Ich wartete darauf, Lennard-Joseph schreien zu hören.

Die Hebamme wickelt unseren kleinen Mann in ein Tuch und legt ihn mir auf die Brust. Mario ist immer noch an meiner Seite. Wir sind Eltern! – Doch es ist still. Unheimlich still. Und es bleibt still. „Warum schreit er nicht?", frage ich panisch und ahne das Schreckliche, das nun auch die Hebamme ganz leise und behutsam ausspricht:

„Er wird nicht schreien. Es tut mir leid."

Es ist der Moment, in dem alles um uns herum, unser Glück, unsere erträumte Zukunft, unser Herz erstarrt und einfriert. Unsere Welt steht still. Ein Mosaik, das eigentlich unser Glück darstellen sollte, fällt in sich zusammen und löst nun den größten Schrecken und Verzweiflung aus. Mario sieht mich an und will es nicht wahrhaben. Er ist ganz blass, Tränen laufen ungehindert sein Gesicht herunter. So habe ich ihn noch nie gesehen. Ich fühle nichts und bin doch erschöpft, fassungslos und wie vor die Wand geschlagen. Ich bin eine Mutter und doch keine!

Es vergehen gefühlt keine drei Minuten, da schiebt jemand die Tür unseres Kreißsaals auf. Panisch stürzt Marios Mutter herein, begleitet von seiner Schwester. Erst läuft sie völlig aufgelöst auf Mario zu, dann dreht sie sich um und sucht das Waschbecken.

„Taufen! Wir müssen das Kind noch taufen!", ruft sie zu uns rüber, während sie Wasser in ihre gekrümmte hohle Hand laufen lässt. Anschließend hastet sie zu uns rüber und schüttet die kleine Menge über dem Kopf unseres Kindes aus. Dann geht sie vor meinem Bett schluchzend in die Knie. Die Hebamme will sie vorsichtig zur Seite nehmen: „Es ist alles gut, wir werden das Kind taufen. Beruhigen

Sie sich!“ Doch Marios Mutter schluchzt und ist kaum ansprechbar. „Hat er denn gelebt?“, will sie wissen. „Ich bin sicher, dass die Hebamme gesagt hat, dass es eine Pulsation der Nabelschnur gegeben hat.“

Anschließend offenbart Marios Mutter uns: „Ich habe alles mitgehört – die ganze Zeit, seit deinem Anruf vorhin … Es ist so schrecklich!“

„O, nein!“ Mario schaut auf sein Handy, das er oben auf das Kopfende meines Bettes gelegt hat. In seiner Aufregung hat er vergessen, es nach dem Anruf im Aufzug auszuschalten. Und seine Mutter hat am anderen Ende auch nicht aufgelegt. Dass sie und Marios Schwester alles, was sich in den letzten anderthalb Stunden abspielte, mitgehört haben, konnte keiner von uns ahnen.

Ich bin immer noch fix und fertig von dem plötzlichen Eintreffen der beiden, doch jetzt schaue ich mir ganz bewusst unser Baby an. Da liegt es, auf meiner Brust: Unser perfekter kleiner Sohn, an dem nichts fehlt. Seine Haut ist rötlich, nahezu durchsichtig. Sein Körper ist dünn und schwach. So winzig. So zart. Zu zerbrechlich, um in unserer Welt zu leben.

„Ich muss Ihr Baby noch einmal kurz mitnehmen“, sagt die Hebamme. „Sie bekommen es gleich wieder.“ Wie von jedem anderen Kind, das geboren wird, hält die Hebamme nun die Daten fest, die Eltern später so stolz mit einem Foto und der Geburtsanzeige verschicken. Mir ist in diesem Moment klar: Wir werden keine Karten verschicken. *440 Gramm, 29 cm, 27. November 2007 um 21:45 Uhr* wird woanders seinen Platz finden. Fotos machen wir trotzdem von ihm und uns als kleine Familie. Es werden die einzigen sein von unserem Kind. Wir werden keine Alben füllen, keine Datenspeicher, keine CDs, wir werden immer nur diese wenigen Fotos von unserem kleinen Jungen haben. Ich muss weinen und diese Vorstellung lässt mich zusammenbrechen.

„Lennard-Joseph!“ – so oft haben wir diesen Namen bereits ausgesprochen. Jetzt wollen wir unseren Sohn aber nicht mehr so nennen – jedenfalls nicht in dieser Reihenfolge. Kurz vor der Geburt haben Mario und ich entschieden: Wenn er als Frühchen durchkommt, soll er Lennard-Joseph heißen, und falls er es nicht schafft: Joseph-Lennard – wegen der Nähe zum 100. Geburtstag von Marios Opa Josef, den dieser gestern gefeiert hätte, würde er noch leben. Nun also gehören diese beiden Vornamen zu unserem toten Kind, das wir sehen und anfassen können.

***

Kurz darauf scheint mein Fieber schlagartig gesunken zu sein. Die Hebammen wollen das kontrollieren und messen nach. Tatsächlich! Meine Körpertemperatur ist wieder völlig normal. Ich nehme diese Nachricht zur Kenntnis, mehr nicht. Zu sehr sind meine Gedanken noch bei unserem kleinen Joseph. Was nur kann ich noch für ihn tun?

„Damit hat er dich gerettet", sagt Mario zutiefst erschüttert und verweint.

„Wie meinst du denn das?", frage ich ihn.

„Du hattest eine Infektion, die zu deinem Herzen gewandert ist. Wäre Joseph-Lennard nicht gekommen, wärst du wahrscheinlich gestorben. Er hat sein Leben für dich gegeben. Unser kleiner Held!"

Ich guck ihn nur groß an und muss das, was er mir da gerade gesagt hat, erst einmal verdauen. Verstehen tue ich es nicht. Noch nicht. Ich merke, mein Herz ist gerade noch mit etwas ganz anderem beschäftigt.

Die Hebamme bringt Joseph-Lennard wieder zu uns. Wegen der Taufe versuchen wir nun, Marios Großonkel Hans-Josef zu erreichen. Er ist Priester, und er war es auch, der uns vor fünf Jahren getraut hat. Leider geht er nicht ans Telefon. Also bitten wir die Hebamme, einen Geistlichen zu holen, der die Taufe abhalten kann. Bevor sie sich darum kümmert, reicht sie uns noch zwei Zettel rein. Einen mit der Frage, ob wir unser Kind bestatten oder „hygienisch einwandfrei" entsorgen lassen möchten. Und der andere, ob wir vorher noch eine Obduktion und Biopsie in Auftrag geben möchten, um nach der Todesursache zu forschen. Wir sollen ankreuzen, was wir möchten, und unterschreiben. Mario blickt bei dem ganzen medizinischen Kauderwelsch nicht durch. Mit der Situation ist er jetzt völlig überfordert und überhaupt nicht aufnahmefähig. Er blickt auf den Zettel, und an seinem Gesicht erkenne ich, dass er nichts von alldem versteht. Er lässt den Stift sinken. Verena, Marios Schwester, schaut mit auf die Zettel. „Wir wollen ihn beerdigen", sagt er schließlich bestimmend. „Unser Sohn hat es verdient, eine schöne Beerdigung und einen würdevollen Abschied zu bekommen. Kein Sammelgrab!" Dass es auch die Möglichkeit einer „hygienisch einwandfreien Entsorgung" gibt, wie es auf dem Zettel steht, erschreckt uns.

Die Hebamme merkt, dass der Zettel auch noch warten kann, und lässt uns allein.

Nach einer Weile klopft es an unserer Tür. Eine andere Hebamme kommt herein und stellt sich uns vor. Sie vertritt in dieser Nacht den Pfarrer, und daher ist es ihr erlaubt, die Taufe vorzunehmen. In der Hand hält sie eine Kerze. Sie stellt sie auf den kleinen Tisch neben dem Sessel und zündet sie an. Dann bittet sie Marios Mutter und seine Schwester Verena, mit zu uns ans Bett zu treten. Die Hebamme füllt eine Schale mit Wasser und spricht ein Gebet. Dann tauft sie unseren Jungen auf den Namen Joseph-Lennard. Anschließend sprechen wir alle zusammen das Vaterunser und segnen gemeinsam den Kleinen mit einem Kreuz auf die Stirn.

Auf die Brust von Joseph-Lennard hat Mario einen kleinen Bronzeengel gelegt. Er ist ein Geschenk seines Großonkels. Vor Kurzem hat er uns im Krankenhaus besucht, um unser ungeborenes Kind und mich zu segnen. Da hat er den Engel dabeigehabt und ihn mir auf den Bauch gelegt. Jetzt ruht er auf Josephs Brust. Ich bin mir sicher, dieser Engel wird uns unser Leben lang begleiten, denn jetzt ist er ein Teil von Joseph-Lennard. Zum Schluss segnet die Hebamme uns und verabschiedet sich. Wenig später kommt kurz eine andere Hebamme herein und überreicht uns das Sternenkärtchen mit Fuß- und Handabdrücken.

Marios Mutter ist jetzt ganz ruhig, und sie schafft es, sich ihr Enkelkind nun einmal näher anzusehen, es auf den Arm zu nehmen und zu liebkosen. Auch Marios Schwester Verena kommt dicht heran. Sie sollte als Patentante Joseph-Lennard durchs Leben begleiten. Und ja, sie ist Josephs Patentante, wenn ihr auch nur dieser eine kurze gemeinsame Moment bleibt. Sie lässt ihren Tränen freien Lauf. Lange schaut sie Joseph-Lennard an und nimmt ihn zu sich auf den Arm.

Anschließend schaue ich zu Mario, und wir beide verstehen uns, ohne auch nur ein Wort zu verlieren. Was um Gottes willen prasselt hier bitte schön alles auf uns ein? Vor knapp einer Stunde wurde unser Kind geboren. Nicht stark genug, um zu leben. Eine aufgelöste Schwiegermutter am Bett. Ihn weggenommen, gewogen, Daten erfasst. Fragen erhalten nach Bestattung, Entsorgung und Obduktion. Taufe. Ich merke, mein Herz kommt bei alldem nicht mehr mit.

Mario spricht das aus, was wir beide gerade am nötigsten brauchen: „Bitte lasst uns jetzt mal allein. Wir brauchen Zeit für uns!“ Marios Mutter und seine Schwester haben vollstes Verständnis und verlassen das Zimmer.

Ich beuge mich mit Joseph-Lennard zu Mario hinüber, der neben mir auf dem Bett sitzt. Vorsichtig berühre ich das Gesicht unseres Sohnes. Seine Haut ist zart, ganz weich, sie schimmert jetzt braunrötlich. Vorsichtig streichle ich über seine Wangen.

Sie sind erkaltet.

Wie eine Wand aus Wasser drücken die Tränen von innen gegen meine Augen. Ich neige meinen Kopf zu Joseph-Lennard hinunter. Das weiße, weiche Tuch, in das sein Körper gehüllt ist, fängt meine Tränen auf. Mario legt seinen rechten Arm um meinen Nacken. Ich spüre, wie seine Tränen auf meine Haare fallen, wir drei bilden eine Einheit, eine Familie, von der ich im selben Moment weiß: Sie bleibt bestehen. Nie wird sie aufgelöst!

„Er ist so hübsch. So perfekt. Warum passiert uns das?“, fragt Mario leise.

Ich hebe den Kopf und betrachte unseren Sohn genauer. Seine Lider sind geschlossen und noch ohne Wimpern, die Augäpfel schimmern hindurch. Er hat eine kleine, zarte Nase und eine hohe Stirn, seinen kleinen Kopf stütze ich in meiner Hand.

Mario nimmt das Tuch etwas zur Seite, und wir sehen uns Josephs kleinen nackten, blutverschmierten Körper an. Die Nabelschnur, an der noch die Klemme hängt, wirkt vor dem schmalen Bauch riesig. Die Beine sind an den Fußgelenken übereinandergeschlagen, so, als hätten sie sich eine bequeme Position gesucht. Ich hebe Josephs rechten Arm hoch und betrachte die Hand mit seinen kleinen Fingern. Alles ist vollkommen an ihm ausgebildet: die Gelenke, die Fingernägel …

„Von wegen Fehlgeburt", denke ich. An ihm ist nichts fehl, sondern alles dran. „Er hat deine Hände", sage ich zu Mario, „und auch die Ohren … ganz der Papa."

Wir lächeln beide unter unseren Tränen. Wann wachen wir endlich aus diesem bösen Traum auf? Wieso musste dieses unschuldige, so geliebte Kind sterben?

„Seine Gesichtszüge sind schon perfekt ausgebildet. Er ist hübsch, unser Sohn", sage ich.

„Warum, Gott?", fragt Mario wütend und weint.

Auch mich überkommt die Verzweiflung.

Warum?

Warum dürfen wir dieses Kind nicht behalten?

Warum dürfen wir es nicht aufwachsen sehen?

Warum dürfen wir ihn nicht lieben? Ihn bei uns haben? Eine Familie haben? Gerade angekommen und schon wieder fort. Womit haben wir das verdient? Warum nicht!?

Andere dürfen das! Nur wir nicht!

Innerlich schreie ich diese Sätze, so laut ich kann, aber meine Stimme will keinen Ton hervorbringen. Ich bleibe stumm. Es ist wie in einem Albtraum. Ich will rufen, weg hier, endlich aufwachen! – Dass Stolz und Trauer über unseren Sohn sich so vermischen können!

Ich versuche, mich zu beruhigen, und streichle seinen glatten Kopf. Dann wickle ich das Tuch wieder fest um Joseph-Lennard. Ich will nicht, dass er friert, er soll es warm und gut haben bei uns. Ich kann doch seinen Körper nicht unbedeckt lassen. Ganz vorsichtig beginne ich, ihn auf meinem Bauch zu wiegen.

***

Nach einer Weile nimmt Mario mir Joseph-Lennard ab und setzt sich mit ihm in den großen Ohrensessel. Behutsam hält er ihn auf seinem Arm, nah an seiner Brust. Ich sehe, wie er die Augen schließt. Eine ganze Weile verharrt Mario in dieser Position. Es ist ein wunderschönes Bild – wenn es nur nicht so schrecklich traurig wäre. Ich spüre, wie er versucht, sich mit seinem kleinen Sohn vollkommen eins zu machen.

Auch ich fühle mich ganz nah bei den beiden. Ich liege zwar gut zwei Meter von ihnen entfernt, aber ich kann förmlich sehen, was Mario denkt. Es ist, als ob er versucht, sich das ganze Leben von Joseph vorzustellen. So ähnlich wie Menschen, die dem Tode nahe waren, erzählen, dass sich ihr ganzes Leben vor ihren Augen wie in einem Film abgespielt habe. Nur ist es bei Mario jetzt umgekehrt.

Wie wäre es, wenn Joseph-Lennard es geschafft hätte? Welchen Charakter hätte er wohl gehabt? Wäre er sportlich gewesen? Wovon Mario jetzt wohl noch träumen mag? – Etwa davon, wie er unserem kleinen Mann das Laufen beibringt? Oder ihn wickelt? Vielleicht sogar, wie er mit ihm Fußball spielt oder zum BVB ins Westfalenstadion fährt?

Marios Träume vermischen sich mit meinen. Erschöpft schlummere ich ein und finde mich in unserem Garten wieder. Die Sonne scheint. Joseph steht ganz wackelig vor mir, und ich habe Angst, dass er gleich auf die Nase fällt und sich wehtut.

Als ich wieder wach werde, sehe ich die beiden noch immer im Sessel. Sie sehen so friedlich aus: Vater und Sohn. Es ist die *einzige Zeit*, die sie je miteinander verbringen werden. Ein paar Minuten für ein ganzes Leben.

***

Wir sind eine kleine Familie, Joseph-Lennard, Mario und ich. Wir drei gehören zusammen, und wir werden immer zusammengehören, das spüren wir genau. Doch das, was wir hier im Kreißsaal erleben, ist nicht der lang ersehnte Anfang, sondern ein Abschied. Ich hatte einen Horror davor, dass es zu diesem Abschied kommen könnte, auch wenn ich mir das nie eingestanden habe. Jetzt fühlt sich alles ganz anders an, als ich gedacht habe. Denn neben dem Abschied fühle ich etwas wie ein Ankommen – Joseph-Lennards Ankunft in unserem Leben. Denn von heute an gehört dieses Kind zu uns – auch wenn es tot ist – und das wird sich nie ändern. Wir werden Joseph-Lennard für immer fest im Herzen bewahren.

Hier im Raum sind nicht nur ein Mann, eine Frau und ein totes Kind. Wir spüren ganz deutlich, dass Joseph da ist. Nicht nur sein toter Körper, den wir im Arm halten, sondern Joseph selbst ist da, sein Wesen, das, was er ist und was er hätte sein können. Und deshalb ist diese Zeit, die wir jetzt mit ihm haben, schrecklich schön. Sein Körper wird uns gleich genommen, aber Joseph wird bei uns bleiben, solange wir leben.

Insgesamt drei Stunden verbringen wir mit Joseph im Kreißsaal. Auch Marios Mutter und seine Schwester nehmen noch einmal Abschied von Joseph-Lennard. Jede Minute mit ihm ist kostbar, und wir erleben sie so intensiv, als würden in unserem Inneren die Sekundenzeiger mit leisem Klicken um ein Zifferblatt schreiten. Jeden Moment kann die Hebamme hereinkommen, um uns unser Kind abzunehmen. Wir bedecken Joseph mit Küssen.

Es klopft.

„Entschuldigen Sie, so langsam müssten Sie bitte zum Ende kommen. Wir brauchen den Kreißsaal wieder“, bittet uns die Hebamme.

Wir verabschieden uns von Joseph-Lennards Körper. Wie gerne hätten wir noch mehr Zeit mit ihm gehabt. Was wir in diesen drei Stunden, die wir mit Joseph hatten, empfunden haben, bringt Verena später zu Papier:

Nur drei Stunden

Nur drei Stunden,
in denen du bei uns warst.

Nur drei Stunden mit dir,
der du unser Traum warst.

Nur drei Stunden,
im Vergleich zum Leben so kurz.

Nur drei Stunden,
was würden wir für eine weitere Sekunde mit dir geben?

Nur drei Stunden,
in denen dich Hände hielten,
die es gerne ein Leben lang getan hätten.

Nur drei Stunden,
in denen wir „Hallo“ und „Auf Wiedersehen“ sagen mussten.

Nur drei Stunden,
in denen wir uns so stark als eine Familie gefühlt haben.

Nur drei Stunden,
in denen wir zur stolzesten Mutter, stolzestem Papa,
stolzesten Patentante und stolzesten Großeltern wurden.

Aber drei Stunden,
die so wehtaten und dennoch so glücklich waren.

Aber drei Stunden,
die uns so stark gemacht haben.

Aber drei Stunden,
in denen wir so viel Liebe gefühlt haben.

Aber drei Stunden,
die wichtiger und bedeutender sind als Lichtjahre.

Aber drei Stunden,
in denen du schon ein Held warst.

Aber drei Stunden,
in denen wir fühlten, wie besonders du bist,
und wir wussten, wie wichtig du uns, kleiner Krümel, bist.

Aber drei Stunden,
in denen du für uns unsterblich wurdest.

Es war nicht umsonst!
Von dir, kleinem Kämpfer, können wir so viel lernen.
Wir werden dich nicht vergessen.
Solange unsere Herzen schlagen, denken wir an dich –
Joseph-Lennard, kleiner Engel!

Kapitel 5

Nicht jeder Plan gelingt

Mario Es ist der 28. November 2007, als ich gegen Mittag nach Hause komme. Die ganze Nacht über bin ich noch bei Barbara im Krankenhaus geblieben, gemeinsam mit meiner Schwester Verena. Geschlafen habe ich kaum. Als ich in unsere Straße einbiege, sehe ich, dass die Fenster der Nachbarhäuser bereits erleuchtet sind. Es ist die dunkelste Zeit des Jahres, ohne elektrisches Licht kommt man nicht einmal mittags aus. Heute ist wieder einer dieser Tage, an denen es auch überhaupt nicht richtig hell werden will. Wie sollte es auch? „Das Wetter passt", denke ich. „Zu diesem Tag. Zu uns." Der Himmel ist finster, fehlt nur noch, dass er weint. Ich schließe die Wohnungstür auf. Alles ist still. Mein erster Blick fällt auf den Anrufbeantworter. Er blinkt. Ich drücke auf Wiedergabe:

„Ich rufe wegen Ihrer Bestellung an: Ihr Kinderwagen ist jetzt da. Sie können ihn jederzeit abholen. Unsere Öffnungszeiten sind …"

Ich lasse mich neben dem Telefon der Länge nach aufs Sofa fallen, fühle mich wie gelähmt und vergrabe meinen Kopf in einem Kissen. Der freundliche Verkäufer redet weiter: „Einen schönen Tag noch und viele Grüße auch an Ihre Frau!" Ich schreie! Laut. Schmerzverzerrt, heftig, sodass mein Kehlkopf brennt und mir für einen Moment die Luft zum Atmen raubt.

Minutenlang starre ich an die Wand gegenüber und weine. „Nie mehr werde ich lachen, nie wieder diesen Schmerz verlieren", denke ich. Und ich werde Barbara auch nicht grüßen, geschweige denn ihr gegenüber etwas von dem Kinderwagen erwähnen. Wie soll ich es überhaupt schaffen, diesen Mann zurückzurufen, um ihm zu sagen, dass wir gar keinen Kinderwagen mehr brauchen? Allein schon, wenn ich die Worte „Baby" und „Kinderwagen" im Kopf habe, heule ich los. Wie soll ich sie da über die Lippen bringen?

Ich bleibe auf dem Sofa liegen und Tränen laufen weiter meine Wangen herunter. Es tut so unsagbar weh! Zum Glück sind meine Eltern da. Mein Vater und meine Mutter lassen mich jetzt nicht allein. Sie kommen immer wieder hoch und kümmern sich um mich, aber sie schaffen es nicht, mich zu beruhigen. Immer wieder wechsle ich zwischen dem Sofa und der Wand hin und her, bin zutiefst erschüttert und matt, dann wieder rasend vor Wut und Verzweiflung.

Die Bilder von gestern Nacht gehen mir durch den Kopf: die ganze Dramatik um Barbara, die Geburt, die Stille danach, meine Mutter und meine Schwester und vor allem Joseph-Lennard. Immer wieder Joseph-Lennard. Wie er dalag und ich ihn gehalten habe. Und ich spüre erneut, wie der Schmerz durch meinen Körper wie ein Messer schneidet. So, als würde man mir unseren Sohn noch einmal nehmen.

Aber es gab da auch noch etwas Merkwürdiges: Beim Abschiednehmen haben wir eine Ruhe und einen Frieden gespürt, die mir heute unerklärlich scheinen, fast irgendwie überirdisch. Wir erlebten etwas zutiefst Trauriges, aber fühlten uns in manchen Augenblicken unendlich getröstet. So, als wäre eine Art Hülle um uns. Doch jetzt, hier, zu Hause, ist nichts geblieben von diesem Gefühl der Geborgenheit. Hier existiert nur die Schwere von Verlust und Leere, die mich fast zu erdrücken droht. Und es ist so, als würden quälende Fragen den ganzen Raum ausfüllen und mein Denken mehr und mehr einnehmen: Hatte Joseph wirklich keine Chance? Warum war kein Kinderarzt da? Ist alles ordentlich abgelaufen? Oder sind irgendwo Fehler passiert?

„Warum, Gott?", schreie ich klagend durchs Haus. „Warum tust du uns das an? Das haben wir nicht verdient!"

Und ich merke, wie ich in einen Streit mit dem „Schöpfer" und „Erhalter" des Lebens gerate. Der uns zumutet, etwas loszulassen, was wir gar nicht loslassen wollten. „Wie soll es bitte schön weitergehen?", frage ich ihn, hadernd mit mir selbst und dem Leben. „Was haben wir dir bloß getan?“

***

Nachdem ich versucht habe, etwas zu schlafen, beschließe ich, wieder zu Barbara ins Krankenhaus zu fahren. Ich möchte jetzt nicht länger allein sein. Ich brauche Barbaras Nähe, und ich kann mir vorstellen, dass auch sie darauf wartet, dass ich wiederkomme. Vorher schaue ich, obwohl mir gar nicht danach ist, noch unten in unserem Salon vorbei. Ich sage meinen Angestellten, dass ich wieder in die Klinik muss. „Wenn jemand für mich anruft, dann regelt das!“, bitte ich sie. Mehr, also, dass unser Kind nicht mehr lebt, erzähle ich ihnen nicht. Noch nicht. Ich kann es einfach nicht.

Unser Team hat Verständnis und lässt mich ziehen, ohne groß nachzufragen. Seit sieben Jahren führen wir unseren Haarsalon in Niederbrechen. Was für ein Wagnis ist das damals gewesen! Ausgerechnet in unserem kleinen Ort einen Salon zu eröffnen. Doch Barbara und ich haben stets gekämpft, wenn es darum ging, einen Traum zu verwirklichen. Als ich mich entschieden hatte, die Banknoten gegen Schere und Kamm zu tauschen, fing ich in einem Salon in der Nähe von Limburg an. Den neuen Beruf zu erlernen, fiel mir gar nicht schwer: Weil ich bereits eine Ausbildung hatte, konnte ich die zweite in relativ kurzer Zeit absolvieren. Barbara gab mir außerdem noch Nachhilfe. Sie selbst war ja bereits Gesellin und so wurde ich nach ihrem Tag im Salon ihr persönlicher „Feierabend-Azubi“. Mehrmals in der Woche brachte sie mir abends das Waschen, Schneiden, Legen, Fönen bei. Gemeinsam probierten wir dann immer neue Trends und Farben aus. Das kriegte übrigens auch unser Dorf mit, weil bei uns die Haarfarben und Frisuren ständig wechselten. Wenn die Leute uns sahen, dachte manch einer vielleicht, wir wären irgendwelche flippigen Typen, die in den Tag hinein lebten. Aber weit gefehlt! Wir hatten einfach jede Menge Spaß, neue Schnitttechniken auszuprobieren und kreativ herumzuspinnen. Und nicht selten hatten unsere Modelle unsere ausgefallenen Ideen und Schnitte auszuhalten. Gott sei Dank mögen sie uns trotzdem noch bis heute.

Babara war damals 21 und ich 23 Jahre alt, aber wir wussten schon sehr genau, was wir wollten. Wir hatten dieselben Vorstellungen von der Zukunft, vor allem, was uns betraf. Wir waren uns sicher, dass wir nie mehr getrennt voneinander sein wollten. Und ich war mir absolut sicher, dass es für mich keine bessere Frau geben konnte. Das ließ ich sie sodann auch wissen: mit Antrag, Ring und roter Rose. Unser „Ja" vor dem Standesbeamten, am 26. Juli 1996, besiegelte, dass wir von nun an alles gemeinsam in Angriff nehmen wollten. Und natürlich kitzelte uns damals bereits ein Traum: Wie schön wäre es, wenn wir eines Tages einen eigenen Salon eröffnen könnten.

Der Weg dahin war nicht leicht: Erst einmal machte sich Barbara auf den Weg zum Meister: zwei Jahre als Gesellin in zwei verschiedenen Salons, dann drei Monate Intensivkurs auf der Meisterschule. Dafür einige Tausend D-Mark hinzulegen, war kein Pappenstiel. Aber unser Traum, einen eigenen Salon in einem eigenen Haus zu haben, stand uns inzwischen klar vor Augen. Wir planten, wir rechneten, wir sparten, wir träumten davon, wie alles einmal sein sollte.

Drei Jahre nach unserer Hochzeit fingen wir an, im Garten meines Elternhauses unser eigenes Haus zu bauen. Ins Untergeschoss planten wir unseren Salon, und das Obergeschoss sollte so sein, dass es genug Platz hergab für uns als Familie mit Kindern. Für unseren Architekten war das eine ziemlich knifflige Aufgabe, denn wir wollten, dass möglichst viel von dem großen schönen Garten übrig blieb. Die Lösung, die der Architekt fand, gefällt uns bis heute sehr gut: ein gemütliches Wohnreich unter dem Dach, mit offenen Holzgiebeln und vielen Fenstern, damit wir uns wie im Garten fühlen.

Vor dem Hausbau wohnten wir in Limburg zur Miete, und da wir Baukosten und Miete nicht sehr lange parallel stemmen konnten, stand von Anfang an fest: Der Bau darf nur sieben Monate dauern, dann muss unser Haus stehen. Umzug, Einzug, Meisterschule und

Saloneröffnung wurden für uns zum Megaprojekt. Nicht nur, dass wir das Geld dafür zusammenkratzen mussten, es ging auch darum, alle Fäden in der Hand zu behalten und einander nicht aus den Augen zu verlieren. Denn bei alldem gab es extrem stressige Zeiten. „Das ist es wert!", sagte Barbara einmal. Wir waren glücklich.

Aus Überzeugung, dass alles klappen würde, machten wir gleich ganze Sache: Barbara schloss im Dezember die Meisterschule mit Auszeichnung ab, und meine Lehre war bereits seit Juli zu Ende – ebenfalls mit Auszeichnung. Mit dem ersten Tag des neuen Jahrtausends wollten wir nicht nur unter dem eigenen Dach wohnen, wir wollten auch unsere eigenen Chefs sein.

Es wurde knapp, aber am 29. Dezember 1999 zogen wir tatsächlich in unser neues Haus ein, im Januar wurde die Einrichtung des Salons fertig und am 29. Januar 2000 feierten wir die Eröffnung von „Haar-Art". Es wurde ein großes Fest, an dem viel mehr Gäste kamen, als wir erwartet hatten. Das freute uns natürlich riesig, nur fühlten wir uns nicht ganz unbeschwert. Uns bereitete nämlich ein Gedanke Sorge: „Kommende Woche geht es los und in unserem großen Terminkalender am Empfang ist noch kein einziger Termin eingetragen." Würde Kundschaft kommen? In Niederbrechen gab es bereits zwei Friseursalons, die Leute waren es gewohnt, zum Haareschneiden dorthin oder in angrenzende Nachbarorte zu fahren. Weder „erbten" wir also einen Kundenstamm, noch konnten wir damit rechnen, dass Kunden zu uns überlaufen würden. Jeder neue Kunde musste sich entscheiden, uns sein Vertrauen zu schenken. Barbara und mir war ganz schön mulmig: „Vielleicht haben wir nächste Woche jede Menge Zeit, die Gläser zu spülen, die Getränkekästen wegzubringen und in den Zeitschriften vom Lesezirkel zu blättern", sagte Barbara.

Etwa dreihundert Gäste zogen im Laufe dieses Samstagabends durch unseren Salon. Höhepunkt des Tages war der Besuch des Pfarrers. Uns war es wichtig, unser neues Zuhause wie auch unseren Salon segnen zu lassen. Er hielt eine kurze Ansprache, segnete mit Weihwasser unseren Salon, anschließend unsere Wohnräume und schließlich auch uns beide. Das hatten wir uns gewünscht. Am Ende waren wir irgendwie stärker bewegt, als wir uns das vorgestellt hatten. Und mindestens eine Person war genauso ergriffen und glücklich wie wir: meine Oma. Während der Zeremonie strahlte sie über ihr ganzes Gesicht. Ihr Mann, mein verstorbener Großvater, hatte als junger Mann Theologie studiert, weil er Pfarrer werden wollte. Die Gabe des Predigens besaß er allerdings leider nicht. Deswegen wählte er einen anderen Beruf: Buchhalter in einer Molkerei. Fromm blieb mein Opa trotzdem sein Leben lang und die Kirche war ihm immer sehr heilig. Dass unser Salon gesegnet wurde, stimmte meine Oma rundum glücklich: Opas christliches Erbe war nicht untergegangen, es wurde auch in unserer Generation hochgehalten.

Nachdem am Abend die letzten Gäste gegangen waren, ließen wir uns in die großen, bequemen Stühle fallen. Der Salon sah gar nicht mehr aus wie ein Friseursalon, eher wie ein Blumenladen. Und das Terminbuch war voll. Drei Wochen lang hatten wir nun von morgens bis abends zu tun!

Sechs Jahre nach unserer standesamtlichen Hochzeit fanden wir, dass es Zeit war für das ganz große Fest: unsere kirchliche Trauung – mit allem Drum und Dran.

Mein Großonkel traute uns am 2. Februar 2002. Selbstverständlich hatten wir den Tag wegen dieses besonderen Datums gewählt. Hans-Josef war damals Pfarrer in Frankfurt, und er verstand gut, dass wir unsere ganz eigenen Vorstellungen von einer Traumhochzeit hatten: „Oh happy day“ nach dem Segen, Van Halens „Jump“ beim Auszug. Dazwischen moderne Lieder, singbar für alle: von den lila, pink und grün gefärbten Köpfen unserer Azubis in der ersten Reihe bis zu den grauen Häuptern der älteren Verwandtschaft. Die Texte der Fürbitten hatten wir selbst geschrieben, Eltern und Freunde lasen sie vor, und nach jeder einzelnen Bitte schenkte uns derjenige, der sie vorgetragen hatte, eine Rose. Es wurde ein großer Strauß, der für die vielen guten Wünsche der Anwesenden stand, aber noch mehr für unsere Bitte an Gott: „Segne du unsere Ehe!“

„Ja, wenn Engel heiraten …“, sagte mein Vater.

Es war ein warmer Tag unter einem strahlend blauen Himmel – und das Anfang Februar!

Barbara dachte an ihren Vater, der an diesem Tag nicht bei uns sein konnte, weil er schon gestorben war, als sie 16 Jahre alt gewesen war. Er hätte seine Freude gehabt: Seine Tochter in einem weißen Kleid, eng geschnitten und rückenfrei, darunter Plateaustiefel, und neben ihr ich im schwarzen Smoking. Wir sahen aus, als würde zu unserem Glück nicht mehr die kleinste Kleinigkeit fehlen.

Natürlich fehlte uns doch noch etwas zu unserem Glück – aber bestimmt nicht mehr lange, dachten wir beide. Unser großer Wunsch für die Zeit nach der Hochzeit hieß: ein Baby zu bekommen. Dass wir eines Tages Eltern sein wollten, stand für uns schon immer fest. Beide hatten wir das ganz unabhängig voneinander gewusst, bevor wir uns kennenlernten. Natürlich war uns klar, dass man ein Kind nicht planen kann wie einen Hausbau oder die Eröffnung eines Salons.

„Jedes Kind ist ein Wunder und Wunder kann man nicht machen", sagte Barbara immer wieder, während die Monate des Wartens und Hoffens vergingen. Doch es gab keinen Grund, warum uns solch ein Wunder nicht passieren sollte, nachdem uns alles andere so perfekt gelungen war. Dass etwas „schiefgehen" könnte, daran dachten wir damals nicht im Entferntesten.

***

In der Klinik ist man bemüht, uns zu trösten. Am späten Nachmittag kommt der nette Assistenzarzt, der uns vor der Geburt von Joseph-Lennard begleitet hat, zu uns ins Zimmer. „Herr und Frau Martin, es tut mir sehr leid, dass Sie Ihr Kind verloren haben. Sie haben mein Mitgefühl." Einen medizinischen Grund, warum es zu der plötzlichen Geburt gekommen ist, kann er uns nicht nennen. Er möchte die Blutwerte weiter untersuchen und noch Ultraschalluntersuchungen des Unterleibs machen. Vermutlich soll Barbara noch ein bis zwei Tage im Krankenhaus bleiben.

„Ich will lieber so schnell wie möglich raus hier", sagt Barbara. Von der Schwester hat sie bereits ein paar Beruhigungsmittel bekommen, doch ich weiß, dass sie trotz der Pillen nicht abschalten kann von dem, was wir gestern Abend erlebt haben. Wie auch? Mir geht es ja nicht anders. Jegliche Ermutigung zieht ohnehin an uns vorbei. Selbst, als eine weitere Assistenzärztin uns am Abend Hoffnung machen will: „So etwas passiert Ihnen bestimmt nie wieder! Sie werden später bestimmt noch ein Kind bekommen." Wir versuchen, das zu glauben, und sicher hat sie viel Erfahrung. Wir vermuten nur, dass wir in den kommenden Wochen diesen Satz noch öfter hören werden. Das Einzige, wonach uns ist, ist, zu trauern, zu vergessen und im Schmerz zu versinken. Wir wissen aber auch, dass wir Freunde haben und eine Familie, die zu uns hält. Und unser Wunsch nach einem Kind ist so groß, dass wir bestimmt einen erneuten Anlauf nehmen werden. Irgendwann, wenn – wie sagt es sich noch gleich so einfach: wenn die Zeit unsere Wunden geheilt hat.

Gegen Ende des Gesprächs empfiehlt uns die Ärztin, eine Trauerbegleiterin aufzusuchen. „Sie wird Ihnen helfen können, mit dem Verlust umzugehen." Wir notieren uns die Adresse.

Nach einer Weile kommt eine Schwester in Barbaras Zimmer. „Das Ergebnis der neuen Blutuntersuchung ist da", sagt sie. An ihren leicht nach oben gezogenen Mundwinkeln erkenne ich, dass es wohl eine gute Nachricht sein muss. Die brauchen wir jetzt auch.

„Ihre Entzündungswerte, Frau Martin, liegen jetzt wieder im Normbereich, also deutlich unter der Grenze. Ich denke, dann können Sie morgen schon wieder nach Hause gehen."

Kaum vorstellbar, wie schnell das Ganze abgeklungen ist. Über viele Tage lag Barbara mit Pickeln, Juckreiz, Ausschlag, Fieber und hohen Entzündungswerten da und nun ist alles wie weggeblasen. Merkwürdig.

Am nächsten Tag wird Barbara entlassen. Ich hole sie in Wiesbaden ab. Es ist ein komisches Gefühl, die Sachen zusammenzupacken und gleichzeitig zu wissen und zu spüren: Das Wichtigste können wir nicht mehr mitnehmen. Kein Kind. Keine Babyschale. Keine Freude. Nur Schmerz und Trauer. Nur wir zwei.

Gedanklich bin ich schon zu Hause. Habe ich wirklich alles, was in unserer Wohnung daran erinnert, dass wir dort mit einem Baby leben wollten, weggeräumt? Ich selbst konnte ja nicht einmal mehr den Anblick eines Buches, auf dessen Umschlag irgendetwas mit Baby, Schwangerschaft oder Geburt steht, ertragen. Daher habe ich alles in das Zimmer geräumt, das wir als Kinderzimmer vorgesehen hatten, und die Tür verschlossen – um Barbara zu schützen. „Unser Leben geht weiter", sage ich mir. Anders als bisher. Nicht wie gewünscht und geplant.

Kapitel 6

Abschied nehmen

Barbara Nach Joseph-Lennards Tod fühlen wir uns beide starr vor Schock. Unser Haus, das ein Zuhause für unsere Familie werden sollte, fühlt sich auf einmal größer und leerer an, als wir beide es je wahrgenommen haben. Alles scheint sich nur in Zeitlupe bewegen zu wollen oder sogar stillzustehen. An unsere Geburtstage, die vor uns liegen, denken wir kaum. Und wenn doch, dann mit Schrecken. Innerlich fühlen wir uns wie aus dem normalen Leben herausgenommen, isoliert, abgestorben, einfach leer und erst recht nicht komplett. Wir wissen dennoch: Das Leben um uns herum geht weiter. Schließlich steht Weihnachten vor der Tür. Es ist hektisch und geschäftig wie jedes Jahr. Die Straßen sind geschmückt mit Lichtern und Tannengirlanden, und die Leute beginnen, im Countdownmodus zu leben, hin auf das „Fest der Familie" im Kreise ihrer Lieben. Aber diese Stimmung will kein bisschen zu uns vordringen. Vielmehr spüren wir die Angst in uns, dieses Fest alleine und überhaupt verbringen zu müssen. Wir wissen gar nicht, wie wir das schaffen sollen. Deshalb gehen auch sämtliche Weihnachtsvorbereitungen an uns vorbei, beispielsweise, wie sich unten im Salon unsere Kunden Termin um Termin die Klinke in die Hand geben. Wir kapseln uns ab.

Dass unser Verschwinden nicht unbeachtet bleibt, ist logisch. „Wo stecken denn eigentlich Barbara und Mario?", fragen manche unserer Kunden. Als Friseure haben wir selbstverständlich unsere Stammkunden, die gerade vor den anstehenden Festtagen erwarten, von uns, den Friseuren ihres Vertrauens, die Haare gemacht zu bekommen. Nicht nur das. Man kennt sich schließlich hier auf dem

Dorf, nimmt am Leben des anderen teil. Nur, uns steht jetzt überhaupt nicht der Kopf danach, über den Verlust unseres Kindes zu reden. Geschweige denn, zu einem Dorfgespräch zu werden. Obwohl wir beide wissen, dass es ohnehin irgendwie passieren wird. Schließlich ist das ja auch menschlich. Und wer ist da schon perfekt? Doch ein „Hast du schon gehört, die Martins haben ihr Kind verloren?" mitzukriegen, wäre jetzt für mich wie für Mario ganz, ganz schlimm. Immerhin ist es ja seit Tagen offensichtlich gewesen, dass ich mit meiner kleinen Kugel nicht mehr im Geschäft gewesen bin und dass Mario nicht tiefenentspannt war wie sonst, sondern immer wieder in die Klinik gefahren ist.

„Morgen ist Gott sei Dank wieder Montag!", sage ich zu Mario. Da kommt erst einmal keiner unten zur Tür herein, der nach uns fragen könnte, denn montags ist unser Salon geschlossen. Montag ist unser freier Tag. Nur dieser Montag, der 3. Dezember 2007, sticht uns gewaltig ins Herz.

„Schatz, weißt du eigentlich, was wir zwei heute Vormittag normalerweise machen würden?", frage ich Mario, während mir schon die erste Träne die Wange herunterrollt.

Mario nickt und schaut auch sehr traurig aus. „Ich weiß."

Montag war unser fester Tag fürs „Babyfernsehen", wie Mario es immer gern nennt.

Dass ein Paar jede Woche kam, um beim Baby nach dem Rechten zu sehen, war sicher nicht normal, aber unsere Frauenärztin trug es mit Fassung. Wir wollten sicher sein, dass es unserem Kind gut ging. Jeden Montag empfing uns unsere Ärztin freundlich.

„Dann lassen Sie uns doch mal nachschauen!", sagte sie jedes Mal so, als wären wir zur ersten Untersuchung bei ihr, und gab uns das Gefühl, selbst ganz neugierig zu sein. Das war sie sicher auch. Und wenn ich dann mit dem Bauch voller Ultraschallgel dalag und die „Vorführung" begann, waren wir beide total hingerissen und unheimlich froh. Mit Riesenaugen starrten wir auf den Bildschirm und fanden dieses „Programm" spannender als alles andere. Am Ende waren wir immer ein bisschen enttäuscht, wenn die Ärztin die

Papierrolle nahm und anfing, das Gel von meinem Bauch zu wischen. Denn dann hieß es: Wieder eine Woche warten.

Für uns gab es nichts Schöneres als diese Schwarz-Weiß-Bilder von unserem Baby auf dem Bildschirm. Dabei konnte ich selbst, ehrlich gesagt, nicht allzu viel erkennen. Ich konzentrierte mich einfach darauf, was uns die Ärztin anschließend erzählte. Mario war, was die Analyse der Bilder betraf, fitter. Er schien sogar manche Einzelheiten schneller als die Ärztin zu erkennen. Den Kopf, die Wirbelsäule, die Arme, den Popo, die winzigen angezogenen Beine, das Herz – vor allem das Herz anzuschauen, faszinierte Mario. Wahrscheinlich hat er es deshalb auch in der Wiesbadener Klinik so schnell, noch vor dem behandelnden Arzt, gesehen. Er hatte irgendwie einen siebten Sinn dafür.

Manchmal meinte er auch, Sachen zu sehen, die man vermutlich, ganz nüchtern betrachtet, noch gar nicht richtig erkennen konnte.

„Guck mal, der hat genauso eine Stupsnase wie du und die gleichen langen, schlanken Finger wie ich!", zeigte er mir einmal. „Er wird bestimmt ein sehr hübsches Baby."

Wahrscheinlich glauben das ja alle Eltern, aber wir waren uns sehr sicher, dass unser Baby ein sehr hübsches Baby sein würde! Und in der Tat: Joseph-Lennard war wunderschön.

***

Um die Beerdigung wollen sich Marios Eltern und Verena kümmern. Wir sind froh, dass sie die Organisation in die Hand nehmen. Im Krankenhaus erfahren sie, dass unser Joseph-Lennard nur von einem Bestatter abgeholt werden darf. Daher beauftragen sie denjenigen damit, der auch schon Marios Großeltern beerdigt hat. Ein paar Tage später kommt Marios Großonkel Hans-Josef zu Besuch. Er will hören, wie es uns geht, und möchte für uns da sein. Zuletzt haben wir ihn im Krankenhaus gesehen, da hat er Joseph-Lennard in meinem Bauch gesegnet und uns dabei den Engel geschenkt. Er steht jetzt auf meinem Nachttisch, direkt neben meinem Bett.

Wir erzählen Hans-Josef alles, was wir seit der Segnung erlebt haben. Wir reden mit ihm über den tiefen Schmerz, den wir verspüren, unseren Sohn nicht bei uns zu wissen und in unserem Arm zu halten. Er hört sich alles ganz geduldig an. Unser Klagen, unser Weinen und unsere Vorwürfe Gott und der Welt gegenüber. Anschließend sagt er: „Ihr dürft auf Gott wütend und sauer sein und auch mit ihm schimpfen. Ihr dürft ihn anschreien und anklagen. Gott muss das aushalten und hält es auch aus. Trotzdem darf man Zuversicht, Hoffnung, Glauben und Trost spüren."

„Ihr dürft auf Gott schimpfen und auf ihn böse sein!" ist der Satz, der mir nachgeht und der sich tief einbrennt in mein Gedächtnis.

Später sprechen wir mit Hans-Josef über die Beerdigung. Dass er als Familienmitglied auch diese Beerdigung hält, ist für uns selbstverständlich. Schließlich hat er uns auch schon getraut und Marios Großeltern beigesetzt. Damals fühlten wir uns als Familie bei diesem Abschied alle recht nah beisammen.

„Wir haben im Krankenhaus angegeben, dass wir Joseph-Lennard individuell bestatten lassen möchten", erzählt Mario. Dass wir unseren Sohn „hygienisch einwandfrei entsorgen" oder in ein Sammelgrab legen lassen, was die beiden Alternativen waren, war für uns unvorstellbar. In unserer Situation waren wir erleichtert zu hören, dass zumindest die Möglichkeit bestand, unseren Sohn zu einem bereits verstorbenen Verwandten aus der Familie ins Grab zu legen. Als solches verstand man eine individuelle Bestattung von tot und fehlgeborenen Kindern.

„Joseph-Lennard soll mit zu meinen Großeltern ins Grab. Das liegt näher für uns als das Grab von Barbaras Vater", sagt Mario.

„Ein eigenes Grab für ihn zu bekommen, wäre ohnehin nicht möglich. Beerdigungen für solche Kinder sind von der Kirche eigentlich gar nicht vorgesehen, aber selbstverständlich werde ich euren Sohn, so, wie ihr es wünscht, beisetzen", sagt Hans-Josef.

Dass die Beerdigung in den Händen unserer Verwandten liegt, ist Balsam für unsere Seelen, weil wir diesem Tag mit Angst und Schrecken entgegensehen. Diesen Rückhalt brauchen wir auch, denn was wir weiter erfahren, schockiert uns: Die „Leibesfrucht" gehört der Mutter, genau wie die Plazenta. Weil Joseph-Lennard weniger als 500 Gramm wiegt, hätten wir ihn also auch mit nach Hause nehmen und unter einem Baum in unserem Garten bestatten können. Zumindest theoretisch, denn erstens würden wir das niemals wollen, und zweitens geben die Krankenhäuser die „Leibesfrucht" nur selten heraus. Sie versichern dagegen, dass für eine Sammelbestattung durch die Klinik selbst gesorgt werde, wobei keiner sagen kann, wann diese stattfindet und was bis dahin mit den Kindern geschieht.

Unsere Kräfte reichen nicht, um weitere Informationen zu verarbeiten. Was wir gerade spüren und fühlen, belastet uns eh schon genug, da die Beerdigung ein endgültiges Abschiednehmen ist.

***

Am 7. Dezember 2007, zwei Tage vor Marios Geburtstag, findet die Beerdigung von Joseph-Lennard statt. Der Bestatter hat ihn in Wiesbaden abgeholt und zurechtgemacht. Wir spüren, es geht ihm sehr nahe, einen solch schweren Auftrag zu erledigen. Wer will schon ein Baby zu Grabe tragen, das sehnlichst erwartet wurde? Vermutlich passiert ihm das auch nicht so häufig. Aber er kümmert sich rührend um uns und gibt sich die größte Mühe. Er tut absolut alles dafür, dass die Aufbahrung und Bestattung von Joseph-Lennard so gestaltet wird, dass beides für uns tröstlich ist.

Ein letztes Mal können wir unseren Sohn jetzt sehen. Zum Abschied lege ich Joseph-Lennard eine Kette mit einem Kreuz um. Ich habe sie bis dahin immer selber getragen. „Damit du beschützt bist im Sternenkinderhimmel." Mario hatte für unseren Sohn schon einen Trainingsanzug von Borussia Dortmund besorgt. Auf der Jacke steht „Nachwuchsspieler". Diese Jacke trägt jetzt unser kleiner Sohn – sie ist ihm natürlich viel zu groß. Wir verabschieden uns schweren Herzens und voller Trauer von Joseph-Lennard, ehe der Bestatter den Deckel schließt. Anschließend wird von außen der weiße Sarg mit

Rosen geschmückt. Er sieht wundervoll aus. „Eigentlich zu schön, um ihn gleich in die Erde hinabzulassen", denke ich.

Die Trauerfeier beginnt. In der Friedhofskapelle spielen wir von CD noch einmal das Lied ab, das uns in den Monaten der Schwangerschaft begleitet hat: „Wenn du da bist!" von PUR. Und Verena liest das Gedicht vor, das sie nach der Nacht im Krankenhaus geschrieben hat. Dann spricht Hans-Josef einige tröstende Worte und Gebete, ehe Marios Vater den Sarg von der Kapelle zum Grab trägt. Im Krankenhaus hat er nicht dabei sein können, da er sich um unsere Hunde, Daisy und Fee, kümmern wollte, und da eine unserer Hündinnen Diabetikerin ist, musste er sie noch spritzen. Er wäre gerne mitgekommen beziehungsweise später noch gekommen, war aber emotional nicht mehr in der Lage, selbst zu fahren. Außerdem ahnte ja niemand, dass der Abend sich so dramatisch entwickeln würde. Daher wollte Marios Vater auf diese Art und Weise, durch diesen schweren Gang hin zum Grab, Abschied von seinem Enkel Joseph-Lennard nehmen.

Der geschmückte kleine Sarg findet seinen Platz im Grab von Marios Großvater, des Josefs, nach dem unser Joseph benannt ist. Er wurde am 26. November 1907 geboren, ist also hundert Jahre und einen Tag älter als sein Urenkel. Neben ihm ruht seit einigen Jahren seine Frau. Es ist für uns ein tröstlicher Gedanke, dass die drei sich ein Grab teilen, dass unser kleiner Sohn nicht allein in der kalten Erde liegt.

Jeder Einzelne von uns nimmt jetzt noch einmal Abschied und wirft eine Rose hinein. Verena legt das Gedicht mit ins Grab. „Ich habe dich bei deinem Namen gerufen, du bist mein", liest Hans-Josef aus der Bibel, dem Buch Jesaja, vor.

Joseph-Lennard ist ein Mensch, den Gott bei seinem Namen gerufen hat. – Ich bin mir sicher, dass ich diesen Gedanken nie vergessen werde.

***

Wir folgen dem Rat des Krankenhausarztes und machen einen Termin bei einem befreundeten Therapeuten. Das Gespräch mit ihm tut uns sehr gut. Bei ihm verstehe ich zum ersten Mal so richtig, was auch Mario bereits einmal in der Wiesbadener Klinik angedeutet hat, mir aber noch nicht so richtig ins Herz gerutscht ist: „Euer Sohn hat dir doch das Leben gerettet. Er hat sich für dich entschieden. Du darfst weiterleben und dein Leben gestalten – das wollte euer Sohn so", durchdringen mich die Worte des Therapeuten. Und ich ertappe mich dabei, wie ich denke: „Ja, er hat recht!" Auch wenn es wehtut, es stimmt: Unser Kind hat sich auf den Weg gemacht, um mein Leben zu retten. Es hat für mich das Fieber besiegt und sein Leben hergegeben. Wäre die Spontangeburt nicht passiert, würde ich vermutlich nicht mehr leben. Ein Gedanke, der uns ein bisschen tröstet und das Warum etwas erträglicher macht.

Einige Zeit später suchen wir noch eine Trauerbegleiterin in Wiesbaden auf. Wir wollen sichergehen, dass wir den Prozess, mit unserer Trauer umzugehen, gut bewerkstelligen. Wir erzählen ihr unsere Geschichte. Ganz ausführlich. Sie ist ganz still, hört zu, und mit einem Mal beginnt sie, total heftig zu schluchzen. Vor einigen Jahren hat auch sie ein Kind verloren, verrät sie uns. Wir müssen sie trösten. Nicht nur einmal. Das verwirrt uns und wir sind geschockt.

„So will ich nie werden!", sage ich draußen vor der Tür zu Mario. „Ich möchte nicht, dass wir beide uns in einer Zeitschleife der Trauer bewegen und wie sie darin hängen bleiben."

Und er fragt sich: „Wer kümmerte sich hier bitte schön um wen?" Wir beschließen, die Sitzungen zu beenden und einfach keinen Termin mehr mit ihr auszumachen. Nur ein Gedanke aus diesen Gesprächen ist für uns wertvoll: Wir haben erzählt, wie wir uns schon jetzt vorstellen, Weihnachten ohne Joseph zu verbringen. Das Ganze kommt uns unwirklich und grausam vor. „Wie sollen wir das schaffen?"

Sie hatte dann eine gute Idee: „Nehmen Sie den Schmerz und Verlust, dass Ihnen Ihr Sohn an Weihnachten fehlt, doch mit ans Grab."

„Wie meinen Sie das denn?", fragte Mario.

„Sie können beispielsweise einen Zweig aus Ihrem geschmückten Weihnachtsbaum herausschneiden, und zwar an einer sichtbaren Stelle, und diesen Ihrem Sohn aufs Grab stellen. So haben Sie eine Erinnerung an ihn, die auch den Verlust bei Ihnen zu Hause ausdrückt, und gleichzeitig schmücken Sie sein Grab weihnachtlich gegen das Vergessen."

„Das ist wirklich sehr schön! Das machen wir, Schatz!", sagte ich zu Mario.

***

Ein paar Tage später warten wir noch immer auf die Geburts- und Sterbeurkunde. Ich will mehr über den Verbleib der Bestätigung erfahren und rufe deswegen in der Klinik in Wiesbaden an und frage mich durch. Mario sitzt neben mir und hört mit.

„Wie war Ihr Name? Martin? Sie haben wann ein Kind geboren?"

„Ja, ich habe vor vierzehn Tagen in Ihrer Klinik am späten Abend einen Sohn geboren! Er ist tot, er ..." Mir verschlägt es die Stimme. Ich bin fassungslos und fange an zu heulen.

„Ach, dann hatten Sie eine Fehlgeburt. Fehlgeburten führen wir nicht auf. Das tut mir leid ..."

Mario nimmt mir den Hörer aus der Hand. „Mario Martin, ich bin der Vater. Aber wir brauchen doch irgendeine Art von Bestätigung, irgendwo muss doch festgehalten sein ..."

„Ich kann nur nochmals sagen: Es tut mir leid. Aber eine Fehlgeburt ist eine Leibesfrucht, und die wird von der Verwaltung nicht ..."

Leibesfrucht – dieser Begriff! Wir reden von Lennard-Joseph beziehungsweise Joseph-Lennard, von einem 29 Zentimeter großen Baby, das in der 22. Schwangerschaftswoche geboren wurde. An ihm war alles dran. Er war ein Baby.

Ich lege das Telefon zur Seite, der Zettel mit der Telefonnummer zittert in meiner Hand. Mario und ich sitzen weinend und schockiert auf dem Sofa. Wir fühlen uns leer. Wir haben kein Kind, wir haben nichts, was wir mit nach Hause nehmen durften.

„Wo ist noch einmal der Bogen, den ich im Kreißsaal unterschrieben habe? Oder habe ich ihn gar nicht unterschrieben?", fragt sich Mario. „Haben wir davon eine Durchschrift?"

Ich erinnere mich nicht. „Um welche Frage ging es noch einmal auf dem Blatt, das die Hebamme nach dem Wiegen ausgefüllt hat?", will Mario von mir wissen.

„Keine Ahnung!"

„Meine Mutter hat ihr doch über die Schulter geschaut und war sich ziemlich sicher, dass sie gelesen hat: Pulsation der Nabelschnur. Aber was bedeutet das genau?"

Mario geht in unser Arbeitszimmer und setzt sich an den Computer und beginnt, im Internet zu recherchieren. *Lebendgeburt. Totgeburt. Frühgeburt.* Nach längerem Suchen findet Mario, wonach er sucht:

„§ 31 Personenstandsgesetz: Eine Lebendgeburt liegt vor, wenn bei einem Kind nach der Scheidung vom Mutterleib entweder das Herz geschlagen oder die Nabelschnur pulsiert oder die natürliche Lungenatmung eingesetzt hat."

Wenn die Hebamme „Pulsation der Nabelschnur" geschrieben hat, bedeutet das also… Kann es sein, dass Joseph kurz nach der Geburt noch gelebt hat? Wenn auch vielleicht nur ein paar Minuten? – Der Gedanke trifft uns wie ein Schlag. Wenn das stimmt: Was hätte man tun können? Und hätte das irgendetwas geändert? Ist etwas versäumt worden? Warum hat die Hebamme keinen Arzt gerufen? Hätte Lennard-Joseph nicht sofort in einen Brutkasten gelegt werden müssen, um ihn am Leben zu erhalten? Solche Entscheidungen trifft doch sicher ein Kinderarzt, aber ein Kinderarzt war ja gar nicht dabei… Wir beschließen, dem Ganzen auf den Grund zu gehen. Joseph-Lennard soll anständig und wie es ihm gebührt, in Frieden ruhen, wenigstens dafür wollen wir sorgen.

Der Dezember nimmt seinen Lauf, aber wir haben weiter das Gefühl, die sonst so schöne Winterzeit zieht einfach an uns vorbei. Wir stehen weiter wie hinter einer Scheibe aus Milchglas und fühlen uns distanziert. Und gleichzeitig bewegt sich jeder von uns in einer anderen Welt. Wir schaffen es kaum, den Alltag zu bewältigen, und meiden die Orte, an denen wir während der Schwangerschaft waren. Weder können wir das Lachen anderer Menschen ertragen noch Kinder sehen. Alles fühlt sich für uns stumpf und sinnlos an.

In Sachen Internetrecherche allerdings wird Mario zum wahren Experten. Doch je mehr er findet, desto mehr treibt es ihn um. „Hätte ich mich noch besser informieren müssen?", fragt er sich. „Habe ich nicht auch meinen Anteil am Schicksal von Joseph-Lennard? Hätten wir noch einmal die Klinik wechseln sollen? Wäre die Neugeborenenstation in Siegen nicht besser gewesen?"

Eine Grenze zu ziehen zwischen dem, was man im Internet erfährt, und dem, was der eigene Kopf daraus macht, fällt ihm nicht immer leicht. Und auch ich ertappe mich dabei, wie ich immer tiefer in die Spirale der Selbstvorwürfe gerate: „Was bin ich nur für eine Mutter, die es nicht schafft, einem Kind das Leben zu schenken?", klagt mich eine Seite in mir an.

Mehrere Wochen verharren wir in diesem Modus. Dann beschließen wir, wieder zu arbeiten. Und so langsam bricht Licht durch das Dunkel. Wir erleben kleine kostbare Momente, die uns helfen, den Weg zurück zu einem geregelten Alltag zu finden, durch unsere Familie, Freunde und viele kleine Gesten anderer.

Unser Tätowierer, unser Freund Daniel, macht uns ein ganz besonderes Geschenk: Er sticht uns beiden den Fußabdruck von Joseph-Lennard, seine Initialen J + L, sein Geburtsdatum und zwei Sternchen auf die jeweils linke innere Unterarmseite. Ein Tattoo, das uns an Joseph-Lennard erinnert und das jedem sichtbar zeigt: Er ist immer bei uns und gehört zu uns. Wir sind mit ihm für immer verbunden und vereint. Die Tattoos machen uns stolz und helfen uns, eine Hürde zu überwinden, vor allem, das Geschehene zu akzeptieren – irgendwie.

Und als dann im Garten hinter unserem Haus erste Zeichen des Frühlings sichtbar werden, erfahren wir: Ich bin wieder schwanger.

Kapitel 7

Wieder von vorne

Barbara Freude und Angst vermischen sich, ein Mix, den ich so intensiv noch nie gespürt habe. Wir bekommen eine zweite Chance! An manchen Tagen überwiegt unsere Freude darüber, an anderen kämpfen wir gegen die Angst. Und dann gibt es diese Momente, in denen wir beides gleichzeitig erleben: das Schöne und das Bedrohliche unserer neuen Situation.

Diesmal jedoch werden wir es schaffen, es wird alles gut gehen! Und dennoch habe ich diesen Gedanken, der sich nicht klären lässt. Über den es bis heute keine Gewissheit gibt: Liegt das Problem nicht vielleicht doch bei mir? Ist bei mir wirklich alles in Ordnung? Obwohl alles gründlich untersucht und abgeklärt wurde? War der Verlust von Joseph-Lennard einfach nur Zufall, ein Verschen, ein spontaner Abort, wie die Ärzte es ausdrücken? Selbst wenn, irgendetwas muss doch dazu geführt haben, dass unser Sohn verstorben ist. Was gibt uns Sicherheit, dass genau dieses Problem nicht bald schon wieder auftaucht? Was ist, wenn wir es wieder nicht merken und wieder niemand etwas dagegen tun kann, und am Ende steht wieder ein schrecklicher Verlust?

Es dauert nicht lange, bis wir erfahren: Wir erwarten Zwillinge! Zweieiige Zwillinge! Doppelte Freude! Oder doppelte Angst? Ich weiß nur, dass diese Schwangerschaft medizinisch gleich aus zwei Gründen als Risiko eingestuft wird: Wegen Joseph-Lennards Tod gilt eine Folgeschwangerschaft ohnehin als Risiko und eine Mehrlingsschwangerschaft ist per Definition eine Risikoschwangerschaft. Wir sollen deshalb eine noch intensivere Begleitung bekommen als in der ersten Schwangerschaft, entscheidet unsere Ärztin. Wir vereinbaren, nun zweimal die Woche in ihre Praxis zu kommen. Außerdem hat uns unsere Freundin Moni, die Hebamme aus unserem Ort, versprochen, immer sonntags nach dem Rechten zu sehen. Insofern hoffen wir, diese Schwangerschaft gut zu erleben, in der wir jede Woche von zwei verschiedenen Leuten zwei Bestätigungen erhalten. Sie sind wie ein Anker der Hoffnung für uns und wir fiebern jedem Termin entgegen. Dann zu hören: „Alles ist gut, die beiden entwickeln sich ganz normal", lässt eine große Last von uns abfallen. Im Laufe der Schwangerschaftswochen spüren wir, wie unsere Zuversicht zunimmt. Sie wird vor allem größer als unsere Angst. Gleichzeitig sind aber auch die Befürchtungen da, denn ich höre sensibel in meinen Körper hinein und habe Sorge, etwas falsch zu machen. Die Freude wächst und ist gleichzeitig gehemmt. Es kommt uns vor wie eine Berg- und Talfahrt. Trotzdem: Wir trauen uns jetzt ab und zu, in die Zukunft zu blicken und zu planen. Und so erinnere ich Mario nach einer Untersuchung bei der Frauenärztin an etwas, das wir miteinander abgemacht haben, sollten wir wieder schwanger werden.

„Schatz, jetzt hören wir endlich die Herztöne. Du weißt, was das heißt! – Es wird Zeit für das Kinderzimmer", erkläre ich und nehme ihn fröhlich in den Arm.

Das Möbelhaus hat uns nach dem Tod von Joseph-Lennard ein sehr sensibles und, wie wir fanden, wunderschönes Versprechen gegeben: „Wissen Sie, Herr Martin, es tut uns leid, dass Sie Ihr Kind verloren haben. Deshalb machen wir Ihnen folgendes Angebot: Wenn Sie das Kinderzimmer immer noch haben möchten, dann heben wir es für Sie auf und stellen es zurück. Und wenn es drei Jahre dauert. Und falls es mit einem Kind doch nicht klappen sollte, kriegen Sie Ihr Geld von uns zurück!"

Eine so große Rücksichtnahme auf unsere Situation haben wir selten erlebt. Und natürlich sind wir jetzt außer uns vor Freude, als Mario beim Möbelhaus anruft und unserem Ansprechpartner dort sagt: „Sie dürfen kommen und das Zimmer endlich bei uns aufbauen!" Und so finden kurz darauf wunderschöne kleine weiße Schränke, der Wickeltisch und das Babybett endlich ihren vorgesehenen Platz.

Zum Glück haben wir eine neutrale Farbe ausgewählt, denn nach den Herztönen hören wir einige Wochen später eine zweite gute Neuigkeit: „In Ihrem Bauch wachsen ein Junge und ein Mädchen", sagt die Frauenärztin.

„O, wie schön, ein Pärchen!", freue ich mich und strahle mit Mario um die Wette.

Wieder wissen wir sofort, wie die beiden heißen sollen. Nicht, dass wir mal eine Namensliste angefertigt hätten für alle möglichen Kinder, die wir gerne einmal haben würden. Aber wir haben über die Frage, wie wir zukünftige Kinder nennen würden, natürlich längst nachgedacht: Tamino-Federico und Penelope-Wolke – so sollen die beiden heißen. Tamino wegen des Prinzen aus Mozarts „Zauberflöte", die ich so liebe, und Federico, weil dieser Name uns so gut gefällt. Man kann ihn so schön lang gezogen aussprechen – so wie in der Miracoli-Werbung, wo wir das Rufen der Mutter „Feeeedeeeeriiiiicoooooooooo" immer so lustig fanden.

Auch Penelope ist ein Name, den wir schon immer mochten, und auf die Idee, Wolke als zweiten Vornamen zu wählen, hat uns der ungewöhnliche Name der Schauspielerin Wolke Alma Hegenbarth gebracht.

Tamino-Federico und Penelope-Wolke – diese vier Namen auszusprechen, macht unsere Vorfreude noch größer. Die beiden schwimmen in meinem Bauch, jedes in seiner eigenen Fruchtblase, zu zweit, aber nicht auf Leben und Tod verbunden – ein Gedanke, den die Frauenärztin früh ausgesprochen hat und der uns irgendwie Ruhe gibt. Nicht, dass es einen Grund zur Besorgnis gäbe, nur wenn sich das Schreckliche doch wiederholen sollte, dass eine der Fruchtblasen wieder vorzeitig platzt, ist die andere nicht zwingend sofort davon betroffen. Jedes Kind hat seine eigene Fruchtblase und dadurch seine eigene Überlebenschance.

„Hoffentlich geht alles gut", sage ich mehrmals zu Mario.

***

Unser Therapeut, bei dem wir seit Joseph-Lennard in regelmäßiger Behandlung sind, hört sich jedes Mal an, wie es uns geht. Mit ihm besprechen wir unsere Trauer und unsere Herausforderungen, als Paar mit dem Verlust umzugehen, denn Mann und Frau trauern unterschiedlich. „Es ist wichtig, sich als Paar nicht zu verlieren“, rät er uns. Auch unseren Kinderwunsch haben wir mit ihm besprochen. Als er erfährt, dass ich wieder schwanger bin, freut er sich mit uns und bestärkt uns in unserem Glück.

„Was aber wäre eigentlich, wenn wir auch diese beiden Kinder verlieren oder eins von beiden?“, fragen wir uns kurze Zeit später. Wir merken, wie bei dem Gedanken daran sich eine Falltür unter unseren Füßen zu öffnen droht. Könnten wir das wirklich verkraften? Noch einmal einen Verlust oder gar zwei zu erleben?

Wir sprechen mit unserer Frauenärztin über unsere Ängste, dass wir beide den Verlust von einem oder zwei weiteren Kindern wahrscheinlich nicht verkraften könnten. Sie geht darauf ein und spielt mit uns die verschiedensten Varianten einmal durch, nur für den Fall, sie könnten passieren. Dass bei Zwillingen mit zwei Fruchtblasen eine einreißt, bedeutet nicht immer die gleiche Gefahr für beide Kinder. Medizinische Maßnahmen wie z. B. die Gabe von Antibiotika und Wehenhemmern können eine frühzeitige Geburt hinauszögern, wobei jeder Tag, jede Woche zählt.

Seitdem fordert mich Mario immer wieder auf, die verschiedenen Szenarios durchzuspielen, für den Fall der Fälle, von dem eigentlich aber keiner von uns beiden denkt, dass er je eintreffen wird. Und um uns selber zu beruhigen, denken wir bei unseren Gedankenspielereien immer an einen positiven Ausgang.

***

Obwohl die Schwangerschaft problemlos verläuft und ich mich wohlfühle, höre ich bereits im April auf, im Salon zu arbeiten. Eine doppelte Risikoschwangerschaft wollen wir keineswegs überstrapazieren. Zwar gibt es von medizinischer Seite keine Veranlassung für unsere Vorsichtsmaßnahme, aber wir fühlen uns einfach besser damit, so zu verfahren. Ich will lieber nicht stundenlang stehen und von Woche zu Woche immer mehr Druck im Unterbauch spüren. Wir wollen unseren Zwillingen einen optimalen Start ermöglichen und fahren daher in allem einen Gang runter. Auch sind wir für sie gerne bereit, deshalb auf einen Teil unserer Einkünfte zu verzichten. Seit Joseph-Lennard wissen wir: Wir wollen alles in unserer Macht Stehende tun, um ihr ungeborenes Leben ja nicht zu gefährden. So groß ist schon jetzt unsere Liebe für sie.

Ende der 18. Schwangerschaftswoche steht der regelmäßige Besuch bei unserer Frauenärztin an. Wir freuen uns, denn bald haben wir wieder Bergfest, und uns schwebt vor, das ein bisschen zu feiern wie damals während unserer ersten Schwangerschaft.

Wieder einmal wird alles für das „Babyfernsehen" vorbereitet. Ich nehme auf der Liege Platz, dann kommt das Gel und zu guter Letzt das Gerät auf meinen Bauch. Film ab!

Mario schaut natürlich wieder höchstkonzentriert mit auf den Monitor. Zunächst sehen wir meine Bauchhöhle und dann unsere beiden Babys darin.

„Was ist das denn da für ein schwarzer Fleck, da unten?", fragt Mario etwas irritiert. „Was hat er zu bedeuten?"

„Oh, oh", sagt die Frauenärztin ganz erschrocken. „Frau Martin, bitte bleiben sie ganz ruhig liegen! Nicht mehr bewegen."

Eine der beiden Fruchtblasen hat sich gesenkt, erklärt sie uns. Sie ist dieser schwarze Fleck und sie ist hervorgetreten. Der Muttermund ist ein wenig geöffnet und die Fruchtblase hat sich etwas durchgeschoben. Die Blase kann jeden Moment platzen.

Wir erschrecken. Wie furchtbar! Sollte uns tatsächlich noch einmal dasselbe Schicksal ereilen?

„Nein, das darf doch bitte nicht wahr sein!", stoße ich nur heraus und bin erschüttert.

Mario bricht fast zusammen und muss sich festhalten. Er setzt sich, legt den Kopf auf den Tisch, ist total geschockt.

„Das darf doch nicht wahr sein! Bitte, bitte nicht!“, sagt er fassungslos.

Ihn so zu sehen, bricht mir das Herz. Er sieht sehr schlimm aus. Ich würde ihn jetzt gerne in den Arm nehmen, aber das geht leider nicht, da ich mich ja nicht bewegen darf. Wie versteinert sitzt er da drüben an dem Tisch. Für einen Moment bleibt er vollkommen regungslos.

„Sie müssen schnellstmöglich in eine Klinik! Ich gehe gerade mal nach vorne und lasse einen Krankenwagen rufen. In welche Klinik wollen Sie denn?“, fragt die Ärztin.

„Nach Wiesbaden“, sagt Mario, ohne zu zögern. „Die kennen uns und da müssen wir uns nicht lang und breit erklären.“

Mario hat recht – auch wenn Wiesbaden die Klinik ist, in der Joseph-Lennard gestorben ist. Die Ärzte dort werden sich jetzt bestimmt ganz besonders viel Mühe geben, die Schwangerschaft dieses Mal zu einem guten Ende zu führen. Und sie werden verstehen können, warum wir jetzt so in Sorge sind. Schließlich waren wir vor nicht einmal einem Jahr dort.

Wenig später treffen die Sanitäter ein und packen mich auf einen Tragesitz. Dann geht es in das enge Treppenhaus. „Was für ein Himmelfahrtskommando“, denke ich und habe Angst, die Treppe runterzufallen. Draußen tragen sie mich ein Stück durch die Fußgängerzone bis zum Krankenwagen. Ich finde es ganz schrecklich, wie die Leute stehen bleiben und gaffen. Ich fühle mich wie im Zirkus, während mir bewusst wird, wie der Film wieder von vorne beginnt. Ich spüre die Panik kommen. Wieder im Krankenwagen! Und ich merke, wie die Gedanken an die letzte Fahrt mit Joseph-Lennard anfangen, mich zu quälen. „Bitte nicht noch einmal so eine Fahrt wie die letzte!“, denke, flehe, ja, bete ich. „Bitte lass alles gut gehen und mich aus diesem Albtraum aufwachen!“ Gott sei Dank fährt Mario dieses Mal dem Krankenwagen direkt hinterher.

***

Ich werde ein paar Wochen im Krankenhaus bleiben – zum Glück ahne ich das bei der Aufnahme noch nicht. Alle, mit denen wir zu tun haben, sind tatsächlich sehr besorgt um uns, aber ganz offensichtlich gelten Mario und ich mittlerweile auch beim Personal als schwierige und sehr anspruchsvolle Patienten. In den Augen der Ärzte sind wir vermutlich nervige Besserwisser, die zu viel selbst recherchiert haben, ständig Fragen stellen, selbst die Initiative ergreifen und Vorschläge machen – lauter Dinge, die im Krankenhaus nicht gern gesehen werden, weil sie den reibungslosen Ablauf stören. Fast täglich fragen wir, ob man noch etwas tun kann, doch dies wird fast immer abgelehnt, ohne richtig auf uns einzugehen.

Mario fragt zum Beispiel, ob vielleicht eine Cerclage verhindern könnte, dass der Muttermund sich weiter öffnet. Dabei wird der Muttermund mit einigen Stichen sozusagen zugebunden, bis er vor der Geburt wieder geöffnet wird. „Täglich fragen wir nach, ob man noch etwas tun kann."

Bei allem, was ich im Krankenhaus mitzumachen habe, bei jeder Untersuchung, habe ich einen kleinen Begleiter dabei: unseren kleinen Bronzeengel. Irgendwie beruhigt es mich, ihn in der Hand zu halten und zu wissen, dass er mich und unsere Kinder beschützt. Und irgendwie habe ich auch das Gefühl, dass Joseph-Lennard bei all dem zusieht, was seine Eltern und beiden Geschwister so machen. Daran zu denken, gibt mir Kraft und Trost.

Für den Fall, dass der teilweise geöffnete Muttermund eine Infektion begünstigt, bekomme ich wieder ein Antibiotikum. Nur dieses Mal ist man vorsichtiger. Man holt extra eine Fachärztin aus der Uniklinik Mainz hinzu, um ein geeignetes Antibiotikum für mich zu finden. Sie testet an mir verschiedene kleine Dosierungen und dieses Mal bekomme ich keinen Ausschlag. Wir sind sehr erleichtert.

Dadurch, dass ich strikte Bettruhe eingehalten habe, meine Blutwerte in Ordnung sind und die Ärzte sich recht positiv über meinen Zustand wie auch den der Zwillinge äußern, können wir nach 14 Tagen Krankenhaus aufatmen. Wir feiern nun Bergfest, die 20. Woche, und freuen uns, dem Schicksal ein Schnippchen geschlagen zu haben.

Wir sind glücklich und fühlen uns wieder etwas sicherer. Doch dass die Ärzte mich sogar entlassen wollen, überrascht mich. Kann das richtig sein? Wir haben das Gefühl, dass unsere Ängste, dass doch noch etwas passieren könnte, nicht wirklich ernst genommen. Wir beharren darauf, dass ich im Krankenhaus bleibe, auch wenn mir jeder Tag unendlich lang wird. Ich habe daher ein Maßband an die Wand gehängt. Täglich schneide ich einen Zentimeter ab und denke: „Wieder ein Tag geschafft!" Es ist ja nicht nur ein Krankenhaustag, den ich überstanden habe, es ist vor allem ein Tag, an dem unsere Zwillinge an ihrem sicheren Ort wieder ein kleines Stückchen wachsen konnten.

Während all der Stunden in meinem Krankenhausbett denke ich auch an Mario und mache mir Sorgen um ihn. Die ganze Zeit pendelt er zwischen Salon und Krankenhaus hin und her, er hat kaum noch eine ruhige Stunde zu Hause. Um alles muss er sich kümmern und trägt die ganze Last. Nirgendwo kann er sich so richtig entspannen. Ich würde ihn so gerne unterstützen und ihm helfen, stattdessen liege ich unbeweglich wie eine Mumie in meinem Bett und muss jeden, der ins Zimmer kommt, um irgendetwas bitten. Mario natürlich auch.

Deshalb beschließe ich, ihm etwas Freiraum zu gönnen, und zwar mit dem Europa-League-Spiel Borussia Dortmund gegen Calcio Udine am 18. September.

„Fahr nach Dortmund! Du brauchst mal eine Abwechslung. Ich halte es gut einen Tag ohne dich aus", ermutige ich ihn. Mario war schon lange nicht mehr bei einem Spiel unserer Borussia. Seine Schwester hat sich angeboten, ihn zu begleiten. Es kostet mich all meine Überredungskünste, aber dann endlich fährt Mario tatsächlich, wenn auch mit schlechtem Gewissen. Ich gönne es ihm so und freue mich für ihn!

Kapitel 8

Tamino-Federico

Mario „Was freue ich mich auf dieses Spiel“, sage ich zu meiner Schwester, als ich die Abfahrt zum Westfalenstadion nehme. Es sind nur noch ein paar Hundert Meter bis zu unserem Stammparkplatz, den ich damals zu unserer Dauerkarte gleich mitgekauft habe. Gleichzeitig spüre ich, wie mich mein Gewissen plagt. War das wirklich eine gute Idee, Barbara und die Zwillinge alleinzulassen?

„Ich bin froh, dass du dich dafür entschieden hast, zum Spiel zu fahren, und dass ich mitkommen darf“, sagt Verena.

Mein Telefon klingelt.

„O, mein Gott“, platze ich heraus. Es ist Barbara.

„Schatz! Hilfe! Ich hab einen Blasensprung!“, ruft sie mir völlig aufgelöst ins Ohr.

„Was? Wie das denn? Warum?“ Ich bin total geschockt und verstehe die Welt nicht mehr.

„Bist du schon im Stadion? Bitte komm, so bald du kannst!“, bittet mich Barbara.

„Fast. Ja, mache ich“, antworte ich ihr, während in meinem Kopf nur ein „Nein, nein. Ich glaube das nicht!“ hämmert.

Für einen Moment sagt keiner von uns ein Wort.

„Ich muss jetzt aufhören, sagen die. Ich werde gleich in den Kreißsaal gebracht. Eine Schwester steht schon vor meinem Bett und drängelt.“ – Klick!

Jetzt erst merke ich, wie mich die Nachricht durchzuschütteln beginnt. Der Schmerz hat mich wieder. Jener kalte Schmerz, den ich schon bei Joseph-Lennard gefühlt habe. Und er stresst meinen ganzen Körper. Es sind noch etwas mehr als 300 Meter bis zu unserer Parkbucht. Wie soll ich die jetzt bewältigen? Meine Hände zittern.

„Soll ich fahren?“, fragt mich Verena.

„Nein!“

„Komm, lass mich doch jetzt lieber fahren.“

„Ich schaff das schon!“, sage ich und lenke den Wagen erst einmal in die Parkbucht. Wie ich dahin komme, keine Ahnung! Ich handle wie in Trance – ferngesteuert. Sofort zurück nach Wiesbaden fahren kann ich nicht. Die Angst geht mir durch und durch. „Ich rufe unsere Eltern an, sie sollen schon mal zu Barbara fahren“, sage ich zu Verena. Anschließend wähle ich die Nummer meines Therapeuten, berichte ihm, was los ist, und erzähle ihm von meinem Traum, den ich letzte Nacht hatte. Jener Traum, der mich so lange hat zögern lassen, nach Dortmund zu fahren.

„Letzte Nacht habe ich geträumt, dass ich auf dem Parkplatz vor dem Westfalenstadion stehe und einen Anruf von Barbara bekomme. Und genau so ist es gekommen. Ich habe geträumt, dass eins unserer Kinder stirbt! Und ich habe mich trotzdem von ihr überreden lassen. Eigentlich wollte ich gar nicht hierher nach Dortmund!“

Die Stimme meines Therapeuten zu hören, tut mir gut. „Alles wird gut, es passiert nichts. Dem Kind wird es gut gehen! Das war nur ein Traum.“ – Ihm gelingt es, mich etwas zu beruhigen. Doch anschließend sitzen Verena und ich noch eine Viertelstunde im Auto, ehe ich mich gesammelt habe und in der Lage bin zurückzufahren.

Zwei Stunden haben wir für den Hinweg gebraucht. Vermutlich brauchen wir auch zwei Stunden zurück. 120 lange Minuten der Ungewissheit. Was erwartet uns jetzt? Wird das Schicksal einen ähnlichen Lauf nehmen wie bei Joseph-Lennard? Werden wir einen Zwilling verlieren oder beide? „Bleib ruhig, Mario. Bleib ruhig!“, versucht mich Verena zu beruhigen. Ich höre sie kaum. Zu sehr bin ich mit mir selbst beschäftigt.

„Wieso kann nicht einmal alles glattgehen?“, hämmert es in meinem Kopf. „Warum diese dauernden Probleme?“ Mich auf das

Autofahren zu konzentrieren, hilft mir, dass mein Gedankenkarussell nicht überhandnimmt. Mit Verena will ich aber nicht reden. Sie sitzt ganz blass neben mir.

„Wieso geht das hier nicht schneller?", frage ich und umklammere das Lenkrad noch fester. Erst fünf Kilometer später wird mir bewusst, dass die Autobahn komplett frei ist. „Deine Knöchel sind ganz weiß. Versuche, dich etwas zu entspannen!", bittet mich Verena. „Doch wie soll ich das bloß machen?", frage ich mich. Es würde mich viel zu viel Kraft kosten. „Das alles kann doch einfach nicht wahr sein", schießt es mir immer wieder durch den Kopf.

Unterwegs versuche ich immer wieder, Barbara über das Handy zu erreichen. Der Empfang ist schlecht und bricht stellenweise ab. So gut es eben geht, sind wir über unsere Handys miteinander verbunden, sodass ich zuhören kann, was als Nächstes mit ihr passiert.

***

Als Verena und ich ankommen, ist Barbara schon wieder auf dem Zimmer. Und mit ihr meine Eltern.

„Was ist los? Was ist passiert? Wie geht es dir und den Kindern?", rufe ich besorgt.

„Ich hatte ganz plötzlich einen Blasensprung. Den Kindern geht es gut. Auch Tamino, den es betrifft. Er liegt unten. Von ihm ist Fruchtwasser abgegangen. Die Werte sind in Ordnung. Mit Penelope ist alles gut. Und Wehen habe ich keine", antwortet Barbara.

„Gott sei Dank!", sagt Verena.

Barbara erklärt weiter: „Es ist etwas Fruchtwasser abgegangen, aber die Werte sind alle in Ordnung."

Nachdem ich mich etwas beruhigt habe und Verena sich hingesetzt hat, rutscht mir ein „Gott sei Dank!" heraus, und ich denke für eine Sekunde an meinen Traum.

„Schatz, mach dir doch bitte keine Vorwürfe, dass du gefahren bist. Ist doch jetzt alles in Ordnung", sagt Barbara. „Zum Glück war es nur ein Fehlalarm. Tamino geht es gut, Penelope auch."

Wir bleiben noch eine Weile bei Barbara. Dann geben auch die Ärzte und Schwestern letztlich Entwarnung: „Dem Zwilling geht's gut und das Fruchtwasser kann sich nachbilden."

Verena und ich beschließen, nach Hause zu fahren. Unsere Eltern sind auch bereits aufgebrochen.

Als wir gerade zur Tür hinausgehen wollen, bittet mich Barbara: „Mario, warte noch mal gerade. Hier stimmt was nicht, ich habe hier so ein Zwicken und so einen Druck im Bauch."

Wir rufen die Schwester.

„Oh, Sie haben Wehen. Sie müssen sofort runter in den Kreißsaal!"

Ich glaube, ich breche zusammen.

Im Kreißsaal überwältigen mich dann meine Gefühle. Das ganze Auf und Ab der Situation darf doch einfach nicht wahr sein. Ich flippe aus und mache meinen Emotionen Luft. „Was soll das? Er hat mir doch versprochen, dass alles gut gehen wird!", schreie ich vorwurfsvoll durch den Kreißsaal und denke an meinen Therapeuten.

Schon eilen ein paar Hebammen und Schwestern herbei; sie scheinen mit mir total überfordert zu sein und wollen mir gleich eine Beruhigungsspritze geben. Die brauche ich aber nicht. Zwar kostet es mich enorm viel Kraft und emotionale Überwindung, aber ich schaffe es, mich zu beruhigen. Und plötzlich treten mir all die Bilder vom letzten Mal vor Augen. Das Drama scheint von Neuem zu beginnen. Wie sind wieder in demselben Kreißsaal. In dem, wo Joseph-Lennard geboren wurde. Der mit dem rot-orangefarbenen Sessel. Und ich glaube es kaum: Wir treffen auch auf dieselbe Hebamme, die damals Dienst hatte, und auch auf denselben Arzt. Die Hebamme begrüßt Barbara etwas unbeholfen und schnallt ihr schnell das CTG um. Sekunden später sehen wir die deutlichen Ausschläge: Wehen!

Wir alle, Hebamme, Arzt, Verena, Barbara und ich erinnern uns nur zu gut an das, was wir hier an gleicher Stelle vor ein paar Monaten gemeinsam erlebt haben. Und wenn ich mich nicht irre, ist das, was ich im Gesicht unseres sympathischen Assistenzarztes sehe, leichte Panik. „Ich rufe einen Kollegen aus einer benachbarten Klinik hinzu", entscheidet er, und wir sind froh, dass er bereit ist, sich helfen zu lassen.

Im Ultraschall sehen wir, dass Penelope seelenruhig in ihrer Blase liegt. Ruhig wie eh und je. Nur Tamino ist nicht an seinem Platz. Er steckt mit seinem Kopf bereits im Geburtskanal. Wir haben Angst. Zutiefst. Doch die Herzen beider Kinder schlagen. Wir dürfen auch hoffen! Und wieder beginnt das Auf und Ab der Gefühle. Mittlerweile habe ich mich etwas gefasst. Ich will jetzt stark sein für Barbara. Sie wird mich und meine Kraft jetzt brauchen.

„Würden Sie jetzt bitte den Kreißsaal verlassen?", fordert der neu hinzugekommene Arzt uns plötzlich auf.

„Nein, wir bleiben hier!", entgegnet Verena. „Wir lassen Barbara nicht allein!"

„Lassen Sie! Die *müssen* hierbleiben", sagt unser Assistenzarzt und sieht uns dabei verständnisvoll an.

Es beginnt ein neuer Albtraum für uns und er lässt sich durch nichts mehr aufhalten. Es ist, als würde mich mitten in der Nacht ein gewaltiger Strom erfassen und mit sich wegreißen, alles gleitet an mir vorbei, ich kann nichts festhalten, Widerstand zwecklos. Bei Barbara sind die Wehen in vollem Gange und nicht mehr zu stoppen. Sie hält meine Hand und zerdrückt sie fast.

Zwei Ärzte und eine Hebamme stehen jetzt ganz dicht bei Barbara, um diesen komplizierten Geburtsvorgang zu begleiten. Die Hebamme hält das Ultraschallgerät, um von oben Penelope zu beobachten, während unser neuer Arzt anfängt, auf Barbaras Bauch zu drücken, und der andere ihren Muttermund dehnt.

Ich weiß nicht, was Barbara jetzt braucht und was ich für sie tun kann. Denn ich weiß nicht, worauf ich hoffen soll. Ich weiß nicht einmal, wohin ich sehen soll. Auf den Arzt? Auf den Ultraschallmonitor? Auf Barbara? „Hilf uns!", schreie ich in Gedanken zu Gott. „Warum lässt du das zu? Schon wieder?" Es ist alles ein schrecklicher Albtraum.

„Pressen Sie nicht! Sonst macht sich auch das zweite Kind auf den Weg", sagt der Arzt, der über Barbaras Bauch lehnt.

„Nein, ich werde nicht pressen, vielleicht kann ich wenigstens das verhindern, aber diese Wehen … Müsste es nicht viel weniger wehtun, wenn ein so kleines Kind geboren wird?", fragt Barbara schmerzverzerrt.

Was für sinnlose Schmerzen! Sie dienen nicht dem Leben, sondern sie bringen wohl Tamino den Tod. Er ist der zierlichere der beiden Zwillinge. Barbara fängt an zu weinen. Und auf einmal hören wir, wie der fremde Arzt anfängt zu summen. Ein Lied. Es klingt nach etwas Fröhlichem. Ich kenne die Melodie von irgendwoher. Er summt die ganze Zeit, und ich würde ihn am liebsten anschreien, er soll aufhören. Vermutlich muss er sich selbst so beruhigen.

„Sie haben es gleich geschafft", versucht er, Barbara zu ermutigen.

Was hat sie dann geschafft? Es nicht geschafft, unser Kind vor dem Tod zu retten?!

„Gleich, hier – er kommt!"

Um 2:40 Uhr wird Tamino-Federico geboren. Er ist tot. Die Hebamme kümmert sich um ihn.

„Das Wichtigste ist jetzt, dass die Nabelschnur sich zurückzieht und der Muttermund sich wieder schließt", sagt der Arzt. „Die nächsten zehn Minuten sind entscheidend, ob sich der andere Zwilling auf den Weg macht."

Meine Gedanken sind ein einziges Flehen: „Bitte, Gott, lass Penelope mit rauskommen, wenn sie jetzt auch zu sterben hat! Wenn nicht, dann lass sie überleben! Bitte! Wir können das nicht noch ein drittes Mal ertragen. Oder lass es jetzt ganz zu Ende sein."

Konzentriert verfolgen wir gemeinsam mit den beiden Ärzten, ob Penelope Anstalten macht, sich auf den Weg zu begeben. Und ob ihr Herz weiterschlägt. Zehn Minuten, die sich anfühlen wie eine Ewigkeit. Doch Penelope will anscheinend bleiben.

Nachdem Barbara versorgt ist, haben wir Zeit, Abschied zu nehmen, wie bei Joseph-Lennard. Eine zweite Nacht in diesem Kreißsaal. Wieder der Ohrensessel. Zeit, die zu tropfen scheint, ein Schmerz, der uns zu verschlingen droht, aber auch kostbare Momente mit unserem zweiten Sohn. Wieder setze ich mich in den Ohrensessel, dieses Mal mit unserem zweiten Sohn. Wieder zieht ein Film unseres Lebens, die Bilder von dem, was hätte sein können, an uns vorbei. Wieder schauen wir ihn an, liebkosen und halten ihn. Wieder machen wir Fotos – nur nicht genügend, da wir selber keine Kamera dabeihaben. Wieder setze ich mich zu Barbara ans Bett und wir bilden unsere kleine Einheit als Familie. Wieder bestaunen wir einen Sohn, der total hübsch ist und auf den wir unendlich stolz sind. Wir nehmen uns Zeit, ihn ganz genau anzusehen: seine Arme, seine Beine, seinen Popo – nur brauchen wir dieses Mal mehr Zeit dafür, denn wir wissen, wie kostbar sie ist. Wieder legen wir einem Kind den Bronzeengel auf die winzige Brust. Wieder lassen wir es nottaufen – von derselben Hebamme wie bei seinem Bruder. Später kommen noch meine Eltern hinzu, und wir erleben diese Nacht, als wäre eine dunkle Decke über uns ausgebreitet worden. Eine schwere Decke, unter der sich kaum atmen lässt. Die Zeit steht still. Es ist alles unfassbar und unendlich traurig. Gleichzeitig spüren wir Taminos Präsenz im Raum. Es ist ein Begrüßen und Verabschieden.

Zwischendurch kontrollieren die Ärzte und Hebammen regelmäßig Barbara und Penelope. Keine Wehen! Penelope geht es gut. Wir sind zu schwach, um uns darüber zu freuen oder auch nur erleichtert zu sein. Alles ist dumpf, ohne Klang, ohne Farbe.

„Er wiegt nur 290 Gramm“ ist der einzige Satz, der uns erreicht.

***

Nach einiger Zeit, für uns viel zu kurz, wird Barbara zurück ins Zimmer gebracht und von der Nachtschwester mit Valium versorgt – mit einem flapsigen Spruch, dass so etwas nicht noch mal in ihrer Schicht vorkommen solle. Dann werden meine Eltern, meine

Schwester und ich von ihr ermahnt, Barbara keine Stunde allein zu lassen. Wir teilen uns die Zeiten und Tage auf. Verena bleibt zuerst bei Barbara. Im Morgengrauen fahre ich mit meinen Eltern nach Hause und schließe den Salon auf. Niemandem sage ich, was in dieser Nacht passiert ist. Ich kann es nicht und will es auch nicht. Außer unserer Familie und zwei Angestellten erfährt niemand etwas aus dieser Nacht. Nach außen funktioniere ich wie ein Roboter, aber innen fühle ich mich, als ob die Last und Schwere mich erdrücken und mir das Leben nehmen wollen.

Von nun an bin ich Tag und Nacht per Handy und einem Kopfhörer im Ohr mit Barbara verbunden. Ihr Handy liegt einfach neben ihr auf dem Nachttisch. So kriege ich alles mit, was rund um Barbara passiert, und bin immer in Alarmbereitschaft.

Drei Wochen liegt Barbara, von hoch dosiertem Valium beruhigt, still, unbeweglich, starr in Trauer. Sie ist keine unbequeme Patientin mehr, und vermutlich registriert sie auch nur mit halber Aufmerksamkeit, wie ich mich weiter informiere und mich darum bemühe, dass alles, was getan werden kann, auch getan wird: „Warum bekommt meine Frau keine Lungenreifespritze?" Jeden Tag stelle ich penetrant diese Frage und jeden Tag warte ich vergeblich auf eine Antwort.

Eine Krankenhausseelsorgerin besucht uns. Eine halbe Stunde später verlässt sie schluchzend das Zimmer. Sie kann nicht mehr sprechen, sie kann nicht weiter zuhören, offenbar ist unsere Geschichte eine Last, die zu schwer für sie ist.

Der Besuch unseres befreundeten Therapeuten am darauffolgenden Tag hilft uns weitaus mehr. Er erzählt uns eine Geschichte, die uns berührt und seit diesem Tag begleitet:

Alle Menschen waren bei Petrus versammelt. Jeder von ihnen trug ein Paket, und jeder beschwerte sich, dass seins das schwerste sei – viel zu schwer, um von ihm getragen zu werden.

Petrus hörte sich alle Klagen geduldig an. Dann sagte er: „Nehmt eure Pakete und werft sie alle dorthin. Dann seid ihr sie los."

Erstaunt taten die Menschen, was Petrus ihnen befohlen hatte. Jeder nahm sein Paket und warf es von sich. Ein großer Berg von Paketen erhob sich nun vor ihnen.

„Und jetzt dürft ihr euch eins aussuchen", sagte Petrus. „Nehmt irgendeins. Ganz ohne ein Paket zu tragen, geht nämlich niemand durchs Leben."

Alle machten sich daran, ein möglichst kleines und leichtes Paket zu finden. Aber als endlich jeder wieder ein Paket in Händen hielt, ging das Klagen von Neuem los:

„Dieses Paket ist ja noch viel schwerer als meins!"

„Das war ein schlechter Tausch!"

„Ich will sofort mein altes Paket zurückhaben!"

„Ihr tragt nicht irgendein Paket", sagt der Therapeut uns zum Abschied. „Ihr tragt euer Paket."

Kapitel 9

Penelope-Wolke

Barbara Tamino-Federico war klein. Er war perfekt, bei ihm war schon alles dran und er war wunderschön. Nur in seinem frühen Stadium hatte er keine Chance zu überleben. Warum? Das wussten wir nicht. Niemand wusste es.

„Es war doch immer alles in Ordnung gewesen", sagte ich zu Mario. „Bei jeder Untersuchung."

Wir hatten das Gefühl: Wieder war uns ein Kind nicht vergönnt. Wir waren schockiert und fassungslos. Enttäuscht. Innerlich kaputt und am Boden zerstört. Wir verstanden es einfach nicht, warum unser Traum einfach nicht in Erfüllung gehen wollte. Daher beschlossen wir, dieses Mal der Sache auf den Grund zu gehen, und gaben unseren kleinen Sohn für eine Biopsie in die Pathologie. Eine Ärztin hatte uns gefragt, ob wir eine Biopsie oder Obduktion wünschten, da Tamino auch eine offene Stelle am Rücken hatte.

„Vielleicht wird ja da der Grund gefunden, warum die Schwangerschaft so früh zu Ende ging", sagte Mario mit einem Schimmer der Hoffnung, als er die Papiere ausfüllte. „Selbst wenn nicht, tun wir so wenigstens unser Möglichstes, um Penelope zu schützen."

Tamino selbst hatte bereits alles getan, um seiner Schwester eine Zukunft zu schenken – seine Nabelschnur hatte sich optimal zurückgezogen, und Penelope blieb unversehrt in meinem Bauch. Die Blutwerte waren super, und es gab keine Keime, sodass wir wieder hoffen durften. Nur eine Antwort darauf, warum er so früh zu den Sternen gegangen war, hatte Tamino uns bis jetzt noch nicht geben können. Doch Gott sei Dank fühlte sich Penelope nach der Geburt ihres Bruders in meinem Bauch weiterhin wohl. Und obwohl wir mit dem schmerzhaften Verlust von Tamino konfrontiert waren, vermochten wir uns jedes Mal beim „Babyfernsehen“ neu zu freuen, unsere kleine Tochter zu sehen. Das war ein ganz merkwürdiger Spagat. Denn wir hatten oft ein schlechtes Gewissen, der Trauer um Tamino nicht wirklich gerecht zu werden, da wir uns auf Penelope zu konzentrieren hatten. Freude und Trauer zusammen zu spüren, ist ganz schön schlimm. Uns blieb nichts anderes übrig, als zu warten und zu hoffen.

***

Während ich im Krankenhaus liege, versucht Mario zu Hause, den Alltag zu stemmen. Wieder stelle ich mir vor, was er alles zu bewältigen hat. Und dieses Mal muss es für ihn noch intensiver sein als zuvor: den Salon, die Pendelei zwischen Limburg und Wiesbaden, die Anspannung, mir Kraft geben zu wollen und gleichzeitig zu wissen, dass es ihm selber nicht gut geht und dass er Angst um uns beide hat. Auch kümmert er sich aufopferungsvoll um mich: Ständig erkundigt er sich nach meinen Blutwerten und wie es Penelope geht. Auch das hat er zu tragen und auszuhalten. Und nicht zu vergessen: Wir sind die ganze Zeit per Telefon verbunden. Mario hört 24 Stunden am Tag, per Knopf im Ohr, mit. Ihm entgeht nichts.

Am 8. Oktober, drei Wochen nach Taminos Geburt und Tod, spüre ich erneut ein Ziehen und unangenehmes Drücken im Unterleib, in der Nähe der Leiste. Klopft Penelope? Will sie sich etwas bemerkbar machen? Sind das nur Kindsbewegungen? Immerhin ist Penelope fast 25 Wochen alt, und ich spüre deutlich, wie sie sich bewegt. Mario sagt dem Arzt Bescheid, aber der beruhigt uns: „Das sieht ganz nach einem Dehnungsschmerz aus. Ihre Kleine wächst und die Gebärmutter vergrößert sich. Das zieht dann etwas in den Leisten.“ Er verordnet mir Paracetamol, doch die Schmerzen lassen nicht nach. Mein ungutes Gefühl verstärkt sich. Marios Mutter, die mit ihm bei mir ist, geht mehrmals zur Schwester. Vermutlich fallen wir dem Personal auf die Nerven mit unserer überängstlichen Art.

Etwas später spüre ich, dass ich auslaufe: Blut!

„Oh, nein! Mario! Ich blute!"

Mario holt nun schnell Hilfe. Es kommen Ärzte und Schwestern, und es sieht so aus,

als ob wieder ein Wettlauf beginnt.

„Das darf doch nicht wahr sein!", stöhne ich. Doch ich will an das Gute denken, positiv bleiben. Meine Gedanken sind ganz bei unserer kleinen Penelope. „Hoffentlich geht es ihr gut", denke ich.

Plötzlich öffnet sich die Tür und ein Arzt kommt herein. Er injiziert ohne Wenn und Aber die Lungenreifespritze. Mario und ich können es kaum fassen. War die Spritze jetzt noch rechtzeitig? Hätten wir vorher hartnäckiger darum bitten müssen?

Zwei Schwestern kommen zu uns ins Zimmer. Sie holen mich ab, und es scheint sich der gleiche Albtraum anzudeuten, den wir bereits zwei Mal erlebt haben: Es geht wieder runter zum Kreißsaal. Ich werde am ersten vorbeigefahren – der ist es nicht. Der nächste auch nicht. Von den acht Kreißsälen in der Wiesbadener Klinik werde ich wieder in den letzten des Flurs geschoben. In unseren, wo wir zwei Söhne verloren haben.

Im Augenwinkel sehe ich, dass wir an unserer Hebamme und unserem Assistenzarzt, die beide schon zwei Mal mit uns gelitten haben, vorbeifahren. Er kommt gleich zu uns und begrüßt uns sichtlich betreten: „Hallo, Frau Martin!" In seinem Gesicht meine ich Angst und Scham zu erkennen. Plötzlich kehren all die Bilder von vor ein paar Wochen zurück, aber ich merke auch, wie ich sie jetzt verdränge – Penelopes wegen. Wir sind schockiert, ängstlich und sprechen einander gebetsmühlenmäßig zu: „Es wird alles gut." Obwohl die Atmosphäre um uns herum total angespannt ist.

Gleich nach unserer Ankunft im Kreißsaal kommt die Hebamme herein und hängt stillschweigend den Wehenhemmer mit an meinen Tropf. Sie teilt uns mit, dass unser sympathischer Assistenzarzt einen dringenden familiären Termin hat, weswegen er aufbrechen musste. Warum er wohl so eilig wegmusste? Wir kommen nicht umhin, einen Vorwand zu vermuten, weil er vielleicht uns und unsere

Geschichte einfach nicht schon wieder ertragen und emotional verkraften konnte.

Nach ein paar Stunden bessert sich mein Zustand. Die Blutung, die sich als Schmierblutung herausstellt, hat aufgehört, und auch die Wehen haben nachgelassen. Penelope geht es gut. Wir atmen auf. „Wenigstens ist jetzt ja wieder alles irgendwie in Ordnung gekommen“, denke ich.

„Wir werden Sie trotzdem noch eine Weile, womöglich über Nacht, hier im Kreißsaal behalten. Nur zur Kontrolle“, informiert uns der nun behandelnde Arzt. Anschließend bittet er eine Schwester, dass für Mario und seine Mutter zwei Betten hergerichtet werden, damit sie bleiben können.

„Meinen Sie, ich kann mal nach Hause fahren? Ich habe nämlich meine Tabletten gegen Morbus Crohn nicht dabei“, fragt Mario.

„So bald wird hier nichts passieren. Fahren Sie ruhig und kommen Sie dann wieder!“, versichert ihm der Arzt, während er mir die zweite Lungenreifespritze gibt.

„Bis später, Schatz! Fahr vorsichtig!“, rufe ich Mario noch hinterher und fange an, mich mit seiner Mutter zu unterhalten.

Keine zehn Minuten vergehen, da kommt ein Arzt herein, der mich noch einmal vor

dem Schlafen untersuchen möchte. Als er den Muttermund ertastet, scheint ihn irgendetwas zu beunruhigen: „Der ist ja komplett geöffnet und das Baby macht sich bereits auf den Weg!“ – Keiner kann glauben, was hier passiert. Zum dritten Mal macht sich eins unserer Kinder auf den Weg. Einfach so. Und viel zu früh. Wieder einfach viel zu früh. Und auch für die Hebamme ist es das dritte Mal, dass ich ihre Patientin bin.

Marios Mutter ruft Verena an und bittet sie, Mario Bescheid zu geben.

***

Mario trifft ein. Er ist ganz aufgelöst und erzählt mir, dass Verena ihn noch unterwegs am Ortsausgang von Wiesbaden erreicht hat. Die Tür des Kreißsaals öffnet sich: „Guten Abend, Herr und Frau Martin. Ich bin die Kinderärztin. Ich kenne Ihre Geschichte und Ihr Schicksal und werde alles in meiner Macht Stehende tun, um Ihre Tochter zu retten. Darauf können Sie sich verlassen!"

Ich entscheide mich, ihr zu vertrauen, habe aber trotzdem meine Zweifel. „Worauf können wir uns bitte schön noch verlassen?", frage ich mich. Zwei Mal war doch schon alles in bester Ordnung. Unseren Kindern ging es immer gut. Und jetzt kehrt sie wieder zurück: Die Anspannung. Die Dramatik. Die Sorge. Die Angst. – *Derselbe Kreißsaal, dieselbe Hebamme und vorhin noch derselbe Arzt.* Und wieder ist da auch der rot-orangefarbene Sessel. Bahnt sich hier etwa zum dritten Mal die gleiche Situation an? Ist das der Grund, weshalb unser Arzt gegangen ist? Weil er selber diesen Druck und den Schmerz nicht mehr aushalten konnte oder wollte?

Die Worte der Kinderärztin hallen in meinem Ohr nach: *„Ich kenne ihr Schicksal!"* Und ich spüre, wie schreckliche Panik anfängt, sich durch meinen Körper zu fressen, wie ich selber am liebsten die Flucht ergreifen will. Zum dritten Mal die gleiche Situation ... Ist das ein schlechtes Omen ... oder aller guten Dinge? Man könnte meinen, Mario und ich wären Schauspieler in einem ganz schlechten Film, aber nein! Das hier ist wahr! Realität! Und wir stecken mittendrin. Daher will ich die Hoffnung nicht aufgeben – niemals!

„Ich werde Ihnen jetzt kurz erklären, wie der weitere Ablauf ist, sollte es jetzt gleich zur Geburt Ihrer Tochter kommen", fährt die Kinderärztin fort. „Bitte wundern Sie sich nicht, es wird dann alles hier sehr schnell gehen. Bei der Versorgung Ihres früh geborenen Kindes zählt jede Sekunde."

Gebannt hören wir der Kinderärztin zu, nur ich merke, wie sich wieder dieser entsetzliche Druck in meinem Bauch aufbaut und ich mich kaum noch konzentrieren kann. In meiner Hand halte ich den Bronzeengel und drücke ihn ganz fest. Und ich bete leise in mich hinein: „Gott, bitte!"

„Wir schaffen das! Halte durch!“, höre ich Mario sagen, der neben meinem Bett steht und meine andere Hand hält. Immer wieder. Ich liebe ihn dafür, wie er mir Mut macht. Es ist unglaublich, welche Kraft er aufbringt, um mir Hoffnung zu geben. Er fühlt mit mir, erlebt alles mit, spürt mein Leid und meine Schmerzen.

„Es besteht eine realistische Chance für Ihr Kind. Es hat ja schon einiges an Gewicht zugelegt und die Lungenreifespritze bekommen“, hat uns die Kinderärztin gesagt. Daran klammere ich mich jetzt, während ich versuche, mein Bestes zu geben. Doch die Wehen sind dieses Mal so stark. Es tut so weh!

***

Mario Barbara presst, so gut sie kann. Ihr Gesicht ist knallrot. Und plötzlich ist sie da! Ich sehe, wie sie auf die Welt kommt: Penelope!

„Sie lebt!“, rufe ich Barbara zu.

Es ist der 8. Oktober 2008, 0:30 Uhr.

Weich landet sie auf dem Tuch der Kinderärztin, die sie packt, während die Hebamme sofort die Nabelschnur durchtrennt. „Ich hätte das gerne selber gemacht“, denke ich.

Es vergehen nur Sekunden, dann ist Penelope im Raum nebenan, bei der Kinderärztin und der Kinderkrankenschwester. Dieses Mal haben wir eine Chance! Daran glaube ich! Obwohl mir vorhin der Arzt ja etwas anderes gesagt hat. Noch ehe ich zu Barbara in den Kreißsaal kam, bin ich außer mir vor Wut und Angst zu ihm gegangen und habe ihm vorgeworfen, dass hier nicht genug getan werde für unsere Kinder. Unsere Ängste und Befürchtungen seien einfach nicht ernst genommen worden. Doch der Arzt hat alle meine Hoffnungen zunichtegemacht. Er sagte, dass es unsere Tochter voraussichtlich nicht schaffen werde. Von diesem Gespräch habe ich nur meiner Mutter erzählt, Barbara nicht. Doch jetzt gehe ich davon aus, dass nichts versäumt werden wird. Alles steht parat, jeder wird sich hier die größte Mühe geben. Sie kennen ja unser Schicksal. Vermutlich wird Penelope sofort Sauerstoff bekommen und in ein Wärmebett gelegt werden, vielleicht braucht sie auch Medikamente.

Währenddessen drückt eine andere Ärztin Barbara wie verrückt auf dem Bauch herum. Barbara schreit vor Schmerzen. Ich will am liebsten die Ärztin von ihr wegzerren. Doch die Nachgeburt will einfach nicht kommen.

„Penelope kämpft jetzt, genau wie wir“, sage ich zu Barbara und drücke ihr einen Kuss auf die Stirn. Ich setze mich zu ihr, an das Kopfende des Bettes, und nehme ihre Hand in meine. „Da draußen unternehmen sie alles, um Penelope am Leben zu erhalten.“ Wir lächeln uns an, erschöpft, aber auch froh. Und gleichzeitig merke ich, wie unruhig ich doch bin, weil ich einfach wissen will, was jetzt mit Penelope gemacht wird. Aber ich weiß, wir können jetzt nichts tun als warten, hoffen und beten.

***

Inzwischen ist Verena mit meinem Vater gekommen. Wir machen uns gegenseitig Mut. Aber alles ist unwirklich, wie ein leerer Raum.

Eine halbe Stunde verbringen wir so, dann kommt die Kinderärztin zurück in den Kreißsaal. Ich merke, dass sie Mühe hat, ihre Stimme ruhig und fest klingen zu lassen.

„Ihre Tochter lebt.“ Sie macht eine kurze Pause. „Sie lebt noch. Aber sie wird es nicht schaffen. Es tut mir leid. – Wollen Sie sie hier bei sich haben oder sollen wir sie bei uns behalten?“

„Natürlich soll sie bei uns sein!“, antworte ich. Es ist doch unser Kind! Und es lebt. Es gehört zu uns und ist ein Teil von uns.

Während wir hier saßen, ist im Nebenraum also das Todesurteil gefallen. Trotz aller ärztlichen Kunst, Technik und Mühe werden wir uns auch von Penelope verabschieden müssen. Natürlich soll sie nicht da drüben in einem Brutkasten an Schläuchen sterben, sie soll hier in unserem Schoß liegen, soll unsere Stimmen hören und unsere Wärme spüren, wenn sie von uns geht.

Die Hebamme kommt und trägt Penelope, gewickelt in ein weißes Tuch, und legt sie Barbara auf die Brust. Sie trägt ein kleines Strickmützchen und einen viel zu großen Body. Unsere Große, unsere Jüngste. Sie soll den Atem ihrer Mutter spüren, ihren Herzschlag hören, all die Töne und Bewegungen, die ihr mehr als sechs Monate lang vertraut waren. Zu dritt sitzen wir ganz eng beieinander auf Barbaras Bett. Wir sind eine Familie. Wir halten ein lebendiges Kind in unserer Mitte. Unser Kind! Unsere Tochter! Wenn ich mein Gesicht ganz nah an ihres halte, kann ich ihr leises Atmen hören. Ihre Haut ist warm, ihre Hand hat sich gerade bewegt. Ich empfinde unvorstellbar großen Vaterstolz. Glück, Liebe und gleichzeitig unsagbaren Schmerz.

Ihre Augen sind geschlossen. Waren sie schon einmal geöffnet? Hat sie Licht gesehen? Hört sie die vielen Stimmen um sie herum?

Ich sage leise zu ihr: „Penelope, meine Prinzessin. Wir sind da, deine Mama und dein Papa. Hab keine Angst. Wir lieben dich und lassen dich nicht allein.“

An ihrem zarten, rotbläulich schimmernden Körper erkenne ich ein paar Abdrücke von medizinischen Geräten. Hat sie Schmerzen? Was hat sie von den Untersuchungen wohl mitbekommen? Spürt sie, dass sie es nicht schaffen wird?

Die Trauer fasst mich hart an und schüttelt mich, als ich Penelope auf den Arm nehme. „Wie viel Zeit werden wir noch haben, ehe du gehst?“, frage ich.

In der Zwischenzeit haben auch Verena, mein Vater und meine Mutter Penelope, ihre Enkelin und Nichte, in den Arm genommen, liebkost und gestreichelt. Jeder will ihr so viel Liebe geben – genug für ihren Weg. Sie soll sich geliebt fühlen und in ihrer kurzen Zeit nur Positives erleben.

Ein paar Stunden haben wir mit ihr. Sie ist so zart und schön, so vollkommen. „Genau wie Joseph-Lennard und Tamino hat auch sie deine Hände“, kann Barbara gerade noch über die Lippen bringen, ehe sie zunehmend apathischer wirkt. Wir machen wieder Fotos, wir küssen unsere Prinzessin, wir halten sie warm, wiegen sie und sprechen ihr liebe Worte zu. Wir legen ihr unseren Engel auf die Brust und bitten um die Taufe. Es ist wieder dieselbe Hebamme wie bei Penelopes Geschwistern. Nur kann sie dieses Mal ein lebendiges Kind taufen. Wir beten und segnen Penelope. Ich halte sie bei der Taufe ganz fest, fühle ihre Wärme, ihren kleinen Körper, will sie beschützen und behalten. Meine Kleine. Ich will dich nicht gehen lassen!

Doch dann verlässt sie uns. Sie geht ohne einen Laut, ohne ein Zittern. Fast kaum spürbar, unmerklich, wechselt sie in ein anderes Leben. Sie ist nicht mehr bei uns, aber auch nicht fern. Wir spüren ihre Anwesenheit im Raum, ihre Energie, die bleibt, als ihr kleiner Körper erkaltet. Sie geht auf die Reise zu ihren Brüdern und nimmt unser Herz mit.

***

Während der ganzen Zeit des Abschiednehmens habe ich völlig vergessen, darauf zu achten, dass Barbara weiterbehandelt wird. Bei Barbara muss eine Ausschabung vorgenommen werden, hat uns einer der Ärzte gesagt. Der Narkosearzt sollte doch eigentlich schon längst hier sein. Blut tropft unaufhörlich aus Barbaras Unterleib und ihr Zustand wird einfach nicht besser. Ich werde ihren Anblick nie vergessen und bekomme es mit der Angst.

„Wie geht es dir, Schatz?“, frage ich sie. Wo bleibt nur dieser Arzt?

„Nicht gut“, murmelt sie blass und apathisch. Doch noch im selben Moment öffnet sich die Tür.

„Na endlich!“

Mit meinen Eltern, Verena und Penelope auf dem Arm gehe ich nach draußen auf den Flur, vor den Kreißsaal, während Barbara versorgt wird. Der Eingriff dauert eine halbe Stunde. Uns bleibt noch eine Weile, ehe wir uns von Penelope zu verabschieden haben. Wir streicheln sie ein letztes Mal. Ich halte sie ganz fest an mich gedrückt, genieße jede Minute, wohl wissend, dass es die letzten und einzigen sind. Und wieder stecke ich fest zwischen einem Glück, das keines ist, und großer Sorge um Barbara. Und kurz darauf bin ich es wieder, der unser Kind abgeben muss – für immer. Am Ende erhalten wir auch Penelopes Sternenkinderkarte, mit den Abdrücken ihrer Füßchen und Hände.

Mit dieser Karte in der Hand begleite ich Barbara aufs Zimmer zurück. Ich fühle mich unendlich traurig und bin irgendwie nicht mehr ganz bei mir. Barbara ist aus der Narkose erwacht, aber noch ganz benommen. Wir entscheiden, dass Verena die Nacht über bei ihr bleibt. Ich muss ohnehin nach Hause und endlich meine Tabletten nehmen. Im Krankenhaus konnte man sie mir nicht geben.

Zu Hause bringe ich kein Wort mehr über die Lippen. Ich fühle nur diese Leere. Und ich habe Angst. Angst vor dem unsagbaren Schmerz, der mir das Herz zerreißt. Ich bin verzweifelt und kann nicht mehr. Mit jedem Verlust ist die Leere schlimmer geworden. Erdrückend, beklemmend, lebensfeindlich. Ich nehme dagegen ein paar Beruhigungstropfen, doch ich glaube nicht, dass sie irgendetwas ändern, und meine Mutter sagt, dass sie bei mir auf der Couch schlafen wird. Ihren Augen sehe ich an, dass sie Angst um mich hat.

Brief von Penelope-Wolke

Liebe Mami, lieber Papi,

jetzt bin ich im Himmel und sitze neben Joseph und Tamino auf Jesu Schoß. Er liebt uns und ist uns ganz nah. Ich wäre so gerne Euer kleines Mädchen gewesen und verstehe eigentlich nicht so richtig, was passiert ist. Ich war so aufgeregt, als ich feststellte, dass ich zu existieren begann. Ich befand mich in einem dunklen, aber wohligen Raum. Ich merkte, dass ich Finger und Zehen hatte. Ich war schon ziemlich weit entwickelt, wenn auch noch nicht bereit, meine Umgebung zu verlassen. Die meiste Zeit verbrachte ich damit, nachzudenken und zu schlafen. Schon von Anfang an fühlte ich mich ganz tief mit Dir und Papa verbunden.

Auf einmal hörte ich Euch weinen und habe mit Euch geweint. Ich war traurig und hoffte, es würde Euch bald besser gehen. Ich habe mich gefragt, warum Ihr wohl so viel weinen musstet.

Einmal hast Du den ganzen Tag geweint. Es tat mir in der Seele weh. Ich konnte mir nicht vorstellen, was Euch so unglücklich machte. An genau diesem Tag passierte etwas ganz Schreckliches. Ein Engel kam an diesen warmen, bequemen Ort und sagte mir, dass mein Bruder Tamino jetzt im Himmel sei und dass meine Eltern deshalb so traurig seien. Ich hatte entsetzliche Angst und begann zu schreien, aber es kam kein Laut über meine Lippen. Der Engel kam immer näher und meinte, dass ich bald bei meinen Geschwistern sein werde.

„Mami, Mami, hilf mir bitte, Mami, Papi, hilf mir!" – Entsetzliche Angst fühlte ich. Ich schrie und schrie, bis ich nicht mehr konnte. Jetzt merkte ich, dass ich im Sterben lag. Ich wusste, dass ich nie Euer Gesicht sehen oder von Euch hören würde, wie sehr Ihr mich liebt. Ich wollte Euch alle lachen sehen und hatte so viele Pläne, Euch glücklich zu machen – nun kann ich das nicht mehr. Meine Träume wurden zerschlagen. Obwohl ich schreckliche Schmerzen und Angst hatte, spürte ich vor allem Eure Liebe und Sehnsucht. Mehr als alles andere wollte ich Eure Tochter sein.

Doch nun war es vergebens, denn ich starb einen qualvollen Tod in Papas Armen. Warum? Ich kann nur ahnen, was Gott Euch für schlimme Dinge angetan hat.

Bevor ich ging, wollte ich Euch sagen, dass ich Euch liebe. Und bald darauf hatte ich auch nicht mehr den Atem und die Kraft, Euch meine Liebe zu geben. Ich war tot. Ich fühlte, wie ich in die Höhe stieg. Ich wurde von meinen Brüdern Joseph und Tamino zu einem großen, wunderschönen Ort begleitet. Ich weinte noch immer, weil ich Euren Traum zerstört habe. Tamino und Joseph brachten mich zu Jesus und setzten mich auf seinen Schoß. Jesus sagte mir, dass er mich liebt und beschützt. Da war ich glücklich. Ich fragte ihn, was denn mit meiner Mami und meinem Papi sei. Diese Antwort wollte er mir nicht geben.

Warum? – Weil er weiß, wie sehr es mich treffen würde, wenn er mir die Wahrheit sagen würde.

Ich schreibe, um Euch, Mama und Papa, zu sagen, dass ich Euch liebe und wie gern ich Euer kleines Mädchen auf Erden gewesen wäre. Joseph, Tamino und ich passen jetzt gemeinsam auf Euch auf. Ich habe mit aller Kraft versucht zu leben. Ich wollte leben. Den Willen hatte ich, aber ich konnte nicht.

Warum? Gott war egoistisch.

Ich wollte nur, dass Ihr wisst, dass ich versucht habe, bei Euch zu bleiben. Ich wollte nicht sterben. Also, Mami und Papi, bitte bleibt immer beisammen, und habt uns immer in Euren Herzen.

In Liebe
Eure Penelope-Wolke

(geschrieben von meinem lieben Papi)

Kapitel 10

Finstere Nacht

Mario Wieder einmal ist es eine Nacht, in die wir mit dem Tod eines unserer Kinder eintauchen. Wir haben drei und keins ist bei uns. Alle drei mussten wir loslassen. Nicht eins konnten wir behalten, alle waren sie nur für Stunden bei uns.

Aber war es bei Penelope nicht doch anders? Hätte sie nicht bleiben können? Hätten wir nicht irgendetwas für sie tun können? Immer wieder gehe ich in Gedanken jeden Moment seit ihrer Geburt durch. Warum bin ich nicht nach nebenan mitgegangen, als sie untersucht und versorgt wurde? Niemand hatte es mir angeboten, aber vielleicht hätte ich es trotzdem tun sollen. War es wirklich wichtiger, bei Barbara zu sein als bei unserem Kind? Wäre irgendetwas anders verlaufen, wenn ich danebengestanden hätte? Vielleicht hätte ich wenigstens erfahren, woran sie gestorben ist. Was fehlte ihr? Warum war sie zu schwach? Hat ihr kleiner Körper nicht gekämpft?

Die Fragen kreisen Tag und Nacht in meinem Kopf. Tagelang geht das so. Wahrscheinlich wird das in den nächsten Wochen und Monaten wohl auch nicht aufhören. Ich will Klarheit, bekomme sie aber nicht. Selbst, als Barbara irgendwann sagt: „Komm, ich ruf da jetzt einfach noch einmal im Krankenhaus an und frage nach der Ärztin. Vielleicht kann sie dich von dem Grübeln erlösen", hilft das nichts. Die Kinderärztin ist nicht mehr vor Ort, sie arbeitet jetzt in einem anderen Krankenhaus, heißt es. Eine der Kinderkrankenschwestern versichert uns aber, dass die Ärztin alles getan habe, was in ihrer Macht stand, sogar über das Gewöhnliche hinaus.

Meine Fragen bleiben. Und mit ihnen senkt sich mehr und mehr eine Gewissheit wie Blei auf uns nieder: Wir werden keine Kinder mehr bekommen. Es wäre sinnlos und unverantwortlich, noch einmal eine Schwangerschaft zu wagen. Wir bleiben zu zweit. Verwaiste Eltern, die nur die Erinnerung haben. Und einen ausgeträumten Traum, der brutale Wirklichkeit bedeutet: kinderlos. Das Wort hat einen bitteren Geschmack. Ein kinderloses Ehepaar: Sind wir das wirklich?

Das ist nicht das Leben, das wir führen möchten, nein! Innerlich schreie ich diesen Satz, äußerlich sitze ich gebeugt und stumm die nächsten Wochen vor dem Computer und suche nach Menschen, die unsere Erfahrungen und unser Schicksal teilen. Und ich finde sie: Sie nennen sich Sterneneltern und sprechen von ihren Kindern als Sternenkindern. Sie erinnern auf Internetseiten an ihre Kinder, nennen sie mit Namen und den Geburts- und Sterbedaten, stellen Bilder ins Netz – eine große Familie, von der ich nichts wusste, die Anteil nimmt, Rat gibt, zu trösten versucht. Auch uns hilft es zu wissen, dass wir nicht alleine sind. Niemand auf diesen Seiten sagt: „Es war ja noch gar kein richtiges Kind." – „Vielleicht hat der liebe Gott es ja so geplant für euch." Oder: „Vielleicht ist es ja besser so."

***

Wir sind Eltern von drei Sternenkindern, nicht kinderlos. Dieses Wissen hilft uns. Unsere Familie, meine Mutter, Verena und Großonkel Hans-Josef, helfen uns, die Beerdigung der Zwillinge vorzubereiten. Für unsere Lokalzeitung formulieren wir eine Todesanzeige. Doch welches Datum sollen wir einsetzen? Wenn wir zwei verschiedene Tage angeben, wird das viele Fragen nach sich ziehen. Im Dorf weiß niemand, dass Tamino schon drei Wochen vor Penelope geboren und gestorben ist. Erst nach Penelopes Tod haben wir vom Ende dieser Schwangerschaft erzählt. Die Menschen im Dorf nehmen Anteil. Manchmal ist eine Mischung dabei, die es uns persönlich schwer macht, denn Mitleid und Neugier sind nicht immer leicht zu ertragen. Vielleicht haben wir auch einfach nicht die Kraft, Rede und Antwort zu stehen, unbedachte und verletzende Bemerkungen

Wir haben mit unseren Zwillingen gehofft und um ihr Leben gekämpft. Der Überlebenskampf ging verloren, aber ihre unendliche Liebe haben wir für immer gewonnen.

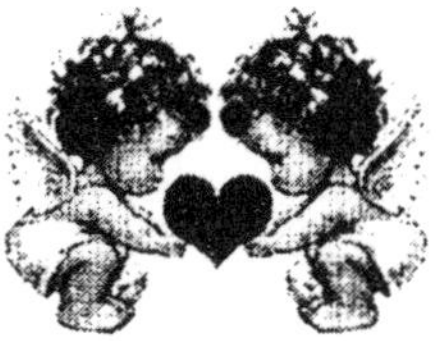

Tamino-Federico
Penelope-Wolke

* 8. Oktober 2008

In ewiger Liebe
Barbara und Mario Martin
mit Sternenkind Joseph-Lennard

Brechen, den 18. Oktober 2008

„Ab wann ist man ein Elternpaar? Sobald ein Kind geboren – klar!"
Manche sagen, „macht nicht so'nen Wind. Das war doch noch kein richt'ges Kind.
Könnt neue haben jederzeit. Wozu nur diese Traurigkeit?"
So was zu sagen trifft uns sehr, vergrößert nur das Tränenmeer...

Wir sagen warum wir traurig sind: Verloren haben wir auch unser zweites und drittes Kind.
Zwei kleine Menschlein – wunderschön, weil wir sie mit dem Herzen sehen.
Wie groß, wie schwer – das ist egal, für uns sind sie real!
Wir möchten einfach, dass ihr versteht, wie uns der Verlust zu Herzen geht!
Drum nehmt uns bitte, wie wir sind – Eltern, die traurig und verzweifelt sind.

Wollt ihr uns behilflich sein, schließt uns're Sternenkinder ein, in Eure Gebete und Gedanken – wofür wir herzlichst uns bedanken!
Nennt ihre Namen, ihr Geschlecht, wenn ihr von unseren Babys sprecht...
Es ist so viel Trauriges geschehen, versucht uns einfach zu verstehen.

Die Beisetzung fand in aller Stille im engsten Familienkreis statt.

Nach der Veröffentlichung in der Zeitung erhielten wir viel Post: Trauerkarten, Kondolenzschreiben und Geschenke – auch von Menschen, die wir gar nicht kannten. Erst später hatten wir den Mut, das Datum auf dem Grabstein ändern und dort die unterschiedlichen Todestage eingravieren zu lassen.

nicht zu kommentieren, sondern einfach zu überhören. – Wir geben den 8. Oktober 2008 als Geburts- und Sterbetag an, und zwar für beide.

Während Barbara die drei Wochen mit Penelope in ihrem Bauch im Krankenhaus lag und die ganze Zeit, 24 Stunden am Tag im Bett liegend, um sie kämpfte, befand sich der Körper von Tamino zunächst in Mainz in der Pathologie, ehe er wieder ins Wiesbadener Krankenhaus überführt wurde. Dass der Bericht am Tag nach Penelopes Geburt eintraf, war schon ein Zufall. Tamino war gesund und alles war in Ordnung. Die offene Stelle an seinem Rücken war durch den Geburtsvorgang entstanden.

Froh waren wir über diesen Befund nicht, denn wir hatten ja gehofft, einen Grund zu finden, warum er gehen musste – um Penelope zu schützen. Aber es kam anders: Die große Schwester schützte ihren kleinen Zwillingsbruder bzw. seine sterblichen Überreste. Denn am Morgen nach Penelopes Tod erkundigte sich Verena nach dem Verbleib von Tamino, um die Zwillinge nun gemeinsam zu beerdigen. Doch er war nicht auffindbar. Wir waren schockiert. Verena setzte daraufhin alle Hebel in Bewegung, um Tamino zu finden. Um ein Haar wäre er „hygienisch einwandfrei" entsorgt worden, doch Verenas eingeleitete Suchaktion war erfolgreich. Ein, zwei Tage später, und wir hätten wohl keine Spur mehr von ihm entdeckt, da der Fall bzw. Bericht ja abgeschlossen war.

Da wir von Tamino nur ganz wenige Fotos besitzen, haben meine Eltern unseren Bestatter gebeten, noch ein paar Aufnahmen zu machen. Doch der rät uns dringend davon ab, Tamino ein weiteres Mal anzuschauen. Unser Sohn sehe schrecklich aus und er sei bestürzt über Taminos Zustand gewesen. „Zugerichtet" und „zerschnitten" sind die Worte, die der Bestatter gebraucht. Er habe ihn mit geöffnetem Kopf und Brustkorb übernommen. So kleine Kinder könnten nicht genäht, sondern nur wie eine Mumie gewickelt werden. Er sagt, er habe meiner Mutter eine Foto-CD ausgehändigt.

Meine Mutter sieht sich die Bilder trotzdem an. Der Anblick des kleinen geschundenen Körpers brennt sich in ihr Gedächtnis ein, und sie weint bitterlich, bis hin zu Weinkrämpfen. Die Bilder verfolgen sie bis heute.

„Ihr dürft euch diese CD nicht anschauen", sagt sie anschließend. Wir hören auf sie und verzichten also ganz auf einen letzten Blick auf Tamino. Stattdessen versuchen wir, uns vorzustellen, was mit ihm passiert ist

Seitens der Pathologie gibt es auf die Nachfrage meiner Mutter vorerst weder eine Erklärung noch eine Entschuldigung. Damit wollen wir uns nicht zufriedengeben. Wir rufen unseren Anwalt an und fragen, was wir tun können. Kaum etwas, ist seine Antwort. Da Tamino vor dem Gesetz nur als Leibesfrucht angesehen wird und seine Geburt eine „Fehlgeburt" war, existieren für ihn auf dem Papier keine Menschenrechte. „Gut, dann schicken wir ihnen wenigstens die Fotos", sage ich und sende eine Kopie der Foto-CD in die Pathologie. Daraufhin erhalten wir ein Entschuldigungsschreiben und brauchen die Rechnung nicht zu bezahlen.

Zu den Selbstzweifeln und der Bestürzung über das Geschehene kommen nun noch Albträume und Selbstvorwürfe hinzu: „Warum haben wir das überhaupt zugelassen? Nur, weil Tamino so klein war?" – „Bei Joseph hat eine Biopsie genügt, um zu zeigen, dass er gesund war." – „Bei Penelope haben wir gar keine Obduktion zugelassen. Nur bei unserem kleinen Tamino."

***

Unsere Zwillinge sollen gemeinsam in einem weißen Sarg ruhen, und wir verzieren ihn mit einem zepterähnlichen Blumenbouquet, in dem zwei große rote Rosen stecken. Ihre Blüten ragen ein wenig heraus: Dieses Leben hätte blühen sollen, aber es blieb fast ganz verborgen.

Meine Eltern haben sich darum gekümmert, dass Tamino-Federico und Penelope-Wolke neben Joseph und somit mit im Grab der Großeltern bestattet werden. Das war gar nicht so einfach, denn laut Bestattungsgesetz dürfen bei einem Doppelgrab nur maximal zwei Personen beigelegt werden. Da wir aber die Zwillinge nicht trennen wollten, erkundigten sich meine Eltern, ob nicht eine Ausnahme möglich sei. Letzten Endes wälzte sogar unser Bürgermeister für uns die Statuten und fand eine Klausel, nach der in einem solch konkreten Falle auch Zwillinge beigelegt werden können, da sie, egal, ob zweieiig oder eineiig, als *eine* Frucht aus dem Leib der Mutter gelten.

Barbara und ich machen uns vor allem Gedanken um den Grabstein. Er soll an alle drei Kinder erinnern und zusammen ein Bild ergeben: einen Engel, der ihre drei Namen trägt.

Ein paar Tage nach Barbaras Entlassung aus dem Krankenhaus besuchen wir wieder unseren Steinmetz, der bereits Joseph-Lennards wunderschönen Grabstein angefertigt hat. Damals haben wir zunächst niemanden gefunden, der etwas mit unseren Vorstellungen anzufangen wusste. „Ein Stein oder eine Skulptur für ein Frühgeborenes? Was für eine seltsame Idee! Nein, da fällt mir nichts ein", sagte einer nach dem anderen. Einer jedoch gab uns einen wertvollen Hinweis: „In Hadamar ist eine Glasfachschule, vielleicht kann Ihnen dort ja jemand weiterhelfen?" Also fuhren wir an den Rand des Westerwalds und suchten unter den Künstlern und Handwerkern einen Gesprächspartner. Und wir fanden ihn: einen Mann, der sich Zeit nahm, unsere Geschichte anzuhören und zu verstehen, was uns vorschwebte und wonach wir suchten. Eigentlich nimmt die Glasfachschule keine Aufträge von Privatpersonen an, aber dieser Lehrer war bereit, für uns eine Ausnahme zu machen. Blaues Glas, auf einem steinernen Engel, erinnert seitdem an Joseph-Lennard. Blau wie der Himmel, wie das Meer und unsere Sehnsucht nach unserem Sternenkind. Auf dem Glas steht:

Du bist ein Teil von unserem Leben.
Auch wenn wir nicht zusammen sind,
hat sie uns doch so viel gegeben –
die kurze Zeit mit
Joseph-Lennard,
unserem Kind …

Du bleibst immer
in unserem Herz.

Als wir nun unserem Steinmetz erzählen, dass wir wieder zwei Kinder verloren haben, ist er sehr verständnisvoll und hilft uns sofort, die Idee mit zwei Grabsteinen, die wie Flügel aussehen, zu realisieren. Schmerz und Freude vermischen sich, und wir sind uns plötzlich ganz sicher, dass Joseph-Lennard, Tamino und Penelope jetzt ganz nah bei uns sind und sich mit uns freuen. Ihnen eine schöne Grabstätte zu bereiten, ist mit das Einzige, was wir für sie noch tun können.

Ein paar Tage später findet die Beerdigung der Zwillinge statt. Barbara kann immer noch nicht gut laufen. Eigentlich sollte sie aufgrund des hohen Blutverlusts und schlechter Blutwerte noch im Krankenhaus bleiben, sie hat sich aber geweigert, nach allem, was dort passiert ist. Sie ist sehr schwach. Am Grab weint sie viel. Ich auch.

Es gibt viele Menschen, die uns beistehen und mit uns fühlen. Unsere Frauenärztin hat vor ein paar Tagen eine ganze Stunde mit uns in ihrer Praxis gesessen und den Tod der Zwillinge betrauert. Auch unser Bestatter, der dieses Mal den Sarg trägt, weil kein anderer dazu imstande ist, ist uns eine große Hilfe. Viele Menschen haben Blumen und Karten ins Geschäft gebracht. Besonders das Team unseres Salons unterstützt uns, wie wir es uns niemals hätten vorstellen können. Leider sind einige enge Familienangehörige nicht erschienen. Das nimmt uns, zu allem anderen Schmerz, ziemlich mit. Inzwischen können wir damit aber besser umgehen, denn wir haben erfahren, dass es bei Sterneneltern oftmals dazu kommt, dass Beziehungen in den Familien zerbrechen.

Die Beerdigung ist relativ kurz, Barbara kann nicht so lange stehen. Meine Mutter spricht Gebete, Hans-Josef die Beerdigungsworte, Verena liest ein Gedicht vor, das sie anschließend ins Grab wirft:

Wir wollten in eure lachenden Augen schauen
und euch aus vollem Hals schreien hören,
doch wir begraben diesen Traum.

Wir wollten euch voller Stolz in unser Haus tragen,
doch wir begraben diesen Traum.

Wir wollten eure Charaktere kennenlernen,
eure Stärken und Schwächen,
euren Mut, euren Willen: einfach euch,
doch wir begraben diesen Traum.

Wir wollten liebend gerne für euch da sein – Tag und Nacht,
doch wir begraben diesen Traum.

Wir wollten jeden Tag, den ihr bei uns auf der Welt seid,
glücklich sein und uns freuen, dass ihr da seid,
doch wir begraben diesen Traum.

Wir wollten zusehen, wie ihr neue Dinge lernt:
laufen, sprechen, malen, schreiben, rechnen,
doch wir begraben diesen Traum.

Wir wollten euch die Welt erklären,
doch wir begraben diesen Traum.

Wir wollten mit euch die Wunder des Alltags erleben,
aber euch auch die großen Wunder der Welt zeigen
und diese Momente unvergesslich werden lassen,
doch wir begraben diesen Traum.

Wir wollten euch Orte auf dieser Welt zeigen,
die ihr nie vergessen
und an denen ihr unbeschwert sein solltet,
doch wir begraben diesen Traum.

Wir wollten mit euch lachen, weinen, tanzen, singen,
doch wir begraben diesen Traum.

Wir wollten Nikolaus, Christkind und Osterhase spielen,
doch wir begraben diesen Traum.

Wir wollten euch Märchen und Gutenachtgeschichten
erzählen und euch ins Land der Fantasie begleiten,
doch wir begraben diesen Traum.

Wir wollten euch beschützen vor Gefahren und
euch zur Seite stehen in schwierigen Situationen,
doch wir begraben diesen Traum.

Wir wollten eure Freunde genau unter die Lupe nehmen und
euch vor Liebeskummer schützen,
doch wir begraben diesen Traum.

Wir wollten mit euch das Wunder des Lebens neu begreifen,
doch wir begraben diesen Traum.

Nun begraben wir Träume und
müssen euren frühen Tod begreifen.
Aber eins ist sicher,
wir begraben zwar Träume
– weltliche Träume –,
aber wir nehmen euch mit ...

… fest in unseren Herzen.
Jeder hat seinen Platz.
So seid ihr immer bei uns und
werdet niemals vergessen.

So tragen wir euch doch zu uns nach Hause;
so seid ihr doch bei uns immer und überall.

Im Herzen haben wir die Erinnerungen
an eure eigenständigen Charaktere fest eingeschlossen.
Wir wussten schon jetzt, welch mutige,
liebevolle Kinder ihr seid und was für Kämpfernaturen.

Tagein, tagaus sind wir in Gedanken bei euch –
und ihr seid so bei uns.

Wir sind zwar traurig,
dass ihr nicht mehr hier seid und so nicht die Wunder, Orte
und die glücklichen Situationen erleben könnt,
aber ihr wart da, und wir waren glücklich über die Stunden
mit euch!

Wir sehen nicht, was ihr erlernt hättet,
aber wir denken immerzu an euch und hoffen
auf ein Wiedersehen.

Wir werden nicht mit euch lachen, weinen, tanzen, singen,
aber wenn wir es tun, sind wir in Gedanken bei euch,
und wir hoffen, dass ihr es auf euren Wolken gleich tut.

Unsere Gutenachtgeschichten an euch sind unsere
Tageserlebnisse,
Träume und Wünsche, die wir euch berichten –
wir halten Kontakt.

Wir können euch nun nicht schützen,
aber unsere Hoffnung ist,
dass euch nun der liebe Gott beschützt und
fest in seinem Arm hält! – wenigstens jetzt!

Dieses Mal wollen wir nicht mit den anderen zusammen sein, wie bei Joseph-Lennards Trauerfeier. Direkt nach der Beerdigung steigen wir mit schweren Schritten die Stufen zu unserer Wohnung hoch. Wieder sind wir allein in unserem Zuhause. Hier werden wir weiter zu zweit wohnen, ohne Kinder, ohne den Krach, den sie machen, ohne all die wunderbare Unordnung von Spielzeug, Gummistiefeln und angebissenen Äpfeln, die durch den Flur kullern.

Kapitel 11

Verzweiflung

Barbara Sechs Wochen nach der Beerdigung der Zwillinge steht der erste Todestag von Joseph-Lennard wie eine schwarze Wand vor uns. Wie nur sollen wir diesen Tag begehen? Wie werden wir ihn ertragen, überstehen? Wir wollen irgendetwas tun, was diesen Tag aus den anderen Tagen heraushebt. Aber wir wissen nicht, was, und wir haben auch gar keine Kraft, um etwas zu planen oder vorzubereiten. Wir sind körperlich wie seelisch so erschöpft – und können doch nicht schlafen. Die Bilder in unserem Kopf quälen uns, so viele Fragen sind immer noch nicht beantwortet.

Ich habe das Gefühl, wir müssten irgendetwas für unsere Kinder tun, als könnten wir ihnen doch noch helfen. Dass sich all meine Zweifel und Fragen in schwere Selbstvorwürfe verwandeln, kriege ich anfangs gar nicht mit. Und doch ertappt mich Mario manchmal mitten in der Nacht bei meinen Selbstvorwürfen:

„Ich bin schuld am Tod unserer Kinder!“

„Nicht eins der Kinder habe ich am Leben erhalten können.“

„Was bin ich nur für eine Frau, die keine Mutter sein kann?“

„Es kann nicht sein, dass niemand schuld ist.“

Letzten Endes gibt es doch eine Schuldige – und das bin ich. Und irgendwann, wenn der Schmerz für einen Moment ein wenig nachlässt und ich durchatmen kann, einfach tief Luft holen, packt mich die Realität mit ihrer kühlen Vernunft. Und ich frage mich: Werden wir das aushalten? Als Paar? Werde ich den Schmerz über den Verlust unserer drei Schätze je ertragen können? Wird Mario damit umgehen können, Vater von drei Kindern zu sein, die kaum ein Leben hatten?

In all meiner Verzweiflung muss ich oft an die Geschichte mit den Paketen denken. Mario auch. Sie ist anrührend und schön, aber wir stellen fest: Sie ist nicht wahr. Nach Taminos Tod hat sie uns geholfen, aber damals, im Krankenhauszimmer, konnte der Therapeut ja auch noch sagen: „Eure Trauer darf nicht zu stark werden – eure Tochter braucht euch noch!“ Jetzt ist Penelope tot, niemand braucht uns mehr, und wir spüren es in unserem Innern und ich auch an meinem Körper: Es gibt Pakete, die zu schwer sind. Unser Paket ist einfach viel zu schwer.

Nachts, wenn alles dunkel um uns herum wird und diese Stille einkehrt, ist unsere Verzweiflung am größten. Ins Bett gehen will keiner von uns. Wir wissen, wir können eh nicht schlafen. Um überhaupt etwas schlafen zu können, wurde uns Valium verschrieben. Doch selbst nach der Einnahme liegen wir noch stundenlang wach. Manchmal steht Mario auf und schreibt seine Gedanken und Erinnerungen auf.

Manchmal bin ich es auch, die aufsteht und schreibt. Wenn einer von uns beiden nur noch schwarze Nacht um sich sieht, liest der andere ihm einen Text oder ein Gedicht vor. Für kurze Momente können wir einander so trösten, aber dann merke ich, wie wir wieder anfangen zu weinen und die Sehnsucht nach unseren Kindern wieder zunimmt. Und mit ihr der Wunsch, dort zu sein, wo unsere Kinder sind. „Ich möchte sie wiedersehen, sie in den Arm nehmen und nie mehr loslassen“, sagt Mario nicht nur einmal.

Marios Familie kümmert sich sehr um uns. Sie schauen nach uns, kochen für uns mit und versuchen, das eine und andere für uns zu organisieren. Dass wir uns in unserem Zuhause eingeigelt haben, verstehen sie. Trotzdem bemühen sich Marios Eltern wie auch Verena immer wieder, mit uns über das, was passiert ist, zu sprechen. Das tut gut, aber es hält nicht lange. Andere, Freunde wie Verwandte, sind auf Abstand gegangen. Sie wissen nicht, wie sie uns begegnen sollen, zumal viele von ihnen selber Kinder haben. Der Abstand tut uns teilweise weh, teilweise fällt er uns nicht schwer. Wir lieben Kinder, ja, aber wir sind gerade nicht imstande, welche zu sehen. Vor allem nicht Kleinkinder oder Babys. Es bricht uns das Herz. Immer wieder würden dann Fragen hochkommen wie: „Warum haben wir unsere Kinder nicht? Warum durften sie nicht bleiben?"

Unser Leben hat sich komplett verändert. Stillstand, Leere und Verzweiflung sind in das eingedrungen, was vorher so unbeschwert, lebenslustig und zielstrebig war. Manche Menschen nennen diese Stelle Persönlichkeit. Für uns ist es vor allem ein Gefühl. Wir leben zurückgezogen und isoliert. Vor die Tür gehen wir tagsüber nicht. Wir vermeiden auch den Kontakt mit unseren Kunden, sind aber stolz, ein Team zu haben, das sich selbst zu organisieren weiß und uns dabei hilft, uns abzuschirmen. Zu unseren Kindern auf den Friedhof schleichen wir uns nur nachts. Jede Nacht! Tagsüber würden bei uns im Dorf einfach zu viele Vorhänge wackeln. Dass sich rumspricht, wie oft, in welcher Verfassung und mit welchen Stofftierchen unterm Arm wir zum Grab gehen, wollen wir vermeiden. So bekommt denn auch lange Zeit niemand mit, dass meine Haare seit ein paar Wochen blond gefärbt sind. Mein Braun konnte ich einfach nicht mehr sehen. Es erinnerte mich an den Schmerz, den Verlust und die Barbara, die drei Mal in der Wiesbadener Klinik, im selben Kreißsaal, bei demselben Arzt und derselben Hebamme, ihre drei Kinder verloren hat.

***

„*Welchen Sinn hat unser Leben eigentlich noch*?" ist eine Frage, die Mario und ich uns immer wieder stellen. Warum sollen wir noch auf dieser Erde bleiben, wo uns doch alles Lebenswerte genommen wurde? Können wir nicht einfach „oben" bei unseren Kindern sein? Sie warten doch bestimmt auf uns, oder?

Verzweifelt drehen sich meine Gedanken immer wieder um den einen Wunsch: ganz nah bei unseren Kindern zu sein. Dass sich damit mehr und mehr die Gedanken an einen Suizid einschleichen, merke ich erst gar nicht so recht. Oder anders gesagt: Ich will es nicht wahrhaben, denn bei Joseph-Lennard, Tamino und Penelope zu sein, wäre doch ein so viel größeres Glück, als den Schmerz zu ertragen, den ich ohne sie habe. Mario geht es da nicht anders.

Irgendwann werden unsere Überlegungen konkret, wir sprechen über das Für und Wider verschiedener Methoden; wir wissen, wie wir es machen wollen. „Wenn, dann gehen wir beide zusammen", steht für uns fest, aber unseren Plan führen wir nie aus.

Jetzt, wo ich alles erzähle, weiß ich, dass es zwei Dinge sind, die uns in diesem finstersten Winter unseres Lebens davon abgehalten haben: Wir spürten beide die Sehnsucht, unseren Kindern zu folgen, aber wir empfanden sie nie in demselben Moment gleich stark. Einer von uns sah immer einen Lichtschimmer, eine Möglichkeit weiterzuleben, gerade dann, wenn der andere in tiefster Verzweiflung gefangen war. Wir waren sozusagen einander der Anker – der eine hat dem anderen immer Halt und Kraft gegeben und ihn vor dem Endgültigen bewahrt.

Und dann ist da unser befreundeter Therapeut, ein Mann, der die Dinge immer klar benennt, uns keine Konfrontation erspart und eines Tages etwas sagt, das uns zutiefst erschreckt: „Selbstmörder kommen nicht ins Paradies. Ihr werdet eure Kinder nicht sehen, wenn ihr euch das Leben nehmt."

Wir fragen uns, woher er das denn wissen will.

„Ihr habt eure Aufgabe hier auf der Erde noch nicht erfüllt. Erst dann könnt ihr gehen. Und dann werdet ihr auch die Belohnung erhalten, eure Kinder sehen zu können", sagt er.

Das hat gesessen. Seine Worte gehen uns durch Mark und Bein. Unsere Kinder niemals wiederzusehen, ist für uns eine ganz schreckliche Vorstellung. Wir denken nun jedes Mal an seine Worte, wenn unsere Gedanken wieder schwer werden. Denn wir wollen doch nur eins: eines Tages unsere Kinder wiedersehen! Und mit einem Mal ist da so etwas wie ein Hoffnungsschimmer, ein Lichtblick, ein Gefühl von Liebe, das uns zeigen will, wie wir gemeinsam als Familie mit der Trauer und drei verstorbenen Kindern leben können. Ob wir das je schaffen werden, wissen wir nicht. Denn die Trauer um unsere Kinder wird immer Teil unseres Lebens bleiben, egal, was noch geschieht und wie gut wir vielleicht eines Tages wieder mit unserem Alltag klarkommen werden.

Gleichzeitig erleben wir Tag für Tag, dass wir mitten im Schmerz etwas Wunderbares und Außergewöhnliches erleben: Mario und ich können miteinander reden. Wir machen uns nie Vorwürfe, wir haben nie das Gefühl: „Der andere versteht ja gar nicht, wie es mir geht.“ Wir verstehen uns, als könnten wir einander in die Seele blicken. Wir gehören zusammen, und die Tragödie, die wir durchleben müssen, wird uns niemals auseinanderreißen.

Gut tun uns auch die Sitzungen mit unserem befreundeten Therapeuten. Dort dürfen wir unsere Gefühle und Gedanken von allen Fesseln befreien und auf Fantasiereisen schicken. Einmal sieht Mario auf einer solchen Reise unsere Kinder, und er spürt ganz deutlich, dass es ihnen gut geht. Ein anderes Mal steht er in unserem Wohnzimmer und sieht dort ein rotes Sofa, neben dem ein Mädchen im Alter von drei bis vier Jahren und ein kleiner Junge im Alter von ein bis zwei Jahren spielen. Wir haben kein rotes Sofa und noch nie haben zwei Kleinkinder in unserem Wohnzimmer gespielt. Und doch fühle ich mich irgendwie getröstet, als Mario mir dieses Bild schildert, wohl wissend, dass es nicht unsere Kinder sind, die da spielen.

***

Am 27. November 2008 „feiern“ wir – sofern man das sagen kann – Joseph-Lennards ersten Geburtstag. Was würden wir darum geben, mit ihm und seinen beiden Geschwistern diesen Tag zu begehen? Wir haben ihm einen kleinen Kuchen gebacken, nehmen ihn mit zum Grab, mitsamt einer Kerze und einem kleinen Geschenk – das Maskottchen von Borussia Dortmund: die Biene Emma. Auf dem Friedhof versuchen wir, uns auszumalen, wie es jetzt wäre, mit unserem einjährigen Sohn, wenn er denn leben würde, seinen ersten Geburtstag zu feiern. Ein ganz besonderes Geschenk gibt es an diesem Tag auch, und zwar von seiner Tante. Verena überrascht uns mit einer Internetseite, die sie für unsere drei Kinder erstellt hat: *jltfpw.jimdo.com* ist nicht gerade eine leicht zu merkende Adresse, aber wir wissen sofort, wofür sie steht: Joseph-Lennard, Tamino-Federico und Penelope-Wolke. Es sind die Initialen unserer Sternenkinder (*Anmerkung: Jimdo ist der Name des Anbieters und hat keine besondere Bedeutung.*).

Verena hat die Seite als Blog gestartet, damit wir und unsere Freunde Texte online stellen können, in denen wir andere an dem teilhaben lassen, was uns bewegt, und unsere Trauer verarbeiten können. Den ersten Text für diese Website hat Verena geschrieben:

Ein Jahr – Happy Birthday ...

... würde man jetzt singen, man würde Geschenke gekauft und eingepackt haben, und vor allem würde der kleine Knirps über beide Pausbacken lachen...

... aber das Lied verstummt, denn wir sind alleine. Wir müssen nun in einem Jahr um unsere 3 Kinder trauern. Wer hätte vor 367 Tagen noch gedacht, dass es so kommen würde? Wohl keiner. Aber es hat uns keiner gefragt und so müssen wir den Weg alleine gehen. Es stimmt wohl, wenn ein Sprichwort sagt: *Wenn deine Eltern sterben, dann stirbt deine Vergangenheit. Wenn deine Kinder sterben, dann stirbt deine Zukunft.* Im Moment und besonders heute fühlen wir uns so. Unser Leben sollten Kinder bereichern; wir wollten Kinderlachen hören. Wir hören nichts – es ist still.

Warum sind so viele Steine derzeit in unserem Leben? Sie sind so groß, dass wir nicht drüberschauen können, aber wir werden wachsen an der Situation und vielleicht dann drüberschauen können.

Joseph-Lennard, wo immer du sein magst, wir denken immerzu an dich und wünschen dir heute alles Gute zu deinem ersten Geburtstag. Es möge dir immer gut gehen!

Ich hab dich, Joseph, für immer lieb! Natürlich liebe ich auch meine Patenzwillis ... aber die haben ja heute nicht Geburtstag!

Außerdem hat Mario Bilder unserer Kinder online gestellt, aber so, dass man sie nur sehen kann, wenn man einen Code eingibt. Lediglich die geschmückten Särge und das Grab sind für alle Besucher der Seite sichtbar.

Neben dem Friedhof haben wir nun auch in der virtuellen Welt einen Ort, der unseren Kindern gehört und an dem wir und alle, die uns verbunden sind, auf ganz besondere Weise an sie denken. Wir sind sehr froh über dieses Geschenk und stellen schon bald unsere eigenen Texte online.

Mit der Freischaltung an Joseph-Lennards erstem Geburtstag hat Verena auch einen Zähler eingerichtet, der die Besucher auf unserer Seite zählt. Mitte der zweiten Dezemberwoche, irgendwann zwischen unseren beiden Geburtstagen, staunen wir nicht schlecht. Knapp 10 000 Menschen haben unsere Seite angeklickt! Wie kann das sein? Wir verfolgen ein paar Spuren im Netz und stellen fest, dass es unzählige betroffene Eltern gibt, die unsere Seite mit anderen Seiten verlinkt haben. Vielleicht war es Zufall, dass die ersten ausgerechnet auf unserer Seite gelandet sind, aber jetzt entwickelt sich die Sache wie von selbst in einem rasenden Tempo weiter.

Zur gleichen Zeit werden wir mit einer Sache konfrontiert, die uns schwer zu schaffen macht. Marios Mutter will sich darum kümmern, dass Penelope in unser Familienstammbuch eingetragen wird. Da sie in der Landeshauptstadt geboren wurde, ist das Standesamt in Wiesbaden für die Eintragung zuständig. Marios Mutter fährt dorthin und kommt mit einer Geburts- und Sterbeurkunde zurück – für Penelope-Wolke.

„Ich habe versucht, auch Tamino-Federico eintragen zu lassen, weil er ein Zwilling ist, aber ihn hat es nach deren Ansicht offiziell nie gegeben“, sagt Marios Mutter. Die Begründung erklärt sie uns anschließend und wir ergooglen sie gemeinsam weiter: Laut Gesetz dürfen nur lebend geborene Kinder in Personenstandsbücher eingetragen werden – auch Kinder, die unter 500 Gramm geboren wurden und eins der Lebensmerkmale gezeigt haben (Pulsation der Nabelschnur, Herzschlag, Lungenatmung). Kinder, die tot zur Welt kommen und weniger als 500 Gramm wiegen, eine sogenannte „Leibesfrucht", wie es im Gesetzestext heißt, haben keinen Anspruch darauf. Anders gesagt: Ein offizieller Beweis, dass dieser Mensch existiert hat, wird nicht ausgehändigt, obwohl die Mutter ihn bis über das Bergfest der Schwangerschaft hinaus im Bauch getragen hat und er fast vollständig ausgebildet war. „Das heißt, Penelope-Wolke wurde eingetragen und Tamino-Federico nicht."

Wenn ich rüber in die kleine Gedenkecke in unserem Wohnzimmer schaue, wo wir all die Sachen aufbewahren, die uns von unseren drei Kindern und den Schwangerschaften geblieben sind, versetzt mir eine Sache jedes Mal einen Stich: „Pulsation der Nabelschnur". Marios Mutter hat gesehen, wie damals dieses deutliche Lebensmerkmal in der Krankenhausakte von Joseph-Lennard eingetragen wurde, das muss doch heißen, dass er bei seiner Geburt noch gelebt hat. Er wog zwar keine 500 Gramm, nur 440, aber er war ein lebendes Frühgeborenes, eine Lebendgeburt, ein Kind, für das eine Geburts- und eine Sterbeurkunde hätte ausgestellt werden müssen. Damit hätte er Anspruch auf ein eigenes Grab gehabt. Wir haben inzwischen mehrfach nachgefragt, aber die Klinik verweigert uns die Bestätigung. Warum? Weil kein Kinderarzt vor Ort war und man das der Klinik anlasten könnte? Weil sie keinen Präzedenzfall schaffen wollen? Aber wie oft kommt so etwas vor? Wäre es denn so schlimm, wenn man uns Eltern diesen Wunsch erfüllen würde?

Immer wieder geht es plötzlich um diese eine wichtige Zahl: 500 Gramm muss ein Neugeborenes auf die Waage bringen, um vor dem Gesetz als Person zu gelten. Genau 500 Gramm müssen es sein, ein verstorbenes Baby, das darunter liegt, ist nur eine „Leibesfrucht", es wird nicht ins Personenstandsregister eingetragen, es bekommt keinen Namen, und wenn die Eltern ihm dennoch einen geben, dann ist das ihre private Angelegenheit. Und: Ein verstorbenes Kind mit weniger als 500 Gramm hat kein Recht auf eine Bestattung, ein eigenes Grab. Ein lebend geborenes Kind – egal, mit wie viel Gramm –, das Lungenatmung, Herzschlag oder eine Pulsation der Nabelschnur zeigt, dagegen schon.

Plötzlich sind wir mittendrin und selbst betroffen: Von unseren drei Kindern war nur Penelope „von Amts wegen" eine Person, für Joseph und Tamino haben wir weder eine Geburts- noch eine Sterbeurkunde erhalten. Wenn wir den beiden keine Namen gegeben hätten, wäre das rechtlich völlig in Ordnung gewesen. Wenn wir ihre Körper dem Krankenhaus überlassen hätten, hätte sich irgendein Pharmaunternehmen sicher gefreut und Forschung betrieben, und wenn Marios Großonkel nicht gewesen wäre, hätte es wohl keine Trauerfeier und keine Bestattung gegeben. Babys, die unter 500 Gramm verstorben sind, scheinen im Nachhinein für niemanden existieren zu wollen, außer für die Eltern, die ihr kurzes Leben und ihren Tod miterlebt haben. Eltern wie wir.

Parallel zu unserer Recherche entwickelt die Sache mit der Homepage eine eigene Dynamik. Tag für Tag erreichen uns Hilfegesuche: *„Wir haben heute erfahren, dass unser Krümel sehr wahrscheinlich nicht lebend auf die Welt kommen wird, und sind völlig geschockt. Könnt ihr uns helfen? Wir würden so gern mal mit jemandem sprechen, der so etwas selber erlebt hat und der nachempfinden kann, wie es uns geht."*

Erst sind es einzelne Hilferufe, dann werden es mehrere pro Tag. In manchen Mails erfahren wir Dinge, die wir geahnt haben, aber zum Glück nicht selbst erleben mussten: *„Angeblich gibt es eine Sammelbestattung, und bis dahin wird unser Kind irgendwo aufgehoben, aber als wir es sehen wollten, ging das plötzlich nicht. Warum? Was passiert mit unserem Baby!?"*

Unser Schicksal hat diese Eltern angerührt, und offenbar haben viele von ihnen niemanden, an den sie sich sonst wenden könnten. Sie nehmen Anteil an dem, was wir erlebt haben, und sie vertrauen uns. Ein Stein ist ins Rollen gekommen, wir spüren so etwas wie Verantwortung anderen Eltern und Mitbetroffenen gegenüber. Deshalb legen wir einfach los: Wir machen uns schlau, wir lesen und recherchieren, wir fangen an, mit jedem, der uns kompetent erscheint, über das Thema Frühgeburt und Menschenwürde zu sprechen, und wir beantworten jede Mail, die uns erreicht. Schließlich warten die Leute auf Antworten, und wir wollen sie nicht hängen lassen, zumal wir selbst nach ihnen suchen.

Doch auch wir haben Fragen: Wir wenden uns an andere Eltern und wollen mehr wissen über ihre Lebensgeschichten, Erfahrungen und Kämpfe mit der 500-Gramm-Grenze. Und siehe da, sie erleben Ähnliches. Wir bekommen Unmengen an Zuschriften. Ein Elternpaar schreibt uns: *„Der diensthabende Arzt hat absichtlich ein Gewicht von unter 500 Gramm angegeben, damit uns der Papierkram und Behördengänge erspart bleiben. Dass wir damit kein Kind geboren haben, ist uns erst nach Wochen aufgegangen."* Und jetzt fragen sie sich – und uns – was sie noch tun können.

Angesichts unserer eigenen Situation und der Hilferufe anderer Eltern wird uns das ganze Ausmaß erst richtig bewusst: Mensch oder nicht Mensch – soll sich das wirklich daran entscheiden, ob ein Baby bei der Geburt 499 oder 500 Gramm wiegt? Das kann der Gesetzgeber doch nicht wirklich gemeint haben! Oder doch?

Große Fragen türmen sich vor uns auf. Wann ist ein Mensch ein Mensch? „Von Anfang an", sagt die katholische Kirche, in der wir erzogen worden sind. „Im Moment der Zeugung entsteht ein neuer Mensch." Warum existieren zu früh geborene Kinder oder „Fehlgeburten" für die Kirche dann nicht und warum ist keine kirchliche Trauerfeier vorgesehen?

„Die Würde des Menschen ist unantastbar", sagt der erste Artikel des Grundgesetzes. Aber wo beginnt der Mensch, ab wann hat er eine Würde, die geschützt werden muss?

„Wir sind keine Philosophen, wir sind keine Theologen, wir sind auch keine Ärzte", würden wir den Eltern, die uns mailen, am liebsten schreiben. Wir sind zwei Friseure aus einem hessischen Dorf.

Mario und ich beschließen, die Tatsache, dass wir keine Geburts- und Sterbeurkunde für unseren Sohn Joseph-Lennard bekommen haben, nicht auf sich beruhen zu lassen, sondern einen Anwalt zu suchen, der unser Anliegen ernst nimmt und uns vertritt. Durch eine Empfehlung lernen wir einen Berliner Anwalt kennen, der versteht, was uns aufregt und traurig macht. Und er sagt uns sogar bald schon, dass er bereit ist, unseren Fall, wenn es nötig sein sollte, durch alle Instanzen zu vertreten – für so wichtig hält er unser Anliegen. Bis heute vertritt er uns engagiert.

Außerdem wird uns noch vor Weihnachten klar: Die Sache mit der 500-Gramm-Grenze ist bei allem *der* Knackpunkt. Wenn diese willkürliche Festlegung nicht aufgehoben wird, können wir Sterneneltern so gut wie nichts für unsere Kinder tun.

Wie eine Eingebung kommt uns eines Tages die Idee, eine Petition zu starten. Wir können beide nicht sagen, wer uns darauf gebracht hat oder ob es Mario war, der als Erster die Idee hatte, oder ich. Wir wissen nur: *Das ist unsere Aufgabe!* Das ist das Einzige, was wir noch für unsere Kinder und die Kinder anderer tun können: zu erreichen, dass alle geborenen Kinder, ob nun tot oder lebendig und unabhängig von Größe und Gewicht, als Kinder eingetragen werden dürfen, sodass sie auch in der Gesellschaft anerkannt sind!

Anfang Dezember stellen wir folgenden Text auf unsere Seite im Internet. Von da an können Unterstützer mit ihrer Unterschrift eine Stimme für die Petition abgeben – online über unsere Seite und handschriftlich auf unseren ausgelegten Unterschriftenlisten.

Petition

Der Deutsche Bundestag möge beschließen, dass alle geborenen Kinder, unabhängig von ihrem Gewicht, anerkannt und in die Bestandsbücher eingetragen werden.

Begründung:
Diese Forderung zielt auf eine Änderung des § 31 (3) der PStV ab. Bisher wurden laut dieser Verordnung Fehlgeburten, sprich Kinder unter einem Gewicht von 500 Gramm und ohne Merkmal des Lebens wie Herzschlag, Nabelschnurpulsation oder Lungenatmung und kein Teil einer Mehrlingsgeburt sind, nicht in den Personenstandsregistern beurkundet.

Das heißt, dass diese Kinder rein rechtlich nicht existiert haben und auch nirgends statistisch registriert sind. Dieses Schicksal einer späten Fehlgeburt widerfährt werdenden Eltern in ca. 10–15 % aller Schwangerschaften. Zwischen der 24. und der 26. Schwangerschaftswoche haben die Kinder das Gewicht von 500 Gramm erreicht. Ab der 12. Woche ist aber ein Schwangerschaftsabbruch auf legalem Weg schon verboten, da man hier eine „Straftat gegen das Leben" (§218 StGB) begeht. Kinder, die zwischen der 12. und bis zur 26. Woche auf normalem Wege tot geboren werden (natürliche Geburt, Kaiserschnitt) und unter 500 Gramm wiegen, werden nicht als Menschen beurkundet. Sie sind somit offiziell nicht existent. Zudem haben heute durch den medizinischen Fortschritt Kinder, die früher zur Welt kommen, auch mit einem Gewicht von weniger als 500 Gramm schon Chancen, als Menschen zu überleben.

Wir fordern daher eine Abschaffung der 500-Gramm-Grenze und erhoffen uns von dieser Petition, dass alle Kinder, die geboren werden (keine Ausschabung), in die Personenstandsregister aufgenommen und gesetzlich anerkannt werden.

Das beinhaltet auch, dass die Eltern für ihre Kinder ein Recht auf Bestattung in einem eigenen Grab haben.

Bestattungsrecht ist Ländersache und wird in jedem Bundesland unterschiedlich gehandhabt. Dies hat leider oft zur Folge, dass die

Kinder nicht würdevoll beerdigt werden, sondern durch den Inhaber des Gewahrsams (wie es im Gesetz lautet) hygienisch einwandfrei und dem sittlichen Empfinden entsprechend zu entsorgen, sofern sie nicht zu wissenschaftlichen Zwecken verwendet werden.

Zurzeit gibt es nur zwei Möglichkeiten, die trauernde Eltern haben: ein Kindersammelgrab, wo die Kinder vierteljährlich gesammelt, gemeinsam verbrannt und in einer Urne bestattet werden (sofern die ansässige Stadt oder Gemeinde ein Grabfeld für Kinder ausgewiesen hat, was nur in größeren Städten der Fall ist), oder im Grab eines Verwandten. Sollten diese Möglichkeiten nicht gegeben sein, besteht keine Möglichkeit, sein Kind zu beerdigen.

Aber gerade für Eltern ist es wichtig, eine persönliche Anlaufstelle und Zufluchtsort zum Trauern und Gedenken ihres Kindes zu haben, welches in den oben genannten Möglichkeiten nicht der Fall ist.

Kapitel 12

Neue Aufgaben

Mario Nach einiger Zeit fangen wir wieder an zu arbeiten. Nebenbei sind wir ganz plötzlich zu Ansprechpartnern für Eltern von Sternenkindern geworden. In unserer Freizeit, bis tief in die Nacht, lesen und bearbeiten Barbara und ich Tausende E-Mails von Sterneneltern, die uns um Rat und Trost bitten. Und natürlich sind wir auch noch Petenten – Bürger, die eine Petition auf den Weg gebracht haben. Genau genommen ist nur Barbara Petentin, denn das kann immer nur eine Person sein, auch wenn wir die Petition als Elternpaar eingereicht haben. Ich bin im Hintergrund tätig, beantworte Fragen rund um die Petition, drucke Unterschriftenlisten aus, bin in Foren von Sterneneltern unterwegs und tätig und sammle neue Ideen und Erkenntnisse. Ich kümmere mich um alles Schriftliche, pflege unsere Internetseite, knüpfe Kontakte und vergrößere stetig die Reichweite und Aufmerksamkeit für die Petition.

Barbara spricht vor allem mit den Leuten, telefoniert, überzeugt Ärzte und Initiativen, sich an der Petition zu beteiligen, und stellt Informationen zusammen. Und obwohl der Verlust unserer drei Kinder der Antrieb für all das ist, sind wir vor allem immer noch trauernde Eltern.

„Ich tue, was ich kann, aber oft würde ich am liebsten einfach den Kopf in den Händen vergraben, gar nicht mehr reden, die Augen schließen und in Gedanken bei unseren Kindern sein", sage ich zu Barbara. Stattdessen muss ich mich zusammenreißen und lächeln, um den Alltag einigermaßen zu meistern. Nur Barbara gibt mir Kraft, so gut sie es eben selber kann.

Da es mir seelisch zunehmend schlechter geht und wir mit dem Trauma über den Verlust nicht alleine fertigwerden, beschließt unser Hausarzt, uns in eine Tagesklinik für Traumatherapie zu überweisen. Auch Barbara hat einen Klinikaufenthalt beantragt, aber obwohl sie Privatpatientin ist und ich „nur" Kassenpatient bin, bekomme nur ich die Genehmigung. Dabei scheuen wir beide ja seit Monaten, seit dem Tod der Zwillinge, die größere Öffentlichkeit. Wir schaffen es immer noch nicht, in einem Supermarkt einkaufen zu gehen, und wenn es doch sein muss, dann warten wir auf die Abendstunden, kurz bevor der Markt schließt, oder bitten meine Mutter, uns etwas mitzubringen. Wir können es nicht ertragen, angesprochen oder angeschaut zu werden, mitleidig, neugierig, vielleicht ja auch einfach nur so – wir können es einfach nicht. Menschen, die verstehen, warum wir uns so verhalten, finden wir vor allem in der virtuellen Welt, abends spät und morgens ganz früh, wenn wir vor dem Computer sitzen und mit anderen Sterneneltern Kontakt pflegen.

In der Traumaklinik darf ich offen darüber reden, wie es mir geht; keiner findet mein Verhalten seltsam, verrückt oder irgendwie nicht normal.

Und letztlich findet sich auch für Barbara noch ein Weg, wenigstens stundenweise an dem teilzuhaben, was mir hilft: Sie darf an der Trauergruppe teilnehmen, zu der ich auch gehöre. Neben uns sitzen Menschen, die von ganz anderen Schicksalen getroffen wurden als wir. Sie erzählen von Unfällen und Krankheiten, manche haben ältere Familienmitglieder oder den Ehepartner verloren. Es sind ganz unterschiedliche Dramen, die sich in diesen Leben abgespielt haben. Wir hören einander zu, versuchen zu verstehen und sagen uns Dinge, die vielleicht eine Hilfe sein könnten. Uns allen gemeinsam ist nur, dass wir es alleine nicht schaffen, aus dem Loch zu klettern, in das wir gestürzt sind. Und wir lernen: Man kann die Schicksale nicht vergleichen, die Trauer nicht als größer oder kleiner bewerten, nicht messen, wie stark oder weniger stark die Schmerzen eines Menschen sind. Jede Lebensgeschichte ist einzigartig, jedes Leid hat einen eigenen Charakter.

Wir erleben, dass unsere Geschichte denen, die sie hören, als etwas Besonderes erscheint, dass sie manchen hilft, einen anderen Blick auf das eigene Leben zu wagen, manchmal sogar dankbar zu sein. Immer wieder werden wir gefragt:

„Woher nehmt ihr eigentlich die Energie, euch auch noch für andere Eltern einzusetzen?"

„Wir tun all das wegen unserer Kinder", antworte ich meist. Wir müssen es einfach tun. Es ist ja nicht nur unser Schicksal, es ist auch ihres. Das, was wir tun, ist alles, was wir noch für sie tun können – deshalb müssen wir es tun! Ihr Tod soll nicht sinnlos gewesen sein. Vielleicht können wir ja tatsächlich etwas bewegen …

Als die Wochen in der Tagesklinik vorbei sind, setzen Barbara und ich die Gespräche bei verschiedenen Therapeuten fort. Aber wir wollen nicht nur reden, wir müssen unsere Trauer auch auf irgendeine Weise ausdrücken, das empfinden wir sehr stark. Wir schreiben weiter Texte, jetzt vor allem in unserem Blog, und auch unsere Gedenkecke, das Sideboard in unserem Wohnzimmer, gestalten wir mehr und mehr zu einem besonderen Erinnerungsort. Erst waren da nur die Geburtskarten mit den Hand- und Fußabdrücken und der Bronzeengel, dann kamen Kerzen hinzu, Bilder, weitere, ganz verschiedene Engelfiguren und ein Kreuz, wunderschöne Teelichthalter mit den Fußabdrücken unserer Kinder und ihren Initialen, eine Lichterkugel und die Kleidungsstücke, die Penelope trug – wie froh sind wir, dass wir diese Erinnerungen haben. Alles, die vielen Bilder und Spruchkarten, die wir geschenkt bekommen haben, finden dort ihren Platz. Damit ehren wir unsere Kinder und machen sie sichtbar. Andere kaufen ihren Kindern Spielzeug, wir kaufen ihnen Engel.

„Eines Tages werden Sie die Kraft und den Wunsch haben, das alles wegzuräumen, weil Sie es nicht mehr brauchen", hat mir einmal ein Therapeut in einer Sitzung gesagt. Er meinte es vermutlich nur gut, und er würde es sicher für ein Zeichen von innerer Heilung halten, wenn wir das Sideboard „aufräumen" würden, aber dazu kennt er uns zu wenig. Das sind nicht wir. Denn dieser Tag wird nie kommen. Für Barbara und mich ist dieser Ort in unserer

Wohnung „heilig“ und wir werden ihn nie aufgeben. Seinen anderen Rat, eines Tages aufzuhören, mit unseren Sternenkindern zu reden und umzugehen, als wären sie im Raum, wollen wir versuchen zu beherzigen.

Und noch etwas hilft uns, die Erinnerung an unsere drei Schätze zu bewahren: Wir gehen wieder zu unserem Freund Daniel ins Tattoo-Studio und lassen uns neue Tätowierungen stechen. Seit unserer Hochzeit trage ich den Anfangsbuchstaben von Barbara unter meinem Trauring und sie meinen unter ihrem. Als dann Joseph-Lennard gestorben ist, fragte uns unser Freund Daniel, ob wir uns nicht ein Tattoo als Erinnerung an ihn stechen lassen wollten. Wir entschieden uns dafür, seine Initialen, den Abdruck seines Füßchens, das Datum seines Geburtstags und zwei Sternchen auf den jeweils linken Unterarm stechen zu lassen. Und wir waren sehr froh, unseren Sohn an unseren eigenen Körpern sichtbar zu machen und damit auszudrücken: „Wir werden dich nie vergessen, wir tragen dich überallhin, wir werden an dich denken, solange wir leben.“

Genauso wollen wir nun auch die Zwillinge hinzufügen: ihre Geburtstage, die Anfangsbuchstaben der beiden Namen, Penelopes und Taminos Fußabdruck und eine Wolke für Penelope mit ihrem Geburtsdatum sowie eine Krone für Tamino, den Prinzen der „Zauberflöte“, dazu die beiden Sätze, die uns besonders wichtig sind und uns immer begleiten: *„Liebe ist stärker als der Tod“* und *„Wer die Liebe kennt, weiß, was wir verloren haben“*.

Für den ersten Todestag unserer Tochter beschließt Barbara schon jetzt, sich ihren Rücken komplett tätowieren zu lassen: Eine weinende Madonna, Dürers „Betende Hände“, einen Rosenstrauß und Engelsflügel möchte sie unserer Tochter wie auch unseren Söhnen widmen.

Im Austausch mit anderen Eltern von Sternenkindern erfahren wir, dass erstaunlich viele von ihnen Tattoos tragen. Es ist wie ein Ritual, sich ein solches Tattoo als Andenken an das Kind oder die Kinder stechen zu lassen. Wieder einmal fühlen wir uns in ihrem

Kreis verstanden und akzeptiert. Es ist beinahe, als fänden wir in der virtuellen Welt ein zweites Zuhause, einen Ort, an dem wir so sein können, wie wir sind.

Unsere Homepage wird immer mehr zu einer Anlaufstelle für Sterneneltern. Um anderen Eltern Rat geben zu können, müssen wir uns gründlich mit ganz verschiedenen Themen auseinandersetzen. Von anderen Eltern erfahren wir zum Beispiel, dass manche katholischen Pfarrer gern eine Trauerfeier und die anschließende Bestattung einer Fehlgeburt übernommen hätten, offenbar aber von höherer Stelle zurückgepfiffen wurden. Wir wenden uns direkt an den Bischof und schreiben einen Brief an unser Bistum in Limburg. Darin stellen wir unter anderem die Frage, was eine Fehlgeburt in den Augen der Kirche ist: Wirklich schon ein Kind oder doch erst irgendeine Vorstufe von Mensch? Wir bitten hartnäckig um einen Termin, aber der soll erst sehr viel später zustande kommen.

Schade! Entmutigt sind wir aber nicht.

Viele Informationen finden wir im Internet, aber es ist uns auch wichtig, mehr und mehr mit „echten Personen“ in der „realen Welt“ zu sprechen. Vor allem wollen wir dabei auch Unterstützer für unsere Petition gewinnen.

Einer der Ersten, an den wir uns wenden, ist der stellvertretende Vorsitzende der hessischen Landesgruppe der CDU/CSU-Fraktion, Klaus-Peter Willsch (MdB). Er bietet in Limburg eine Bürgersprechstunde an, und wir fahren hin, um ihn eingehend zu unserem Thema zu befragen.

Das Problem der 500-Gramm-Grenze ist Willsch neu, aber er muss nicht lange nachdenken, um uns seine Unterstützung zuzusagen. Er hält unser Engagement für eine sehr gute Sache und gibt uns seine Visitenkarte. Wir sollen ihn jederzeit anrufen, wenn wir meinen, er könnte uns helfen. Und plötzlich spüren Barbara und ich so etwas wie Rückenwind. Wäre es nicht toll, wenn ein paar hochrangige Politiker unsere Petition unterzeichnen würden, zum Beispiel der Ministerpräsident eines Bundeslandes?

„Für so einen Scheiß hab ich keine Zeit", antwortet der Ministerpräsident eines anderen Landes, den wir fragen. „Das soll ich Ihnen so ausrichten", schickt uns seine Mitarbeiterin hinterher.

Egal, wir schicken weiter Briefe durch ganz Deutschland und besonders viele nach Berlin. Von einer Mitarbeiterin des Bundesfamilienministeriums erhalten wir eine sehr freundliche, aber abweisende Antwort: Die 500-Gramm-Grenze sei sinnvoll, da sonst jede Fehlgeburt ab dem ersten Tag der Schwangerschaft beurkundet werden müsse. Man verweist auf Internetangebote für betroffene Eltern. Sonst könne man leider nichts für uns tun.

Auf viele Mails und Briefe bekommen wir natürlich gar keine Antwort oder nur ein kurzes „Ich habe keine Zeit" oder „Das ist vergebliche Mühe". Manchmal frustriert uns das, aber dann dauert es nie lange, bis uns die Mail irgendeines Sternenelternpaares wieder aufmuntert: „Toll, dass ihr diese Petition gestartet habt! Macht weiter so. Wir drücken euch die Daumen!"

Und dann unterstützen uns plötzlich ein paar Prominente, wie Miriam Pielhau, die beliebte Fernseh- und Hörfunkmoderatorin, die zu dieser Zeit an Krebs erkrankt ist:

„Liebe Barbara, lieber Mario,
ich habe soeben meine Unterschrift geleistet. Es tut mir sehr leid, was Ihnen widerfahren ist. Das muss ein unvorstellbarer Schmerz sein. Seien Sie sich gewiss, dass die Sternenkinder von einem wunderschönen Ort auf Sie und uns alle niederblicken. Eines Tages sind wir mit all den Menschen, die uns lieb und teuer sind, vereint. Das ist mein fester Glaube. Ich wünsche Ihnen von Herzen Kraft und Gottes Segen.

Herzliche Grüße
Miriam Pielhau

Und auch vom König von Mallorca, Jürgen Drews, und seiner Frau Ramona erhalten wir Unterstützung und eine Unterschrift für unsere Petition. Ebenso vom Radiomoderator des Hessischen Rundfunks Peter „Lackenegger" Lack.

Zu einer großen Stütze wird uns der Verein „Bundesverband verwaiste Eltern und trauernde Geschwister in Deutschland". Wir mailen, telefonieren miteinander und haben gerade im ersten Jahr der Petition intensiven Kontakt. Hier finden wir Menschen, die von juristischen Dingen viel mehr Ahnung haben als wir, die gute Anwälte kennen und von eigenen Erfahrungen mit anderen Initiativen erzählen können.

So erfahren wir auch, dass es vor einigen Jahren von einem anderen Verein schon einmal den Versuch gegeben hat, die 500-Gramm-Grenze zu kippen – ohne Erfolg. In seinem Frust – das vermuten wir jedenfalls – will genau dieser Verein uns jetzt davon abhalten, es noch einmal zu versuchen. „Die Zeit könnt ihr euch sparen", und härter noch: „Das ist Schwachsinn!", schreibt man uns, aber wir sind nicht mehr aufzuhalten, auf unserer Homepage haben, bis der Sommer beginnt, 1400 Menschen unterschrieben.

Für die elektronischen Unterschriften habe ich uns eine kleine akustische Ermutigung eingerichtet: Immer, wenn jemand online unterschreibt, macht es bei uns zu Hause am Rechner „Plingpling!". Der Klang begleitet uns, sobald wir oben in der Wohnung sind. Und er macht gute Laune: Wieder ein Mensch, der unser Anliegen unterstützt!

***

Zu den betroffenen Eltern, die sich an uns wenden, kommen jetzt auch Hebammen, Krankenschwestern, Ärzte und andere Krankenhausangestellte hinzu, die sich wünschen, dass sich im Umgang mit „Fehlgeburten" und „Totgeburten" etwas ändert. An dem Wort Fehlgeburt stoßen wir uns ja schon lange.

„Da denkt man doch, dass an dem Kind irgendetwas falsch sei, dabei ist es nur zum falschen Zeitpunkt geboren", erklärt Barbara jedes Mal, wenn jemand in unserer Umgebung dieses Wort gebraucht. Und mit einem Mal entdecken wir, während wir für unsere Petition kämpfen, eine weitere „Baustelle": Eine Fehlgeburt ist juristisch keine Geburt. Deshalb gibt es auch keine Geburtsurkunde, und die Mutter hat kein Recht auf Mutterschutz, egal, wie es ihr nach dem Verlust körperlich und seelisch geht. Sie kann sich krankschreiben lassen, aber das sichert nicht ihren Arbeitsplatz, denn natürlich vermutet jeder Arbeitgeber zu Recht, dass sie schon bald versuchen wird, wieder schwanger zu werden.

Allein die Sache mit dem Mutterschutz wäre ein Grund, eine zweite Petition einzureichen. Aber wir wollen uns jetzt erst einmal um die kümmern, für die wir noch Tausende von Unterschriften zu sammeln haben, um in Berlin Gehör zu finden. Vielleicht kämpfen wir ja anschließend noch für den Mutterschutz für Mütter von Sternenkindern. Wer weiß?

Kapitel 13

Eine Ausstellung wird zum Aufbruch

Barbara Die 500-Gramm-Grenze scheint uns widersinnig. Wir wollen, dass sie aufgehoben wird. Immer wird sonst irgendeine Hebamme einem Elternpaar sagen müssen: „Ihrem Kind fehlen leider ein paar Gramm, sonst wäre es ein vollwertiger Mensch …" Das kann doch niemand wollen.

Und noch ein Problem baut sich vor uns auf: Der Abbruch einer Schwangerschaft ist nach § 218 verboten, bleibt in bestimmten Fällen aber straffrei. Wenn wir für die Würde der ungeborenen Kinder eintreten, auch der Kinder in den ersten Schwangerschaftswochen, dann werden wir vermutlich bald mit Eltern Konflikte bekommen, die ihr Kind durch Abtreibung verloren haben. Oder gibt es auch da Menschen, die das, was geschehen ist, nicht einfach nur schnell vergessen wollen, sondern um ihr Kind trauern? Wir können es uns nur schwer vorstellen, unsere Situation ist so ganz anders. Niemals würden wir uns nach dem, was wir erlebt haben, für eine Abtreibung entscheiden, egal, wie schwer behindert das Kind wäre. Aber vielleicht können wir uns in die betroffenen Eltern genauso wenig einfühlen, wie andere Leute sich nicht in unsere Lage versetzen können und nicht verstehen, „wie man um solche kleinen und zu früh verstorbenen Kinder dermaßen trauern kann"?

Wir würden auch gern mit den verschiedenen Menschen ins Gespräch kommen, nicht nur mit anderen Sterneneltern, sondern auch mit anderen, die sich zu alldem ihre Gedanken machen und uns unterstützen wollen.

Im Sommer 2009 bietet sich dazu eine überraschende Gelegenheit: Wir fragen in der Hauptstelle der Kreissparkasse Limburg, in der Mario gearbeitet hat, ob wir in ihrem Foyer einen Infotag abhalten dürfen, um Unterschriften für die Petition zu sammeln. Doch die Reaktion und vor allem die Bereitschaft der Kreissparkasse, ein solches Tabuthema in ihren Räumen öffentlich zu machen, erstaunt uns. Sie bietet uns an, das Foyer als Fläche für eine Ausstellung zum Thema Sternenkinder zu nutzen – drei Wochen lang! Wir dürfen dort auf unser Thema aufmerksam machen und Stimmen für die Petition sammeln.

Wir freuen uns sehr. Und natürlich nutzen wir diese Chance und beginnen auf der Stelle mit den Vorbereitungen, denn Ende August muss alles fertig sein. Stellwände gibt es, aber wir brauchen Texte, die nicht nur informativ sind, sondern auch gut zu lesen und so kurz, dass man nicht zu lange davor stehen muss. Wir suchen ganz viel Infomaterial zusammen und verfassen sehr viele Texte selbst. Und wir bitten Eltern von Sternenkindern, uns ihre Geschichten und Fotos ihrer Kinder zu schicken, auch von ihren Gräbern, Gedenkecken und Tätowierungen. Die Besucher sollen ja nicht vor einer Textwüste stehen.

„Aber wie stellen wir Fotos von verstorbenen Kindern aus? Ist das überhaupt vertretbar?" Natürlich sind wir stolz auf unsere Kinder und würden die Fotos gerne zeigen, nur, wir wissen auch, dass nicht jeder damit umgehen kann. Wir überlegen hin und her und entscheiden schließlich, einen Bereich des Foyers so abzutrennen, dass eine Nische entsteht, die man nicht gleich einsehen kann. Wer die Fotos anschauen möchte, wird durch einen einfühlsamen Text darüber aufgeklärt, was ihn anschließend erwartet.

Fast jeder, dem wir von unserem Vorhaben erzählen, ist bereit, uns zu unterstützen und etwas beizutragen: Der Steinmetz, der den Grabstein unserer Kinder gestaltet hat, stellt aus, daneben eine Künstlerin, die mit Beton arbeitet und Engelfiguren, Fußabdrücke sowie andere Kunstwerke schafft, die an die verlorenen Kinder erinnern. Eine Frau, die Trauergewänder für Babys näht, schickt uns

Kleider, die wir in einer Vitrine zeigen. Die Buchhandlung der Pallottiner aus Limburg stellt Bücher zusammen, die Trauernden helfen können, und wir richten eine Leseecke ein, in der man neben den Büchern auch Texte von Sterneneltern lesen kann, die wir in einer Mappe gesammelt haben. Unser Bestatter zeigt, wie ein Kindersarg und ein Mosekörbchen aussehen, und von einer Therapeutin haben wir Erinnerungsrituale erhalten. Zu guter Letzt stellen wir noch einen Tisch auf, an dem die Besucher unsere Petition einsehen und mit ihrer Unterschrift unterstützen können. Daneben liegen Erfahrungsberichte von Sterneneltern und ein Gästebuch, in das Besucher ihre Gefühle, Wünsche und Gedanken eintragen können.

„Das wird ziemlich viel für jemanden, der vielleicht zufällig vorbeikommt und eigentlich nur Geld abheben will, oder?", zweifeln wir zwischendurch, aber es ergibt sich einfach eins aus dem anderen, und am Ende ordnen wir alles so, dass im Foyer der Sparkasse eine Art Trauerweg entsteht.

Als der 31. August 2009 sich nähert, sind wir fürchterlich aufgeregt. Die Ausstellung beginnt mit der Vernissage. Wir werden wieder einmal überrascht: Viel mehr Leute als erwartet kommen zu unserer Ausstellung, unter ihnen auch der 1. Kreisbeigeordnete, unser Bürgermeister, der Hauptfilialleiter der Kreissparkasse, Klinikseelsorger, Chefärzte, Oberärzte, Hebammen und Frauenärzte. Erwartungsvoll hören die Besucher den verschiedenen Begrüßungsreden zu. Und nach meiner kleinen Einführung wagen die Ersten, die Ausstellungsstücke näher zu betrachten. Neben die Bilder verstorbener Kinder haben wir eine Kleenex-Packung gestellt – wir müssen sie mehrmals durch eine neue ersetzen, denn viele Eltern haben ihre eigenen verstorbenen Kinder nie sehen können. Und nachdem sie sich die Bilder der Sternenkinder angesehen haben, sind manche von ihnen erstmals in der Lage, richtig zu weinen und zu trauern, weil sie sich ein Bild machen können, wie ihre Kinder ausgesehen haben könnten. Auch viele Besucher, die weder ein Kind verloren haben noch je in Berührung mit dem Tod eines Kindes kamen, sind berührt und erstaunt, dass Sternenkinder bereits so früh so fertig ausgebildet sind. Eine Frau gesteht mir: „Ich wusste gar nicht, dass die Babys so hübsch sind."

„Es ist verrückt", denke ich. Im Internet kann sich jeder anschauen, wie ein Kind von zehn oder elf Wochen aussieht: „Fertig!", es ist alles dran, es muss nur noch wachsen. Aber die Fotos und auch die kleinen Figuren, die uns eine Lebensschutz-Initiative überlassen hat, haben viele Besucher erstaunt. In Deutschland sterben jedes Jahr mehr als 100 000 Embryos durch Abtreibung – was glauben denn die Leute, wie diese Kinder aussehen? Sie sind jedenfalls keine Zellklumpen. „Auch für diese Erkenntnis hat sich unser Einsatz gelohnt", denke ich.

Einige Besucher fragen uns, wie lange die Ausstellung bestehen bleibt, sie möchten gern alles anschauen, nur emotional sei das alles auf einmal einfach zu viel.

Zum Glück haben wir volle drei Wochen, in denen nun auch Interessierte aus anderen Städten kommen. In der dritten Woche veranstalten wir zusätzlich einen Infotag mit Fachleuten. Zu allen Themen, die mit unserer Petition zu tun haben, stellen sie sich vier Stunden lang den Fragen der Besucher: ein Arzt aus der Limburger Frauenklinik, ein Pfarrer aus Selters, Hebammen verschiedener Krankenhäuser, Vertreterinnen von Familienbildungsstätten und der Katharina-Kasper-Stiftung, die sich den Themen Pränataldiagnostik, Behinderung und früher Kindsverlust widmet.

Das Presse-Echo ist groß, und bis wir alles wieder abbauen, dürfte so ziemlich jeder in Limburg und Umgebung gelesen haben, was Sternenkinder sind und warum wir uns für sie einsetzen. Jeden Tag haben wir ein oder zwei Stunden in diesem Foyer verbracht und viele gute Gespräche geführt.

***

Mario und ich haben anlässlich dieser Ausstellung etwas Neues begonnen: *www.sternenkinderhimmel.com* – eine Website, die wir allen

Sternenkindern widmen, nicht nur unseren drei eigenen. Dieser „Himmel“ soll Eltern offenstehen, die ein ähnliches Schicksal erlitten haben wie wir. Hier können sie ihren Sternenkindern einen Platz geben. Die schwarze Seite sieht wie ein Nachthimmel aus, dessen Punkte man anklicken kann, um das eigene Kind mit dem Namen, dem Geburtstag, dem Sterbetag, einem Bild, einem Text oder was man sonst für andere sichtbar machen möchte, einzutragen. Dann gehört dem Kind dieser eine Stern, der am Geburts- und Todestag hell leuchtet. Auch unsere eigenen Kinder bekommen ein Platz im Sternenkinderhimmel und einen Text, der an sie erinnert:

**Für einen Wimpernschlag auf dieser Welt …
für immer in unseren Herzen**

Wenn Liebe einen Weg zum Himmel fände,
und Erinnerungen Stufen hätten,
dann würden wir hinaufsteigen
und dich wieder zurückholen.

Wir drücken damit etwas aus, was viele andere Eltern offenbar auch empfinden. Die Zahl der Einträge im Sternenkinderhimmel vermehrt sich schneller, als wir es verfolgen können; heute wird dort an circa 50 000 Kinder gedacht, aber natürlich wächst diese Zahl schon wieder, während ich dies hier erzähle.

Unsere Ausstellung hat in Limburg und Umgebung einiges in Bewegung gebracht und nun endlich erhalten wir doch noch eine Einladung des Bistums. Wir wollen wissen, wie die katholische Kirche zu Sternenkindern steht, warum sie sie nicht beerdigt, tauft oder segnet. Einerseits vertritt sie die Position, dass der Mensch ab der Zeugung ein Mensch ist, und andererseits orientiert sie sich auch an der 500-Gramm-Schwelle. Warum? Und dann noch die theologische Seite: Gott, so heißt es in der Bibel, nennt jeden beim Namen, unsere Kinder haben aber offiziell keinen Namen – dazu wollen wir eine Stellungnahme der Kirche hören.

Im Januar 2010 dürfen wir Weihbischof Dr. Thomas Löhr als Leiter des Dezernats Pastorale Dienste und Pfarrer Joachim Metzner vom diözesanen Zentrum für Trauerseelsorge in Frankfurt erklären, warum uns eine juristische Anerkennung der Sternenkinder so wichtig ist: Die Aufnahme in das Personenstandsregister ist in vielen Kommunen die Voraussetzung für eine Bestattung der Kinder. Eine Grabstelle, egal, ob auf städtischen oder kirchlichen Friedhöfen, ist für sie normalerweise nicht vorgesehen. Gesetzlich geregelt ist nur die „hygienisch einwandfreie und dem sittlichen Empfinden entsprechende Entsorgung“ der Totgeburten unter 500 Gramm – wenn sie nicht zu wissenschaftlichen Zwecken „verwendet“ werden. – Das wussten die Herren nicht, und sie danken uns ehrlich und mit der Zusicherung, dass sie uns in Zukunft unterstützen wollen und unser Anliegen in die Ethikkommission einbringen wollen.

***

Am 1. Dezember 2009 reichen wir unsere Petition endlich – mit bereits 20 000 gesammelten Unterschriften – auf Landes- und Bundesebene ein. Doch unsere Petition stößt in Berlin auf ein Hindernis: Die Unterschriften, die wir auf unserer Homepage gesammelt haben, zählen nicht, da sie nicht auf der extra neu eingerichteten elektronischen Petitionsseite des Bundestags erfolgt sind. Trotz der Bemühungen unseres Anwalts und von Herrn Willsch werden sie nicht anerkannt und müssen neu online getätigt werden. Uns ist aber nur ein Zeitraum bis 27. Januar für die Petition eingeräumt worden. Nun drängt also plötzlich die Zeit. Mario geht hin und bittet per E-Mail alle, die bereits bei uns virtuell online unterschrieben haben, sich bei der E-Petitionsseite des Bundestages zu registrieren und ihre Unterschrift bis zum 27. Januar 2010 noch einmal für unsere Petition abzugeben.

Zum Glück gelten die handschriftlichen Unterschriften weiter, sie haben die 10 000 schon überschritten. Das können nicht alles nur selbst Betroffene sein, wird uns klar, und nachdem zu Beginn vor allem Menschen aus unserer Region unterschrieben haben, sehen wir jetzt, dass uns Leute aus ganz Deutschland und sogar aus der Schweiz und Österreich, Australien und London unterstützen. Wir sind sehr erstaunt, dankbar und gerührt, wie viel Zuspruch wir erhalten.

Mario verbringt ganze Nächte, immer nach Feierabend, vor dem Rechner, um die Unterstützer zu informieren, ab wann sie auf der E-Petitionsseite unterschreiben können. Es ist unglaublich, was mein Mann da leistet. An die 20 000 Mails schreibt er eigenständig: immer wieder CopyPaste mit persönlicher Anrede, einzeln verschickt.

Doch als die Petition auf dem elektronischen Bundestagsserver online geht, ist dieser dem plötzlichen Ansturm nicht gewachsen. Wir bekommen unzählige E-Mails mit der Nachricht, dass Unterstützer sich nicht registrieren und damit nicht unterschreiben können. Stündlich telefoniert Mario mit dem zuständigen Mitarbeiter für die E-Petition des Deutschen Bundestags. Normalerweise sendet der Server jedem, der sich registriert hat, eine Bestätigungsmail, dass man nun unterzeichnen kann. Aber die Mail wird nicht verschickt, das heißt, unsere Leute können nicht unterschreiben. Und bei wem beschweren sich die Leute, die keine Bestätigung erhalten? Nicht beim Deutschen Bundestag, sondern bei uns. Wir ertrinken in Mails, und ständig klingelt das Telefon: „Ich wollte euch unterstützen, aber ich konnte mich nicht registrieren …" Mario ist schließlich so genervt, dass er dem zuständigen Mitarbeiter ankündigt, seine Telefonnummer ins Netz zu stellen, damit die Leute sich direkt an ihn wenden können. Das wirkt.

Es kommen über die E-Petitionsseite bis zum 27. Januar 8.501 elektronisch getätigte Unterschriften, was in dieser Anfangszeit der E-Petition sehr viel war. Noch nie hat es eine Petition geben, die eine solch starke Beteiligung unzähliger Einzelner erfahren hat. Vermutlich wären es viel mehr gewesen, wenn alles funktioniert hätte.

Über ein Jahr sind wir damit beschäftigt, unsere Kontakte auszubauen und weitere Unterstützer für die Petition zu finden. Es unterstützen uns nicht nur Einzelpersonen, sondern auch Institutionen,

Hebammenverbände, Ärztegruppen und ganze Krankenhäuser. Manche schreiben auf unsere Bitte hin zusätzlich Briefe, um zu erklären, warum sie unser Anliegen unterstützen, und schicken sie an den Petitionsausschuss, darunter auch Dr. Stefan Seeliger, ein renommierter Neonatologe. Sein Brief wird sehr wichtig für die Petition werden. Auch unsere Frauenärztin ist dabei, der Bundesverband verwaiste Eltern, die katholische Organisation „Donum Vitae", eine Gruppe von Trauerbegleitern und viele andere – ein Rückenwind, der uns noch einmal kräftig Schwung gibt und deutlich macht: Es geht nicht um uns als Familie, wir sprechen mit unserer Petition für Tausende von Betroffenen.

Das bleibt der Presse nicht verborgen. Mehr und mehr Journalisten und Redakteure melden sich bei uns und wollen unsere dramatische Geschichte hören und was wir mit der Petition vorhaben.

Mitten in dem ganzen Trubel und unserer anhaltenden Trauer erhält Mario eine Anfrage von seinem besten Freund Michael: „Möchtest du der Pate meines zweiten Kindes werden?" Erst zögert Mario und wir überlegen gemeinsam: Soll jemand, der so verletzt ist, wirklich Patenonkel werden? Er, der kein Baby ansehen kann, ohne dass ihm die Tränen kommen? Macht es den Schmerz nicht nur noch größer, wenn man so viel mit dem Kind eines anderen Paars zu tun hat? Kann Mario den Anforderungen des Patenamtes gerecht werden?

In dieser Zeit hat uns sehr geholfen, dass es noch ein klärendes Gespräch mit der Wiesbadener Klinik gab, in dem ein Arzt Mario klarmachte, dass er Penelope wirklich nicht hätte helfen können, selbst wenn er mitgegangen wäre und danebengestanden hätte. Nicht alle Fragen wurden geklärt, aber am Ende waren wir froh, dass wir dieses Gespräch noch einmal gesucht haben.

Wir haben große Zweifel, aber Mario entscheidet: Er will das Amt annehmen. So freuen wir uns von Herzen, als Mia am 30. Dezember 2010 gesund das Licht der Welt erblickt. „Werde ich Sie überhaupt auf den Arm nehmen können?", fragt sich Mario. Aber schon am nächsten Tag, im Krankenhaus, hält er die neugeborene Kleine im

Arm, mit Tränen in den Augen. Und wir sind uns sicher: Wir können ein Kind bedingungslos lieben, das nicht unseres ist. Seitdem ist sie jede Woche bei uns zu Besuch und ist ein Teil unserer Familie. Anders als gedacht ist sie unser kleiner Lichtstrahl und hilft uns, mehr und mehr in unseren Alltag zurückzukommen und zu lachen.

Neben unserem ganz normalen Arbeitstag im Salon, dem Kümmern um die Sternenkindereltern, den Hunderten von E-Mails, die uns in einer Woche erreichen, haben wir mit den Presseterminen nun auch die Möglichkeit, für unser Anliegen eine große Öffentlichkeit zu gewinnen. Die Medienauftritte häufen sich. Alle namhaften Sender und Magazine sind dabei: von ARD, ZDF und SAT1 bis hin zu Bild und Deutschlandfunk. Und so bleiben wir in einer Spannung, wie es jetzt eigentlich weitergeht. Und mit uns all die Sternenkindereltern, die unterschrieben haben und uns ab und an fragen, ob wir schon etwas gehört haben. Wir hoffen, dass wir etwas verändern können. Wie weit wir es schaffen, wissen wir nicht. „Und wenn sich Berlin nicht bewegt, dann gehen wir mit unserer Geschichte und der Petition eben zur Bild", sagt Mario.

Am 16. April 2011 klingelt in der Mittagspause bei uns das Telefon: „Hallo, Frau Martin, hier ist das Büro der Bundestagsabgeordneten Frau Vogelsang. Ich verbinde Sie jetzt mit Frau Vogelsang."

Ich bin verblüfft und zugleich aufgeregt.

„Guten Tag, Frau Martin, hier ist Stefanie Vogelsang vom Petitionsausschuss des Deutschen Bundestags. Ich bin die Betrachterin Ihres Falls – so nennt sich das, ich bin also für Ihre Petition zuständig. Bitte entschuldigen Sie, dass es so lange gedauert hat. Ich möchte Sie nach Berlin einladen."

Wir sagen Klaus-Peter Willsch Bescheid und er freut sich mit uns. Sehr überrascht scheint er nicht zu sein, und wir beginnen zu ahnen, dass er beste Verbindungen zum Petitionsausschuss hat. Er erzählt uns, dass er gerade wieder einen „Hauptstadtbrief" vorbereitet, in dem er unser Anliegen vorstellen will.

Hauptstadtbrief von Klaus-Peter Willsch, 21. April 2011

Sternenkinder

Dem Deutschen Bundestag liegt derzeit eine Petition von der Familie Martin aus Brechen vor, die ich voll und ganz unterstütze und deren Thematik zunehmend öffentliche Aufmerksamkeit erlangt.

Es geht um die personenstandsrechtliche Anerkennung von sogenannten Sternenkindern. Sternenkinder sind tot geborene Kinder, die aufgrund einer Unterschreitung der gesetzlichen Gewichtsgrenze von 500 Gramm als Fehlgeburt bezeichnet werden und somit rechtlich nicht existiert haben.

Für viele trauernde Eltern von Sternenkindern ist es aber eine zusätzliche Belastung, dass die bestehende Rechtslage die Existenz ihrer Kinder bestreitet. Die Kinder haben in vielen Fällen schon einen Namen und die emotionale Eltern-Kind-Bindung ist auch bereits vor der Geburt vorhanden.

Hauptstadtbrief von Klaus-Peter Willsch Nr. 94/Seite 3

Mit der Petition soll erreicht werden, dass die 500-Gramm-Grenze abgeschafft und den Eltern von Sternenkindern somit ermöglicht wird, ihr Kind offiziell im Personenstandsregister und damit im Stammbuch der Familie erfassen zu lassen. Eine generelle Pflicht dazu soll ausdrücklich nicht eingeführt werden. Wer ein Kind abgetrieben hat, hat natürlich kein Interesse daran, dass dies in sein Stammbuch eingetragen wird. Dass eine formale Registrierung des Namens ein wichtiger Faktor sein soll, den Verlust des Kindes zu verarbeiten und zu realisieren, mag vielleicht für den ein oder anderen seltsam klingen.

Aber doch ist es so. Viele Seelsorger haben mir dies in persönlichen Gesprächen bestätigt. Auch wenn ein Baby noch nicht mehr als 500 Gramm wiegt, ist es doch mehr als „Kliniksondermüll“ – also als Krebsgeschwüre oder Blinddärme –, der einfach entsorgt werden kann. In vielen Fällen ist das Baby auch schon ganz klar als Mensch erkennbar, es handelt sich also nicht um einen „Zellklumpen“.

Die Petition erfährt großen Zuspruch. Derzeit wurde sie von 35 000 Bürgern gezeichnet. Das Thema hat viele Befürworter. So wird z.B. in der Arbeitshilfe Nr. 174 „Wenn der Tod am Anfang steht" des Sekretariats der deutschen Bischofskonferenz gefordert: „Im Hinblick auf das Personenstandsrecht sollte durch den Gesetzgeber des Bundes den Eltern die Möglichkeit gegeben werden, eine Eintragung des vor der Geburt verstorbenen Kindes einschließlich seines Vor- und Familiennamens in alle Personenstandsbücher, auch in das Sterbebuch, vornehmen lassen zu können." Auch ermöglicht die Kirche ein Begräbnis, obwohl für den Staat offiziell niemand existiert hat, der begraben werden müsste.

Sämtliche Kollegen, mit denen ich über das Thema gesprochen habe, stimmen mit mir überein, dass wir hier als Gesetzgeber etwas ändern müssen. Ich bin selbst nicht Mitglied des Petitionsausschusses, aber dennoch zuversichtlich, dass die Petition der Martins Erfolg haben wird.

Wann endgültig über die Petition entschieden werden wird, ist noch nicht absehbar. Da das Thema viele Politikfelder (Innen, Justiz, Gesundheit) berührt, wird nun wahrscheinlich eine fraktionsinterne Arbeitsgruppe gegründet. Über die Petition der Familie Martin wurde in letzter Zeit dreimal im Fernsehen (u. a. auch bei WISO) berichtet. Wer Interesse hat, kann sich die Fernsehbeiträge auf der Homepage der Martins (http://jltfpw.jimdo.com/) ansehen.

Kapitel 14

Berlin

Barbara Berlin – wir sind ganz schön aufgeregt, wenn wir an die Hauptstadt denken. Es ist Anfang Juni 2011, als wir uns endlich auf die Reise machen. Nicht nur den Bundestag werden wir zum ersten Mal sehen, auch die Stadt als solche ist uns noch unbekannt. Der Mauerfall ist jetzt mehr als zwanzig Jahre her, aber bisher haben wir uns einfach nicht die Zeit genommen, das große, neue Berlin anzusehen. Jetzt ist es endlich so weit – und wir sind begeistert: Diese ganz spezielle Mischung aus alt und neu, historisch und modern fasziniert uns. In Gedanken schmieden wir Pläne, was wir uns alles ansehen möchten. Doch wir haben anderes vor. Für Berlin bräuchten wir ganz viel Zeit…

Doch dann geht es schon in das Büro von Frau Stefanie Vogelsang, Mitglied des Bundestags, CDU-Abgeordnete des Bezirks Berlin-Neukölln und Mitglied des Petitionsausschusses. Es ist nicht nötig, dass wir uns langsam vortasten und darauf hoffen, dass das Eis bricht. Wir sind uns sofort sympathisch.

Frau Vogelsang nimmt sich Zeit für das Gespräch, und wir spüren, dass sie mitfühlt und Anteil nimmt an unserem Schicksal. Auch die große Zahl der Unterschriften beeindruckt sie, aber die wäre wohl gar nicht notwendig, um sie von unserer Sache zu überzeugen: Die 500-Gramm-Grenze muss geändert werden, das sieht sie genauso wie wir.

Nur, das deutsche Gesetz hat die 500-Gramm-Grenze nicht erfunden, sie ist eine Festlegung der Weltgesundheitsorganisation (WHO), der sich so gut wie alle Staaten angeschlossen haben. 500 Gramm beziehungsweise die abgeschlossene 23. Schwangerschaftswoche ist

Konsens. Denn wenn die Totgeburtenrate steigt, sinkt statistisch gesehen der Wohlstand des Landes. Es wäre schon sehr seltsam, wenn Deutschland da ausscheren würde.

„Aber früher gab es doch mal die 1000-Gramm-Grenze und von der hat man sich auch verabschiedet. Es geht also", sage ich.

Frau Vogelsang schließt nicht aus, dass eine nochmalige Änderung möglich ist. Sie will uns nur darauf vorbereiten, dass es Argumente dagegen gibt. Und wir erfahren, dass wir unser Anliegen vor einer Gruppe von Experten zu vertreten haben, vor Menschen, die prüfen werden: Warum sollte Deutschland sich von einer Regelung verabschieden, die alle anderen Länder für gut genug halten? Und was ist mit der „Leibesfrucht" nach einer Abtreibung? Soll die auch im Personenstandsregister eingetragen werden, wenn sie ein bestimmtes Gewicht hat? – Das kann niemand verlangen, aber es ist auch irgendwie seltsam, wenn man plötzlich anfängt, mit zweierlei Maß zu messen: Früh geborene Kinder sind Personen und haben Rechte, abgetriebene nicht…

Am 9. Juni sitzen wir zunächst mit Vertretern der CDU/CSU-Fraktion zusammen, dazu einzelne Abgeordnete der FDP und ein paar Praktikanten und Assistenten. Die Atmosphäre ist sehr nett, es gibt Kaffee und Kuchen, aber wir sind natürlich trotzdem furchtbar aufgeregt. Dabei haben wir uns intensiv auf diese Sitzung vorbereitet. Die Aufgaben haben wir wieder klar verteilt: Ich werde die ganze Petition vorstellen, Mario bleibt im Hintergrund. Auf Karteikarten habe ich mir alles aufgeschrieben, selbst unsere persönliche Geschichte. Wir wollen kein Thema vergessen, und außerdem möchten wir gern ein Gedicht vorlesen, das Ralf Korrek, ein Sternenpapa, extra für diesen Tag geschrieben und uns mitgegeben hat (siehe Anfang des Buches).

Doch unsere ganze aufwendige Vorbereitung wäre gar nicht nötig gewesen. Herr Baumann, Vorsitzender des Petitionsausschusses, leitet, nachdem er uns kurz vorgestellt hat, das Gespräch mit den Worten ein: „Nun erzählen Sie mal…" Und mir bleibt überhaupt keine Zeit mehr, auf die Karteikärtchen zu schauen.

Zuerst wollen alle unsere Geschichte hören. Während ich erzähle, studiert Mario die Namensschilder. Die meisten Namen sagen uns nichts; Herrn Bosbach kennen wir natürlich, Herr Kauder ist leider nicht da. Er hat sich sehr stark dafür eingesetzt, dass wir von Frau Vogelsang nach Berlin eingeladen werden, denn er hat den ZDF-Beitrag des Wirtschaftsmagazins „WISO" über uns gesehen, und für ihn stand fest, nachdem er die Handakte bekommen hatte, dass wir kommen sollten.

Ein Name aus der Runde bleibt mir besonders hängen: Beatrix Philipp. Sie bringt ständig Gegenargumente ein. Sie lässt nichts stehen, ohne es zu hinterfragen, und sieht überall Probleme. Mario und ich befürchten schon: Das wird hier nix. Was will sie denn?

Die Zeit vergeht wie im Flug und schon löst sich die Versammlung auf. Viele der Teilnehmer kommen anschließend auf uns zu, verabschieden sich persönlich, wünschen uns alles Gute und geben uns ihre Visitenkarte mit den Worten: „Wenn was ist, melden Sie sich! Ich tu, was ich kann." Unter ihnen ist auch Frau Ingrid Fischbach, stellvertretende Vorsitzende der CDU/CSU-Bundestagsfraktion und eine engagierte Katholikin, die sich besonders für Sozial- und Gesundheitsthemen einsetzt.

Anschließend gehen wir mit Frau Vogelsang zu Herrn Stefan Schwartze von der SPD, dem zweiten Betrachter unserer Petition. Da Oppositionspolitiker am Tisch des Fraktionsausschusses nicht zugelassen waren, haben wir ihm dann anderthalb Stunden lang noch einmal wiederholt, was wir gerade alles dargelegt hatten. Er ist begeistert von unserem Engagement und sagt uns seine volle Unterstützung zu.

„Ist doch alles super gelaufen!", beglückwünscht uns Frau Vogelsang.

„Super? Meinen Sie das im Ernst? Wir sind ziemlich ins Schwitzen gekommen, so kritisch, wie manche waren", antworten wir etwas geschafft. „Besonders diese Frau Philipp."

„Frau Philipp? Das ist eine ganz Liebe! Machen Sie sich keine Sorgen, so muss das laufen. Frau Philipp hat den Advocatus diaboli gespielt und an alles gedacht, was andere Ihrem Anliegen entgegensetzen könnten. Sie hat den Bösen nur gespielt. Es ist sehr wichtig, dass einer das macht. Man muss an alles denken und darf nicht naiv in die Abstimmung gehen."

***

„Als Nächstes steht die Expertenrunde vor der Tür, aber das dauert noch", sagt Frau Vogelsang. „Dann werden wir uns ganz schön warm anziehen müssen."

„Wann wird das Treffen mit der Expertenrunde sein?", frage ich.

„In den nächsten Monaten, ich hoffe mal, spätestens in einem halben Jahr. Aber machen Sie sich jetzt nicht zu viele Sorgen. Ich helfe Ihnen bei der Vorbereitung, und ich werde ja auch selbst dabei sein, so wie heute Nachmittag beim Fraktionsausschuss."

Nun steht für uns Sightseeing auf dem Programm. Wir bekommen, wie von Frau Vogelsang angekündigt, eine Führung und erleben von der Kuppel bis zum Presseraum den Bundestag. Wir betreten Räume, die normalen Besuchern verschlossen bleiben, und treffen dabei auf den Fluren verschiedenste Spitzenpolitiker, die wir sonst nur aus dem Fernsehen kennen. Anschließend gehen wir gemeinsam etwas essen. „Kommen Sie mit, ich lade Sie ein", sagt Frau Vogelsang.

Es wird ein Essen, das wir wohl nie vergessen werden. An diesem Juniabend herrscht allerschönstes Wetter und wir finden einen Platz an einem der Restauranttische im parlamentarischen Garten. Die Kellner schreiten in ihrem Frack wie Pinguine über die Terrasse, und wir müssen uns kneifen, um es fassen zu können: Ja, das sind wirklich wir, hier mitten in Berlin, zwischen all den hochrangigen Politikern: Barbara, Mario und Verena, die uns begleitet, aus Niederbrechen. Und dort drüben, am Nebentisch, sitzt tatsächlich Angela Merkel, unsere Bundeskanzlerin! Den Mann, der mit ihr am Tisch sitzt, kennen wir auch – es ist der Bundesumweltminister Norbert Röttgen.

Frau Merkel hat aufgehört, mit ihm zu reden, und tippt etwas in ihr Handy. Gestern erst ist sie in Washington von Barack Obama mit der Freiheitsmedaille geehrt worden, das haben wir in den Nachrichten gesehen. Wie sie das nur schafft und durchhält, frage ich mich.

„Wollen Sie mal mit der Frau Merkel sprechen?“, unterbricht Frau Vogelsang unsere Gedanken.

„Natürlich, sehr gern!“

„Gut, dann stelle ich Sie gleich mal der Bundeskanzlerin vor, sobald sie mit dem Telefonat fertig ist, dann weiß sie auch, welches Gesicht hinter der Petition steckt.“

Kurz darauf gehen wir gemeinsam rüber zu ihr.

„Frau Merkel, ich muss Ihnen mal das Ehepaar Martin vorstellen“, sagt Frau Vogelsang ohne lange Vorrede. „Sie kennen doch die Petition wegen der sogenannten Sternenkinder. Martins sind die Petenten.“

Frau Merkel schaut uns an und scheint tatsächlich sofort zu wissen, worum es geht. Sie verrät uns auch gleich, dass Leute aus ihrem Bekanntenkreis selbst betroffen sind und für wie wichtig und unterstützungswürdig sie diese Petition hält. Sie würde auch immer ein Auge drauf haben und das gerne unterstützen.

Wir dürfen noch kurz von unserem Schicksal erzählen. Ungefähr zehn Minuten unterhalten wir uns angeregt, ehe Frau Vogelsang vorschlägt, ein gemeinsames Foto zu machen. Mario reicht ihr sein Handy und schon ist dieser einmalige Moment festgehalten. Wie gut, dass man auf dem Bild nicht sieht, dass wir nur äußerlich entspannt wirken. Wir haben innerlich gezittert vor Aufregung, denn fassen konnten wir die ganze Situation da noch nicht: Wir haben unsere Bundeskanzlerin kennengelernt. Wow!

***

Im Hotel angekommen, merken wir erst, wie anstrengend der ganze Tag war. Wir sind todmüde und können uns kaum noch auf den Beinen halten. Jetzt so bald wie möglich schlafen! Viele haben heute an uns gedacht und eigentlich sollten wir ihnen noch ein Dankeschön mailen. Mario fährt kurz den Laptop hoch, aber als er die Hunderte von Mails im Posteingang sieht, von Sterneneltern, die wissen wollen, wie es gelaufen ist, klappt er schnell wieder den Deckel zu. Dafür haben wir einfach nicht mehr die Kraft.

Dennoch: Wir nutzen kurz Facebook, um einen Gruß in die Runde zu schicken: „*Wir haben so viele Nachrichten und gedrückte Daumen erhalten. Danke dafür! Weiter geht's – und bitte weiter Unterschriften sammeln, denn die Zahl der knapp 40 000 Unterschriften hat die Damen und Herren sehr beeindruckt!*"

Kapitel 15

Auf dem Prüfstand

Barbara Kaum sind wir zu Hause, schieben wir unsere auf dem Schreibtisch liegenden Unterlagen rund um Petition und Co. ein bisschen zur Seite, um uns mit einem anderen Anliegen weiter zu beschäftigen. Was die Petition angeht, haben wir jetzt ohnehin zu warten. Berlin ist am Zug. Allerdings müssen wir natürlich unsere Sterneneltern auf dem Laufenden halten, wie sich die Sache entwickelt. Darum kümmert sich hauptsächlich Mario, via Facebook und über unsere Internetseite.

Nun wollen wir uns verstärkt einer Sache widmen, die uns auch sehr am Herzen liegt: Es geht um unseren Kinderwunsch. Nach dem Abschied von Joseph-Lennard haben wir uns erstmals mit dem Gedanken an einen Plan B beschäftigt. Wir zogen in Betracht, ein Kind zu adoptieren, und informierten uns darüber beim Jugendamt.

„Warten Sie erst einmal ein Jahr ab. Sie haben jetzt ein Kind verloren, lassen Sie erst einmal ein Trauerjahr verstreichen. Dann können wir weitersehen! Sie haben ja noch Zeit und sind ja noch jung", sagte uns dort eine Mitarbeiterin.

Wir hielten uns an ihren Rat. Zudem kam durch die Schwangerschaft mit den Zwillingen das Thema für uns erst einmal wieder zum Erliegen. Aber nach dem Abschied von Tamino und Penelope begannen wir wieder damit, uns ernsthaftere Gedanken über jenen Plan B zu machen: Könnten wir uns vorstellen, ein „fremdes" Kind so zu lieben wie unser eigenes? Durch Marios Patenkind Mia konnten wir diese Frage bereits für uns mit Ja beantworten. Außerdem war uns völlig klar: Wir können und wollen uns ein Leben ohne Kinder nicht vorstellen! Und wir wissen, selbst ein Kind, das nicht mit uns blutsverwandt ist, könnten wir genauso lieben, als wäre es unser eigenes.

Wir unternahmen also einen zweiten Anlauf beim Jugendamt, und nachdem unsere Trauerzeit über unsere Zwillinge verstrichen war, wurden wir für das notwendige Seminar, das adoptionswillige Paare zu besuchen haben, gelistet. Auf dem Seminar erhielten wir viele Informationen und hatten uns oft selbst zu prüfen: Wollen wir das wirklich? Schaffen wir das emotional? Was ist mit unserer Trauer über unsere verlorenen Kinder? So etwas in Gedanken durchzuspielen und miteinander wie auch mit mit der Seminarleiterin zu besprechen, war für alle Paare sehr hilfreich. Einige andere beantworteten nach diesen Tagen so denn auch die Frage, ob sie ein Kind adoptieren wollten, für sich mit Nein. Wir aber blieben bei unserem deutlichen Ja.

„Welche Chance hätten wir wohl, ein Kind zugesprochen zu bekommen?", fragten wir uns. Nachdem wir über uns, unser Leben und unsere Geschichte eine Bewerbungsmappe erstellt und immer wieder die Frage zu beantworten gehabt hatten: „Ist ihr Wunsch nach leiblichen Kindern abgeschlossen?", signalisierte das Limburger Jugendamt grünes Licht. Nun hieß es, sich bei den Jugendämtern mit der Mappe zu bewerben und zu warten. Im April 2010 verschickten wir die ersten Schreiben.

Gerne wollten wir wie so viele Paare ein Neugeborenes adoptieren, aber das kommt in der Regel selten vor. In Städten, in denen die meisten Einwohner wirtschaftlich eher besser gestellt sind, hat man angeblich kaum eine Chance, ein Baby vermittelt zu bekommen. Wir überlegten deshalb, in welchen Städten wohl besonders viele Menschen in sozialen Notlagen leben. Warum? – Nicht aus dem Gedanken, dass es dort dann ja vermutlich besonders wenige Paare gibt, die Kinder adoptieren wollen. Sondern, weil wir annahmen, dass dort viele Mütter in prekären Verhältnissen wohnen, die sich für ihr Kind eine bessere Zukunft wünschen, sich vielleicht nicht reif genug fühlen oder einfach nicht wissen, wohin mit dem Neugeborenen. In genau diesen Städten haben wir uns beim Jugendamt beworben. Und unsere Vermutungen erwiesen sich als richtig, denn wir wurden in genau diesen Städten zu mehreren Gesprächen eingeladen.

Einige verliefen in einer sehr freundlichen Atmosphäre, manchmal kamen wir uns aber auch vor, als würden wir polizeilich verhört. Wir fühlten uns einige Male wie Bittsteller, füllten unterschiedlichste Fragebögen aus, beantworteten ausführlich immer wieder die uns bereits bekannte Frage: „Sind Sie sicher, dass Sie keine leiblichen Kinder mehr bekommen wollen?“ und legten jedes unserer Worte auf die Goldwaage. Wir achteten sogar auf unsere Körpersprache, wie wir uns bewegten und gaben – so kritisch wurden wir bei den Ämtern gemustert. Um ja nicht nach Äußerlichkeiten bewertet zu werden, verdeckten wir auch unsere Tattoos. Im Hochsommer, bei knapp 30 Grad, trug ich einen Hosenanzug und Mario ein langärmeliges Hemd. Wir schwitzten, aber wir wollten so wenig Haut wie möglich zeigen. Zu unseren Tattoos stehen wir, nur wollten wir damals einfach vermeiden, dass sie eine Aufmerksamkeit erzeugen, die vielleicht die Frage aufbringen könnte, ob wir denn geeignete Adoptiveltern seien. Geschmacksfragen oder Vorurteile könnten da hinderlich sein. Sonst verstecken wir unsere Tätowierungen nie, denn sie sind ein Teil von uns.

Nun steht wieder eins dieser Bewerbungsgespräche an, also werfen wir uns in Schale und fahren an einen Ort in Süddeutschland, wo wir uns mittlerweile die größten Chancen auf ein Kind ausrechnen, da wir dort schon öfters gewesen und im Pool der Bewerber gelistet sind.

Wir freuen uns über diese Einladung und sind gespannt auf das Gespräch.

Unsere Betreuerin, die wir nun schon eine Weile kennen, begrüßt uns herzlich. Wieder geht es um Fragen, die wir meinen, schon x-mal beantwortet zu haben, aber wir wissen ja: Das Amt muss uns so intensiv prüfen. Nach zwei, drei Stunden Gespräch und der Vereinbarung eines neuen Termins sind wir fertig. Wir sind zufrieden mit dem Verlauf, haben allerdings noch keine Zusage in Aussicht.

***

Am 25. Juni 2011 ist der Tag des großen Zählens: 12064 Menschen haben unsere Petition handschriftlich auf Papier unterzeichnet, 19484 online auf unserer eigenen Seite, 8501 auf der Website des Bundestags. Wir drucken die Listen aus und lassen sie binden: zwei dicke Bände mit 40049 Unterschriften!

Die Petition der Familie Martin aus Brechen könnte Erfolg haben

Sollte die mittlerweile von rund 40000 Menschen unterzeichnete Petition einer Brechener Familie erfolgreich sein, wird das Bundesrecht geändert

Limburg-Weilburg. Die Petition zur personenstandsrechtlichen Anerkennung von sogenannten Sternenkindern der Familie Martin aus Brechen wurde an die Bundesregierung zur Berücksichtigung überwiesen. „Das Anliegen der Martins wurde somit als begründet eingestuft und die Bundesregierung zu einer Änderung der aktuellen Rechtslage aufgefordert", teilt der heimische CDU-Bundestagsabgeordnete Klaus-Peter Willsch mit, der das Ganze unterstützt. [...]

Frankfurter Neue Presse, 7. Juli 2011

Wenig später erhalten wir die Nachricht von Frau Vogelsang, dass der Bundesregierung am 29. Juni 2011 der Auftrag zur Gesetzesänderung gegeben wurde. Wir sind total aus dem Häuschen und können es kaum fassen, dass es endlich vorangeht und wir unserem Traum ein Stück näher kommen. Unsere Vorstellungen geben uns ein gutes Gefühl, wenn wir an die kommenden Wochen und Monate denken und an all die Schritte, die noch zu tun sind. Unsere Petition biegt in die Zielgerade ein.

„Ich gratuliere! Sie stehen hier bei uns jetzt ganz oben auf der Tagesordnung. So viele Unterschriften bei einer privaten Petition hat es bisher nur ein Mal gegeben, als es nämlich um das Grundeinkommen ging. Da waren natürlich Hunderttausende betroffen. Aber jetzt hat hier bei uns in Berlin, glaube ich, jeder begriffen, dass die Sterneneltern auch keine kleine Gruppe sind. Die Handakte ist herumgegangen, und Sie haben von allen Parteien das höchste Votum bekommen, das heißt, die Sache gilt als dringend neu zu regeln. Wir bereiten einen Gesetzesentwurf vor. Halten Sie sich schon mal für das Expertengespräch bereit. Ich denke, es findet noch in diesem Jahr statt", lässt uns Frau Vogelsang wissen.

Auftrag zur Gesetzesänderung

Tot geborene Kinder mit Geburtsgewicht unter 500 Gramm sollen ins Personenstandsregister eingetragen werden

Petitionsausschuss – 29. Juni 2011

Berlin: (hib/HAU) Der Petitionsausschuss unterstützt die Forderung, auch tot geborene Kinder, deren Geburtsgewicht unter 500 Gramm liegt, in das Personenstandsregister einzutragen. Während seiner Sitzung am Mittwochmorgen beschloss der Ausschuss daher, eine dahingehende öffentliche Petition der Bundesregierung zur Berücksichtigung zu überweisen und den Fraktionen des Deutschen Bundestages zur Kenntnis zu geben.

In der Eingabe wird darauf verwiesen, dass nach geltendem Recht Fehlgeburten, also Kinder unter einem Gewicht von 500 Gramm und ohne Lebensmerkmale wie Herzschlag, Nabelschnur-Pulsation oder Lungenatmung, nicht in den Personenstandsregistern beurkundet würden. Dies bedeute, dass solche Kinder rein rechtlich nicht existiert hätten und auch nirgendwo statistisch registriert seien. Nach Ansicht der Petenten haben jedoch Kinder mit weniger als 500 Gramm Geburtsgewicht heute als Folge des medizinischen Fortschritts die Chance zu überleben. Vor diesem Hintergrund soll die 500-Gramm-Grenze abgeschafft werden, wird in der Eingabe gefordert.

Da das Bestattungsrecht Ländersache sei, so heißt es in der Petition weiter, werde dies in jedem Bundesland anders geregelt. Dies habe oft zur Folge, dass die Kinder nicht würdevoll beerdigt würden. Gerade für Eltern sei es jedoch wichtig, eine persönliche Anlaufstelle und einen Zufluchtsort zum Trauern und Gedenken ihres Kindes zu haben, schreiben die Petenten.

In der Begründung zu seiner Beschlussempfehlung verweist der Ausschuss darauf, dass zum Zeitpunkt der 13. Personenstandsänderungsverordnung vom 1. April 1994 bei Kindern mit einem geringeren Geburtsgewicht als 500 Gramm ein Überleben nach medizinischen Erkenntnissen und nach Stand der medizinischen Forschung im Allgemeinen nicht zu erwarten gewesen sei. Zahlen aus den Neonatalstatistiken 2009 belegten jedoch, dass die Chancen auf eine gesunde Entwicklung bei Neu- und Frühgeborenen erheblich gestiegen seien. „Sogar extreme Frühgeburten mit einem Geburtstermin um die 24. Schwangerschaftswoche und einem Geburtsgewicht unter 500 Gramm haben heute gute Überlebenschancen", schreibt der Ausschuss. Vor diesem Hintergrund sei es nicht nachvollziehbar, dass ein Kind mit einem Geburtsgewicht von unter 500 Gramm ohne Lebenszeichen zur Geburt generell als Fehlgeburt gelte.

Auch der Wunsch vieler Eltern auf Bestattung und Dokumentation einer Totgeburt ist aus Sicht des Petitionsausschusses verständlich. Angesichts der Tatsache, dass Bestattungsrecht Ländersache sei, begrüßen es die Abgeordneten sehr, dass die Bestattungsgesetze aller Bundesländer inzwischen ausdrücklich erlaubten, auch tot geborene Kinder bestatten zu lassen.

Zusammenfassend gelangt der Petitionsausschuss zu der Einschätzung, dass die bestehenden gesetzlichen Regelungen für die standesamtliche Registrierung von tot geborenen Kindern in Anbetracht der fortgeschrittenen medizinischen Möglichkeiten überholt sind. Eine gesetzliche Neuregelung erscheine daher angemessen. Zugleich sollte überlegt werden, auf eine starre Gewichtsgrenze generell zu verzichten.

Deutscher Bundestag, 29. Juni 2011

„Das kann noch dauern", denke ich, als ich den Hörer auflege. Aber dann stellen Mario und ich wieder fest: Seit wir unsere Homepage und den „Sternenkinderhimmel" gestartet haben, scheint uns der Tag zu wenig Stunden zu haben. Es vergeht kaum einer, an dem uns nicht Bitten um Hilfe erreichen, Nachfragen, wie es mit der Petition steht, Anfragen, ob wir in der Auseinandersetzung mit einer Klinik oder einem Bestatter Rat und Unterstützung geben können. Manche Mails sind schnell beantwortet, aber wenn ein junger Vater, der gerade sein Kind verloren hat, von Suizidgedanken schreibt, können wir diese Nachricht nicht „mal eben" beantworten. Oft ergibt sich ein langer Austausch von Chat-Mitteilungen, oder wir wechseln zum Telefon, weil ein Gespräch ganz anders verläuft, wenn man die Stimme des Gegenübers hört. Manchmal, in Notfällen, machen wir das auch im Salon oder nehmen uns eine Pause. Trauer und Suizidgedanken von Sterneneltern lassen sich nicht planen wie einen Termin. Wir versuchen, Antworten zu geben, zu helfen, da zu sein, fachliche Hilfe zu vermitteln oder einfach nur zuzuhören. Oft steckt uns aber selbst ein Kloß im Hals, allerdings weinen wir nicht zusammen mit den Hilfesuchenden. Obwohl oft die Bilder der eigenen Geschichte zurückkehren, wissen wir, dass wir den betroffenen Sterneneltern nicht damit helfen, wenn wir selber in unseren Emotionen versinken. Vielmehr treibt uns der Gedanke an, aus unserer traumatischen Erfahrung heraus jemandem beistehen zu können. Denn viele Menschen wissen offenbar nicht, an wen sie sich wenden können, oder geraten an die Falschen, und wir spüren immer mehr, welche Verantwortung wir bekommen und tragen. Wir sind so etwas wie Fürsprecher, wie ein Sprachrohr für eine große Gemeinschaft von trauernden

Sterneneltern geworden, denen sonst kaum einer Gehör schenkt. Und gleichzeitig stellen wir fest: Uns tut dieser Einsatz, Ansprechpartner für Sterneneltern zu sein und die Öffentlichkeit zu sensibilisieren, gut. Es ist eine Art der Trauerarbeit für uns. Und wir gewöhnen uns ab, nach Feierabend noch auf die Uhr zu gucken. Es hat uns auch schon Klinikpersonal angerufen, mit der Bitte, am Abend eine stille Geburt zu begleiten. Da waren wir sofort zur Stelle. Ein Gespräch oder eine Betreuung während oder nach der Geburt, bei der wir wirklich helfen können, ist allemal mehr wert als ein aufgeräumtes Wohnzimmer oder eine verpasste Fernsehsendung.

***

Nach dem zweiten Geburtstag unserer Zwillinge und vor Joseph-Lennards drittem erreicht uns am 20. Oktober 2011 ein Anruf aus Berlin. Frau Vogelsang lädt uns für den 15. Dezember zum Expertengespräch ein. Es ist ein für uns denkbar ungünstiger Termin, mitten im Weihnachtsgeschäft, aber was soll's – dafür nehmen wir den zusätzlichen Stress gerne in Kauf.

„Haben Sie noch einen Experten, den Sie mit ins Boot nehmen wollen?", fragt uns Frau Vogelsang.

„Sehr gerne! Uns unterstützt Frau Professor Dr. med. Ursula Rieke aus dem Stiftungsvorstand der Katharina-Kasper-Stiftung, mit der wir in den letzten Jahren im Rahmen von Vorträgen und Veranstaltungen eng zusammengearbeitet haben", antworte ich.

Facebook/Sternenkinderhimmel.com

So, jetzt heißt es Koffer packen ... Wir sind wieder so was von aufgeregt und hoffen, dass wir in der Expertenrunde auch Gehör finden und all die Tausende Sterneneltern gut vertreten. Heute kam die 250. E-Mail durch den Aufruf ... Insgesamt haben wir über die zweieinhalb Jahre bis einschließlich heute 31526 E-Mails von Betroffenen, aber auch von Personen, die das Thema berührt, erhalten!!! Die uns ihre Situation beschrieben und ihre Gefühle, Emotionen und Begegnungen mitteilten und auch ganz viele Fragen gestellt haben ... Auch haben wir ganz viele Kraft-Mails erhalten, die uns bestärkt haben, weiterzukämpfen und nicht aufzugeben ... WIR SAGEN DANKE AN EUCH ALLE FÜR EURE UNTERSTÜTZUNG UND DASS IHR HINTER UNS STEHT!

Wieder in Berlin begrüßt uns Frau Vogelsang , drückt uns herzlich und führt uns zum Expertengespräch in einen Sitzungssaal. Die meisten Anwesenden sind Bundestagsabgeordnete der CDU/CSU-Fraktion – auch „unser“ Klaus-Peter Willsch ist dabei –, alle anderen sind Experten für irgendeinen Bereich des öffentlichen Lebens, der durch eine Gesetzesänderung berührt würde: zwei Standesbeamte als Sachverständige für die Geburtenregister, Frau Rieke von der Katharina-Kasper-Stiftung, ein Medizinprofessor, der Chefarzt einer Berliner Klinik ist, und der Vorstandsvorsitzende der Deutschen Kinderhilfe. Die Atmosphäre ist sehr freundlich, und alle freuen sich sehr, dass wir da sind.

„Unvorstellbar“, denke ich, „wir Otto Normalverbraucher sitzen jetzt hier in Berlin, in diesem Raum, und haben gleich all diesen Spitzenpolitikern Rede und Antwort zu stehen.“ Wir sind gerührt und aufgeregt zugleich – und gleichzeitig spüren wir eine ungemeine Last, weil wir genau wissen, wie viele Sterneneltern jetzt mit uns fiebern, an uns denken und eine hohe Erwartung haben.

„Das dürfen wir hier nicht versemmeln“, sage ich zu Mario. „Wir dürfen uns hier keine Klatsche leisten – das muss klappen und gut laufen.“ Und wir beschließen, wie immer alles zu geben, mutig zu kämpfen und uns nicht unterkriegen zu lassen.

Zum ersten Mal haben Mario und ich die Möglichkeit, einen Blick in die dicke Handakte unserer Petition zu werfen. Herr Baumann überreicht sie uns. Frau Vogelsang ist mit ihr im Bundestag von Pontius zu Pilatus gelaufen ist, um positive Bewertungen für uns zu bekommen.

„Wahnsinn, die hat sich da richtig reingehängt, und zwar auch überparteilich. Sie hat nicht lockergelassen!", sagt Mario ganz beeindruckt.

Nach einer großen Vorstellungsrunde und einer Einführung von Frau Vogelsang werden wir mit Feinheiten konfrontiert, auf welche Sachen bei einer möglichen Gesetzesänderung zu achten ist. Nach ungefähr zwanzig Minuten beginnen wir, uns langsam über die beiden Standesbeamten aufzuregen: „Gibt es denn keine anderen Probleme als die Statistik?"

Wir verstehen, dass die Sternenkinder so registriert werden müssen, dass die Zahlen, die die Kindersterblichkeit in Deutschland angeben, nicht plötzlich hochschnellen oder irgendwie verfälscht werden. Wenn alle anderen Länder, mit denen Deutschland von der Organisation für wirtschaftliche Zusammenarbeit und Entwicklung (OECD) verglichen wird, keine Kinder unter 500 Gramm registrieren, dann stünden wir ja sonst als medizinisch rückständiges Land da. Auch im Sinne der Weltgesundheitsorganisation (WHO) braucht es eine zweite Liste, die nicht in die Kindersterblichkeitsstatistik eingeht, damit Deutschland nicht im Wohlstand sinkt, da Totgeburten dies beeinflussen. Das wird schnell klar. Anderes aber ärgert uns.

„Das ist dann ja so viel Arbeit! – Lohnt sich das überhaupt? – Wofür das alles?", fragen die Standesbeamten.

Mario und ich müssen an uns halten, um nicht unhöflich zu werden. Einmal macht sich Mario doch Luft: „Ich versteh das nicht. Es geht hier um Menschen, Kinder und Lebewesen, um Trauer und Verlust – da darf Aufwand doch keine Rolle spielen!"

Einige Experten sprechen sich ebenso dafür aus und geben Mario recht. Sie drängen auf eine Änderung.

„ Nicht aufregen! Tief durchatmen und an die vielen Eltern denken, für die wir hier sitzen", sagen wir uns. Das hilft!

Ein zweites großes Problem ist der Umgang mit abgetriebenen Kindern. Wie kann es sein, dass ein Kind abgetrieben werden darf, wenn es andererseits Personenrechte bekommt? Darüber haben wir schon mit Frau Vogelsang gesprochen, und wir wissen, dass der § 218 hart errungen wurde und nicht wieder infrage gestellt werden soll. Alle hoffen, dass die Änderung „unseres" Gesetzes nicht zu neuen Grundsatzdiskussionen führt.

„Als es zur Expertenanhörung in Berlin kam, hatte Frau Martin unsere fachliche Expertise an Frau Vogelsang weitergegeben, und so konnte ich im Jahr 2011 auf Einladung nach Berlin neben Prof. Vetter ein fachliches Statement abgeben und die Petition unterstützen.

Die Betroffenheit und das Engagement der beiden Martins, gepaart mit einer zielgerichteten Sachlichkeit, war aus meiner Sicht ein wichtiger Baustein für das Voranbringen der Initiative quer durch alle Parteien. Ich erinnere noch den Vorabend der Anhörung in Berlin, in dem wir beim Abendessen in schöner Atmosphäre einen eher privaten Austausch pflegten und uns doch der Tragweite unserer Begegnung auf gesellschaftlicher Ebene bewusst waren.

Seitdem sind wir immer wieder in telefonischem und Internetkontakt und wir freuen uns über die Entwicklungen seitdem."

Prof. Dr. med. Ursula Rieke, Stiftungsvorstand Katharina-Kasper-Stiftung

Das Gespräch dauert circa zwei Stunden, die sehr emotional und anstrengend sind, denn wir haben uns, obwohl Gäste, auch selber immer wieder Gehör zu verschaffen zwischen all den Politikern und Experten und gleichzeitig darauf zu achten, dass die Diskussion nicht auf einen Holzweg oder in eine falsche Richtung gerät.

„Gut gelaufen!", sagt Frau Vogelsang hinterher und nimmt uns mit in die parlamentarische Kneipe des Bundestags. Dort stoßen wir auf den Tag an. Dabei lernen wir weitere namhafte Politiker kennen, die, als sie erfahren, wer wir sind, uns spontan zu einem „Goldwässerchen“ einladen. Und wir nutzen diese muntere Runde, um weitere hilfreiche Kontakte für die Petition zu knüpfen.

„Das geht alles einen sehr guten Weg“, versichert uns Frau Vogelsang gegen Ende dieses aufregenden Tages.

Facebook/Sternenkinderhimmel.com

Berlin, 15. Dezember 2011 – Petition Sternenkinder, unser Bericht

Im Normalfall dauern Gesetzesänderungen immer sehr lange. Wir Sterneneltern haben nun zweifaches Glück: Zum einen wurde unsere Forderung gehört und vom Petitionsausschuss und vielen andern Abgeordneten des Deutschen Bundestages befürwortet. Nach dem abschließenden Votum im Sommer/Herbst diesen Jahres wurde nun die Bundesregierung beauftragt, sich mit der Forderung ebenfalls auseinanderzusetzen und ein entsprechendes Gesetz bzw. eine Gesetzeserweiterung zu entwerfen.

Zum andern haben wir so viele Unterstützer in den Politikerreihen, die hier eine schnelle Änderung herbeiführen möchten, dass aus dem inneren Parlament zugleich ebenfalls ein Gesetzesentwurf gemacht werden soll, der dann miteingereicht wird, wenn die Bundesregierung sich der Aufgabe annimmt. Diese Eingabe ist als Vorschlag mit Hand und Fuß anzusehen, sodass die Gesetzesänderung schneller vonstattengeht. Der erste Schritt dafür ist eine Expertenanhörung. Diese fand am 15. Dezember in Berlin statt. Als Experten wurden folgende Personen geladen:

Katrin Baumgart, Leiterin Geburtenregister Bezirksamt Standesamt Neukölln

Georg Ehrmann, Geschäftsführender Vorstandsvorsitzender Deutsche Kinderhilfe e.V.

Professor Dr. med. Ursula Rieke, Stiftungsvorstand Katharina-Kasper-Stiftung

Professor Dr. med. Klaus Vetter, Chefarzt Vivantes-Klinikum Neukölln

Es ist sicher, dass es eine positive Veränderung des Gesetzes geben wird, um aber einen Entwurfsvorschlag ausarbeiten zu können, sollten die Experten eine Einschätzung geben, wie eine solche Gesetzesänderung realistisch aussehen könnte. Ebenso sollten sie mögliche Fallstricke aufzeigen, um zu verhindern, dass wegen eines mangelhaften Entwurfs die Änderung länger dauert.

Am Ende dieser Runde war man sich einig, dass das Gesetz geändert und auf die Wünsche und Bedürfnisse der Sterneneltern sowie auf die Würde der Sternenkinder eingegangen werden muss ...

Jetzt beginnt wieder der schwierige Teil: warten, warten, warten. Aber uns ist versichert worden, dass man bestrebt ist, die Gesetzestextänderung vor der Sommerpause zu verabschieden ...

Wir möchten ein Riesendankeschön an euch sagen, für die vielen Wünsche, Kraftpakete, Daumendrücken und positiven Gedanken ... Ohne euch und unsere Sternenkinder würden wir das alles nicht schaffen!!!

Kapitel 16

Unser Geschenk

Barbara Auf die Expertenrunde folgt die Ausarbeitung des neuen Gesetzes beziehungsweise die Veränderung des alten. Danach die erste, zweite, vielleicht auch eine dritte Lesung im Bundestag, Debatten, vielleicht öffentliche Anhörungen, Änderungen, schließlich – hoffentlich, hoffentlich – der positive Kabinettsbeschluss und die Abstimmung im Parlament. Ich bin glücklich, wenn ich daran denke, was für einen Stein wir da ins Rollen gebracht haben. Frau Vogelsang teilt uns den voraussichtlichen Zeitplan des Gesetzesentwurfs der Bundesregierung mit und die ersten Medien kündigen das Ganze bereits an. Wir freuen uns und mit uns alle Sterneneltern.

Totgeborene, die weniger als 500 Gramm wiegen, sollen als Kinder anerkannt und ins Personenstandsregister eingetragen werden

Berlin. Die Bundesregierung will nach Informationen der „Welt am Sonntag" die rechtlichen Bestimmungen für Totgeburten ändern. Auch Totgeburten von weniger als 500 Gramm sollten als Kinder anerkannt werden und ins Personenstandsregister eingetragen werden können, heißt es in der jüngsten Ausgabe der Zeitung. Die sogenannten „Sternenkinder" sind bislang nicht bestattungspflichtig.

Der Entwurf für die Neuregelung werde am Mittwoch vom Kabinett beschlossen, heißt es in dem Zeitungsbericht. Bislang galten Totgeborene mit einem Gewicht von unter 500 Gramm als Fehlgeburten und wurden personenstandsrechtlich nicht erfasst. Damit waren sie juristisch nicht existent. Schätzungen zufolge gibt es pro Jahr rund 1500 „Sternenkinder".

Welt am Sonntag, 6. Mai 2012

Kabinettsbeschluss über Regierungsentwurf, 9. Mai 2012
Zuleitung Bundesrat, 25. Mai 2012
Bundesrat 1. Durchgang, 6. Juli 2012
Bundestag 1. Lesung, Januar 2013
Bundestag 2./3. Lesung, Januar/Februar 2013
Bundesrat 2. Durchgang, Februar 2013

Nachdem unser Thema von höchster Stelle als sehr wichtig eingestuft worden ist, entdecken es nun die Presse und das Fernsehen. Im Umgang mit den Medien sind wir bereits ein wenig erfahren, aber als die Bild-Zeitung anklopft, beschließen wir, Frau Vogelsang zu bitten, uns zu helfen.

„Würden Sie uns empfehlen, der Bild ein Interview zu geben? Und wenn ja, worauf sollten wir achten?"

„Machen Sie das ruhig, aber lesen Sie vorher Ihren Text noch einmal durch, ehe er in den Druck geht."

Auch das Fernsehen meldet sich bei uns und mit ihm irgendwelche Menschen, die wir nicht kennen, die uns aber groß in Szene setzen wollen: 3sat, SAT1 mit seiner Sendung „Planetopia", stern-TV, Spiegel. Wir greifen gleich nach den Anrufen wieder zum Telefon, um uns mit Frau Vogelsang abzustimmen. Sie hat uns sogar ihre Handynummer gegeben, damit wir sie immer erreichen können, denn wir informieren uns nun bei Presseterminen immer gegenseitig, sodass beide Seiten zu Wort kommen. Wir beschließen, von nun an noch bewusster auszuwählen, was wir machen und was nicht.

Zwischen all den Medienanfragen bekommen wir Ende August 2012 wieder eine Einladung nach Berlin, und zwar von Frau Vogelsang, um gemeinsam mit Frau Fischbach und der Bundesfamilienministerin Frau Dr. Kristina Schröder über unsere Petition und unser Engagement zu sprechen.

„Ach, herrje, jetzt wird es groß!", sagt Mario und denkt unter anderem stirnrunzelnd an den nicht wertschätzenden Brief aus ihrem Ministerium, dass eine Aufhebung der 500-Gramm-Grenze nicht sinnvoll sei. Und wieder steht für uns damit ein wichtiger Termin genau zwischen den Geburtstagen unserer drei Kinder an. Am 24. Oktober 2012 möchte sich Frau Schröder mit uns treffen. Wir hoffen, dass wir die Bundesfamilienministerin an diesem Tag davon überzeugen können, wie wichtig es für viele Sterneneltern ist, ihr Kind im Familienbuch zu haben und anerkannt zu wissen. Und vielleicht gelingt es uns auch, ihr den Zusatzwunsch vieler Sterneneltern, das eventuell rückwirkende Eintragungsrecht, ans Herz zu legen.

Am 27. September spricht Frau Vogelsang erstmals im Bundestag vor den Berliner Abgeordneten über unsere Petition:

„Ich möchte noch auf eine Petition eingehen, die mittlerweile von 800 Menschen unterstützt wird (Anmerkung: Da waren es schon weitaus mehr.). Diese Petition wurde von einem einzelnen Ehepaar eingereicht. […] Die Eltern haben im Krankenhaus zur Kenntnis nehmen müssen, dass man ihr Kind für Klinikabfall hält, weil es weniger als 500 Gramm wiegt. Die Eltern haben des Weiteren im Standesamt zur Kenntnis nehmen müssen, dass sie den Namen ihres Kindes nicht in das Personenstandsregister eintragen lassen können, weil es sich um eine Sache, um Müll und nicht um menschliches Leben handelt. Um die Petition, die diese Eltern eingereicht haben, habe ich mich von Anfang an intensiv gekümmert. Wir haben sie dem Ausschussdienst gegeben. Die Mitarbeiterinnen und Mitarbeiter haben tolle Arbeit geleistet und die Petition an das Ministerium weitergeleitet. Die erste Stellungnahme des Innenministeriums lautete: Das Gesundheitsministerium sagt, wir können das nicht ändern, weil die WHO weltweit eine Grenze von 500 Gramm vorschreibt; diese können wir nicht unterschreiten. – Das Familienministerium sagt: Wir können die Grenze nicht ändern. – Darauf erklärt das Innenministerium: Wenn die von der WHO vorgegebene Grenze gilt, kann der Name des Kindes nicht in das Personenstandsregister eingetragen werden. – Wir, Herr Schwartze und ich, haben uns erneut an das Ministerium gewandt, die Petition zurückgeschickt und gesagt: Nein, diese Antwort akzeptieren wir nicht; das wollen wir uns nicht gefallen lassen. – So ging es vier-, fünf- oder sogar sechsmal hin und her. Dann hat die Bundesregierung gesehen, dass ein parlamentarischer, von engagierten Abgeordneten erzeugter Druck entstanden ist.

Die Familienministerin hat nun einen Entwurf zur Änderung des Personenstandsrechts vorgelegt, über den wir demnächst debattieren werden. Dieses Personenstandsrechts-Änderungsgesetz stellt einen ersten großen Schritt dar. Ich glaube, dass wir in den Beratungen über diesen Gesetzesentwurf an der einen oder anderen Stelle noch eine kleine Verbesserung im Sinne der Betroffenen erzielen werden. Im Petitionsausschuss gab es jedenfalls ein fraktionsübergreifendes Votum für die Forderung an die Bundesregierung, diese Verbesserung in Erwägung zu ziehen. Die Bundesregierung hat reagiert. Wir im Parlament vollziehen es nach.

Ich komme zu den neuen Medien, insbesondere zu Facebook, zurück. Es handelt sich hier nicht um 80 000, sondern um rund 800 Menschen. Aber wie glücklich sind diese Menschen, dass Politik – das war zu der Zeit, als wir über PID und den Beginn des werdenden Lebens diskutiert haben – ihre Interessen und Begehren ernst nimmt.

Ich komme zum Schluss. Ich denke, dass das eine Sternstunde für den Petitionsausschuss des Deutschen Bundestages war. Wir brauchen uns mit unserer Arbeit gar nicht zu verstecken. Man muss die Regierung manchmal etwas pushen. Das können wir gemeinsam tun. Da haben Sie in Ihrem Bereich zu arbeiten, wir machen es in unserem. Dann wird das schon gut. Danke schön."*

Aus Berlin ereilen uns immer wieder Neuigkeiten, es melden sich lauter bekannte Namen, schwierige Entscheidungen sind zu fällen, wir haben wichtige, oft aufregende Termine ... Und dann übertrifft die eine große Nachricht am 1. Oktober 2012 alles, was uns eben noch so schrecklich dringend und bedeutend schien: Das Jugendamt einer süddeutschen Großstadt hat ein Kind für uns. Unsere nette Sachbearbeiterin, mit der wir schon x-mal gesprochen haben, sagt uns am Telefon: „Frau Martin, setzen Sie sich. Wir haben ein Kind, das zur Adoption freigegeben wurde, und denken, sie kommen als passende Familie infrage."

Ich bin total geflasht und stottere: „Wie? Was? Wie alt? Was denn?"

„Ein Junge, und er wird am 5. Oktober, also am Freitag, geboren. Wir haben nur ganz wenige Hintergrundinformationen. Es wird eine anonyme Geburt stattfinden. Wir wissen, dass die Mutter 18 Jahre alt ist, sehr zierlich ist und dass sie die Schwangerschaft wohl lange verdrängt hat. Nehmen Sie sich Zeit, das Ganze zu überlegen und mir Bescheid zu geben, ob Sie das Kind annehmen möchten."

Ich bin baff und sprachlos! Ganz aufgeregt gehe ich zu Mario ins Büro und erzähle ihm, wer da gerade und warum angerufen hat.

„Was machen wir denn jetzt?", antwortet er ganz perplex.

Wir müssen uns erst einmal ruhig hinsetzen, denn wir sind fassungslos und wissen gar nicht so recht, was wir denken sollen. Da warten wir so viele Jahre auf den Anruf, und dann wissen wir nicht, was wir tun sollen. Er überrumpelt uns mitten in unserem Kampf für die Petition und dem täglichen Kümmern um die Sterneneltern.

Wir rufen als Erstes das Jugendamt in Limburg an, um uns zu vergewissern, ob alles seine Richtigkeit hat, und kriegen grünes Licht. Da Mia heute eigentlich vorbeikommen sollte, rufen wir anschließend ihre Mutter an. Bei ihr müssen wir die tolle Nachricht erst einmal loswerden. Und wir bitten sie, uns mit einer behelfsmäßigen

---

* Quelle: Stenografischer Bericht des Deutschen Bundestags vom 27. September 2012, 195. Sitzung – http://dipbt.bundestag.de/doc/btp/17/17195.pdf

Erstausstattung zu versorgen. Zum Glück hat sie die kleinen Sachen noch nicht weitergegeben und überlässt uns sofort alle Kleidung, die man für ein Neugeborenes braucht. Fehlen noch Windeln, Fläschchen, Milchnahrung… Und dann, ja, dann geben wir uns hemmungslos der Vorfreude hin: „Wir bekommen einen Jungen!" Wir freuen uns, umarmen uns, können es kaum fassen und teilen unser Glück mit Marios Eltern und seiner Schwester.

Anschließend rufen wir Moni, unsere Hebamme, an. Es ist so schön, ihr sagen zu können, dass sie sich endlich um ein lebendes Kind kümmern darf. Sie weiß am besten, was ein Kind so alles braucht, und wir bitten sie, uns die restlichen Dinge zu besorgen. Sie freut sich total für uns und sichert uns gleich ihre Betreuung und Nachsorge zu. Was uns noch fehlt, wollen wir später gemeinsam mit Mia besorgen, denn morgen ist ja der Tag der deutschen Einheit, an dem die Läden geschlossen sind.

Plötzlich dämmert Mario was, und er sagt zu mir: „Schatz, weißt du was?"

„Nein, was denn?"

„Dann ergibt mein Traum ja doch noch einen Sinn. Weißt du noch, wie ich dir davon erzählt habe, dass ich von zwei Kindern geträumt habe – einem älteren Mädchen und einem kleinen Jungen, die an unserem Sofa stehen? Die standen für Mia und diesen Jungen, glaube ich."

Wir fallen uns in die Arme und spüren beide eine verrückte Mischung aus großer Freude, Erleichterung und Schmerz.

So vergeht die Zeit schnell und wir melden uns wieder bei der Mitarbeiterin des Jugendamts: „Ja, wir sind bereit für den kleinen Mann!"

Wir machen einen Termin für Donnerstag aus, um vorher noch alle Formalitäten zu regeln und weitere Fragen abzuklären, ehe am Freitag dann der Termin im Krankenhaus folgt, wo die Kaiserschnittgeburt bereits geplant ist.

Nach dem Telefonat nehmen wir das Kinderzimmer in Augenschein. Und obwohl wir uns riesig freuen, kommen uns an diesem Tag ein paar Mal die Tränen. Denn schon ein paar Mal sollte dieses

Zimmer ein Kinderzimmer sein. Doch es ist im Laufe der Jahre zu einer Abstellkammer geworden. Wo eigentlich schon Kinder hätten schlafen und spielen sollen, stehen Kisten, Kartons und Ausrangiertes. Aufgrund der wenigen Zeit und all der Besorgungen, die wir noch zu erledigen haben, bittet Mario seine Eltern, das Zimmer aufzuräumen.

***

In wenigen Tagen werden wir also ein Baby in unseren Armen halten. Nicht unser Baby – und doch unser Baby. Ein Kind, dem wir alle unsere Liebe schenken wollen. Ein Kind, das nicht Joseph-Lennard sein wird, nicht Tamino-Federico und nicht Penelope-Wolke, kein Ersatz für eins unserer Sternenkinder, aber ein ganz anderer, neuer, unverwechselbarer Mensch. Wie wird er wohl aussehen? Blond oder dunkel? Zart oder kräftig?

Und schon gehen wir hin und sagen unsere Termine für die nächsten zwei Wochen ab. Im Salon springt wieder einmal unser tolles Team ein, und auch alles Übrige, was wir für die nächste Zeit geplant haben, wird rigoros storniert. Wie schnell das geht, selbst superwichtige Dinge aus dem Kalender zu streichen! Den Feiertag nutzen wir, um das eine oder andere irgendwie herzurichten, und tags darauf fahren wir nach Süddeutschland.

„Haben Sie schon alles vorbereiten können?“, fragt uns die Mitarbeiterin des Jugendamtes, ehe es an die Formalitäten und den Papierkram geht.

„So gut wie, aber ein paar Dinge fehlen noch.“ Wir fahren am Nachmittag noch einmal zurück, auch wegen unserer Hunde.

Wieder in Niederbrechen, fahren wir noch einmal zu Mias Eltern und holen letzte Dinge. Anschließend packen wir die Koffer, da wir wahrscheinlich bis Montag mit dem Baby im Krankenhaus bleiben sollen. Mario setzt stolz die Babyschale auf die Rückbank. Und nachts räumen wir den letzten Koffer ins Auto, um früh am nächsten Morgen losfahren zu können, doch dabei entwischt uns unser Hund

Miley und jagt uns durchs ganze Dorf. Nach einer halben Stunde macht die Hündin halt – an einem Ort, der uns in Anbetracht des morgigen Tages sehr tief ins Herz sticht: am Grab unserer Kinder. Zufall? Wir glauben, nicht, und lächeln und weinen zugleich.

***

Die Fahrt am frühen Morgen auf fast leeren Straßen Richtung Süden geht flugs, viel schneller als gestern. Es ist die schönste, aufregendste und tollste Fahrt unseres Lebens.Wir fühlen uns seit Langem wieder lebendig. Und wir malen uns aus, wie es sein wird mit einem Baby auf dem Arm und was uns alles erwarten wird.

„Was machen wir, wenn der Funke nicht überspringt?", sind meine Befürchtungen während der Fahrt.

„Schatz, mach dir keine Gedanken!", sagt Mario. „Das wird so toll, ein großartiger Moment." Und malt sich mit mir aus, wie es mit unserem Baby sein wird.

Und schon sitzen wir, total angespannt, gemeinsam mit der Mitarbeiterin aus dem Jugendamt, die ebenso aufgeregt ist, in einem Kreißsaal direkt gegenüber des Kreißsaals, in dem die Kaiserschnittgeburt geschieht . Wenige Meter von uns entfernt, nur durch zwei Wände und den Flur getrennt, wird genau in diesen Minuten unser Kind auf die Welt geholt. Zum Glück erinnert uns der typische Krankenhausgeruch in diesem Moment nicht an die qualvollen Stunden in Wiesbaden. Das hier ist etwas vollkommen anderes. Wir müssen uns kneifen, um glauben zu können, dass das alles hier wahr ist, dass wir vor vier Tagen noch nichts geahnt haben, aber heute, gerade in diesen Minuten, Eltern werden, dass wir diesen großartigen Tag wirklich erleben, dass wir gleich das größte Geschenk unseres Lebens bekommen: ein Kind!

Bei den Ärzten erkundigen wir uns nach der ‚Bauchmama': „Wie geht es ihr? Was macht sie? Wie geht das Ganze vonstatten?"

„Wir werden das Kind unter Vollnarkose holen, das war ihr Wunsch. Sie möchte nichts von der Geburt mitkriegen. Sie hat große

Angst", verrät uns der Arzt. Was mag in unserer „Bauchmama" jetzt, kurz vor dem Eingriff, wohl gerade vorgehen, während wir uns auf die Ankunft ihres Kindes vorbereiten?

Im Grunde bewundern wir diese junge Frau. Sie hat sich für das Leben ihres Kindes entschieden und nicht abgetrieben – das hat unseren größten Respekt. Sie will einfach nur, dass es ihm gut geht, und weil sie nicht für es sorgen kann, macht sie uns das größte Geschenk: ihr Baby, unser Baby. Wir hoffen inständig, dass es gesund und munter auf die Welt kommt.

„Es ist alles so unwirklich", sage ich zu Mario. Drei Kinder haben wir in einem Kreißsaal qualvoll verloren und nun bekommen wir eins geschenkt.

Die Tür zum Kreißsaal geht auf, eine Hebamme mit dem kleinen Jungen im Arm steht vor uns, hinter ihr schließt jemand sofort wieder die Tür. „Da ist er, der kleine Mann", sagt die Hebamme, geht auf Mario zu und legt ihn ihm in den Arm.

„Der hat ja eine kleine Boxernase!", sage ich mit einem Lächeln zu Mario. Ich setze mich neben die beiden und schiebe das Tuch etwas zur Seite, damit wir ihn besser sehen können. Und dann fängt er an zu quaken. Und uns kommen die Tränen. Zum ersten Mal halten wir ein gesundes lebendes Baby in den Armen. Mario und ich können unser Glück kaum fassen. Ganz ruhig liegt der Kleine da, er ist nackt, und quakt munter weiter. Seine Augenlider sind leicht verkniffen, die Augenbrauen zwei ganz zarte dunkle Striche. Er hat so viele Haare, dass ich ihm schon einen Iro machen kann, sie sind dunkel, fast schwarz.

„Wollen Sie ihn annehmen?", fragt uns die Mitarbeiterin vom Jugendamt, die selber ganz ergriffen ist.

„Wir geben ihn nicht mehr her", antwortet ihr Mario.

Wir flüstern ihm seinen Namen ins Ohr: „Sternenwanderer" soll er heißen, in einer Sprache, die für uns so fremd und so wunderbar ist wie alles, was wir gerade erleben.

Mario wagt einen ersten Kuss.

„Hallo, Takimo-Joseph", sagt er unter Tränen. „Du bist unser

Glück, unser Leben. Ich werde immer für dich da sein!" Er küsst ihn, streichelt sein Gesicht. „Endlich bist du da!" Es ist so ein inniger Moment, wir sind überwältigt von unseren Emotionen. Takimo kommt aus dem Japanischen und heißt: der zu den Sternen reist. Und Joseph nennen wir unseren Sohn im Gedenken an unsere drei Kinder, die alle Joseph bzw. Josephine im Namen tragen, und ebenso im Gedenken an Marios Opa.

Wir dürfen ihn mithilfe der Hebamme jetzt baden und er schreit. Was für ein schönes Geräusch. Endlich, endlich ein Kinderschreien in unserem Leben.

Zwei wundervolle Tage verbringen wir im Krankenhaus, in denen wir Takimo bewundern, bestaunen und entdecken und alles lernen rund um seine Pflege. Und wir bekommen sogar Besuch aus der Heimat: Marios Eltern und Verena haben es sich nicht nehmen lassen, die paar Hundert Kilometer zu fahren, um noch am Tag der Geburt ihren Enkel und Neffen zu begrüßen. Sie gratulieren und können es kaum fassen, dass sie nach allem, was geschehen ist, jetzt doch noch Großeltern beziehungsweise Tante werden. Und einen Patenonkel haben wir auch schon: Mias Papa, der mit seiner Frau ebenfalls angereist ist. Die beiden weinen mit uns vor Glück.

Dann ziehen wir unseren Sternenwanderer warm an und nehmen ihn mit auf seine erste Reise. Zu Hause warten schon Schnuller, Fläschchen, Milchersatz – Moni hat alles besorgt und steht in der Tür, als wir kommen. Freudestrahlend gratuliert sie uns und nimmt unser „Überraschungspaket" in Augenschein: „Ist er nicht süß? Ihr Glücklichen!"

Wir fallen uns in die Arme.

Noch am ersten Abend zu Hause nimmt Mario unseren kleinen Sohn auf den Arm und zeigt ihm die Bilder unserer Sternenkinder. Er flüstert Takimo ihre Namen ins Ohr und zündet die Kerze an, die wir neben den vielen Erinnerungen stehen haben. „Du bist unser viertes Kind", sagt er ihm, „aber das erste, das mit uns nach Hause durfte. Du hast drei Schutzengel*. Fest im Herzen haben wir euch alle und das wird immer so bleiben."

Und wir wissen jetzt schon den Taufspruch, den Takimo bekommen wird. Einen Text aus der Bibel, leicht verändert, nach 2. Mose 23,20: Gott spricht: „Ich werde drei Engel schicken, die dir vorausgehen. Sie sollen dich auf dem Weg schützen und dich an den Ort bringen, den ich für dich bestimmt habe.“

Kapitel 17

Geschafft!

Mario Barbara und ich haben genau drei Tage gehabt, um unser Leben umzukrempeln, und wir sind überglücklich. Jetzt steht unser Baby an erster Stelle – Tag und Nacht. Die Betreuung haben wir uns in Schichten aufgeteilt: Ich kümmere mich tagsüber um Takimo, im Rahmen meiner Elternzeit, während Barbara im Salon arbeitet. Wenn sie also morgens früh in den Salon geht, um noch etwas vorzubereiten, ehe die ersten Kunden kommen, stehe ich schon am Wickeltisch und überlege gleichzeitig, was heute wohl in Berlin auf uns zu kommt. Zweigleisig laufen unsere Leben schon lange, jetzt läuft alles dreigleisig. Es funktioniert! Denn wenn ich bis spätabends am Laptop sitze und die Mails der vielen Sterneneltern beantworte, kann ich zwischendurch unserem Sternenwanderer auch das Fläschchen geben, während sich Barbara für die Arbeit ausruht.

Seit August sehen wir zum ersten Mal die Chance, unser großes Herzensanliegen in einem Rutsch mit der Gesetzesänderung durchbringen zu können: Alle Sterneneltern sollen das Recht haben, ihre Kinder beim Standesamt eintragen zu lassen – auch die, deren Kinder schon vor Jahren gestorben sind. Wer vor zehn, zwanzig oder dreißig Jahren ein Kind verloren hat, ist doch auch ein Sternenvater oder eine Sternenmutter, und für viele ist es ein großer Wunsch, dass das offiziell anerkannt wird. Andererseits ist die Idee ziemlich verrückt: Hat man je von einem Gesetz gehört, das rückwirkend gilt, und zwar über Jahrzehnte? Egal, wir wollen es nicht unversucht lassen.

Takimo ist noch winzig, erst drei Wochen alt, als wir ihn wieder warm einpacken und auf seine zweite Reise mitnehmen: auf nach

Berlin, zur Bundesfamilienministerin! Meine Mutter begleitet uns, da wir uns natürlich Gedanken um Takimos Wohl machen und ihn während dieses wichtigen Termins gut betreut wissen wollen.

Unsere Begegnung mit Kristina Schröder verläuft ganz anders, als wir uns das vorgestellt haben. Zunächst gibt es herzliche Umarmungen, Glückwünsche und von Frau Vogelsang, Frau Fischbach und Frau Schröder ein großes Hallo an Takimo. Frau Schröder ist etwas weniger überschwänglich als die anderen Damen, aber das kommt einfach daher, dass sie noch nicht unsere ganze Geschichte kannte. Wir merken jedoch, ihr liegt von Anfang an etwas auf dem Herzen. Und tatsächlich!

Es ist ihr wichtig, eine Sache aus der Welt zu schaffen: Der Brief, den wir damals von einer Mitarbeiterin des Bundesfamilienministeriums erhalten haben, ging ohne ihr Wissen raus. Sie entschuldigt sich dafür, dass das passiert ist. Die Petition ist ihr ein Herzensanliegen.

Was wir Frau Schröder über uns erzählen, kann sie als junge Mutter gut nachvollziehen, und sie versteht sofort, warum uns die Anerkennung der Sternenkinder so wichtig ist. Wir sind baff – und sehr erleichtert. Etwas Besseres hätten wir uns gar nicht wünschen können: Die Familienministerin unterstützt unsere Petition ohne Wenn und Aber.

Anschließend fragen uns wieder Fernsehen und Rundfunk für Interviews, Beiträge und Talkshows an. Und wir merken, das Ganze nimmt wieder an Fahrt auf – mit immer größer werdendem öffentlichem Interesse.

Es folgt ein Winter, in dem wir nach langer Zeit sehr glückliche Momente verbringen. Ich freue mich endlich mal wieder auf meinen Geburtstag, darauf, ihn unbeschwert und ausgelassen zu feiern, und auf Weihnachten. Auf die Geschenke, die wir Takimo machen, darauf, dass wir als Familie mit unserem Sternenwanderer ans Grab gehen, um seinen drei Geschwistern den Weihnachtszweig zu bringen. Alles sind schrecklich schöne Momente, die uns daran erinnern, dass wir zu sechst sein könnten, uns aber auch trotzdem so, wie es ist, dankbar sein lassen.

Währenddessen geht es in Berlin mit der Vorlage weiter, und gleich im neuen Jahr veröffentlicht die „Bild“ einen großen halbseitigen Artikel mit der entscheidenden Frage in der Überschrift: „Ab wie viel Gramm ist man ein Mensch?“ (7. Januar 2013). Dies sorgt für viel Aufmerksamkeit.

Am 17. Januar ist es dann so weit: Es erfolgt die erste Lesung des Gesetzesentwurfs, bei der Kristina Schröder eine Rede hält, die sie uns zuschickt. Was sie uns im Begleitbrief schreibt, lässt uns schon wieder jubeln:

„Zudem möchte ich Ihnen noch mitteilen, dass Ihr Anliegen, dass die vorgesehene Neuregelung auch für Eltern, deren ‚Sternenkind‘ bereits vor dem Inkrafttreten dieser Regelung nicht lebend zur Welt gekommen ist, gelten soll. Es war uns ein wichtiges Anliegen, auch die Eltern mit in den Blick zu nehmen, die einen solchen Schicksalsschlag bereits erleben mussten. Nach Inkrafttreten der Regelung können damit diese Eltern ihrem Kind offiziell einen Namen geben.“

Wir können es kaum fassen: Auch unser Herzenswunsch kann Wirklichkeit werden! Ich poste die Nachricht sofort auf Facebook und unserer Homepage und wir baden in Glückwünschen und „Weiter so!“-Mails. Viele Sterneneltern sind zu Tränen gerührt.

Aber auch andere Sätze der Rede machen uns froh: „Ich halte die derzeitige Gesetzeslage daher insgesamt für ethisch nicht vertretbar. Deshalb habe ich mich für eine Änderung des Personenstandsrechts eingesetzt. Dabei war es mir wichtig, dass die neue Regelung rückwirkend auch für Mütter und Väter gilt, die diesen schweren Schicksalsschlag bereits erleiden mussten, wie beispielsweise Familie Martin und das Elternpaar, das mir das Foto ihrer toten Zwillinge geschickt hat. Die neue Regelung mag den Schmerz nicht lindern, den der Verlust eines Kindes bedeutet. Aber sie ermöglicht Eltern wenigstens einen würdigen Abschied von ihrem Kind. Deshalb bin ich auch froh, dass viele Bundesländer inzwischen betroffenen Eltern die Möglichkeit geben, ihre zu früh geborenen Kinder zu bestatten, und dass viele Kommunen sich Gedanken machen, wie sie für Eltern würdige Orte der Erinnerung schaffen können. Auf vielen Friedhöfen gibt es zum Beispiel mittlerweile einen ‚Garten der Sternenkinder'.

Meine Damen und Herren, Personenstandsrecht, Familienrecht und ethische Erwägungen sind eng miteinander verknüpft: Hinter nüchternen Regelungen für Verzeichnisse, Register und Dokumente stehen Familiengeschichten und persönliche Schicksale. Das dürfen wir nicht aus den Augen verlieren!

Deshalb ist die Änderung des Personenstandsrechts zugunsten der vielen Mütter und Väter eines Sternenkindes nicht nur rechtlich und familienpolitisch notwendig, sondern vor allem eine Frage der Menschlichkeit!

Und deshalb bitte ich Sie: Begleiten Sie diesen Gesetzentwurf in den parlamentarischen Beratungen konstruktiv!"*

Und dann kommt, knappe zwei Wochen später, *der* große Tag in Berlin: die zweite und dritte Lesung. Wir treffen unsere Unterstützer, Frau Vogelsang und Herrn Willsch, und besprechen den Tagesablauf. Wir sind alle angespannt und voller Erwartung. Später begrüßen uns Frau Fischbach und Frau Philipp herzlich beim Essen im parlamentarischen Restaurant. Frau Vogelsang schaut, je länger der Tag bzw. Abend dauert, immer öfter auf den Bildschirm mit dem Programmablauf des Bundestags, um ja nicht zu verpassen, wann sie an der Reihe ist: Punkt 18 der Tagesordnung der 219. Sitzung des Deutschen Bundestags am 31. Januar 2013. Der Sitzungstag ist lang, unsere Petition wird erst gegen 21 Uhr oder später drankommen.

Als der Zeitpunkt ihrer Rede naht, gehen wir gemeinsam zum Parlamentssaal. Unser Platz ist auf der Ehrentribüne, wird uns erklärt, aber weil noch eine andere Debatte läuft, bleiben wir noch draußen auf dem Flur stehen, mit Takimo in der Babyschale. Wir verfolgen das, was drinnen passiert, auf dem Monitor, während Frau

* www.kristinaschroeder.de/aktuelles/rede-zum-thema-sternenkinder

Vogelsang schon in den Sitzungssaal zu ihrem Platz geht. Als der nächste Tagesordnungspunkt angekündigt wird, übergeben wir den Kinderwagen mit unserem schlafenden Takimo einer sympathischen Saaldienerin, mit der wir das Babysitting zuvor abgesprochen haben, und nehmen unsere Plätze auf der Tribüne ein. Mein Gott, was sind wir aufgeregt!

Während wir uns leise setzen, erteilt unten gerade Bundestagspräsident Wolfgang Thierse Frau Vogelsang das Wort, und wir denken daran, dass mit uns beiden jetzt unzählige Sterneneltern über das Parlamentsfernsehen via Livestream dabei sind. Die Reden und die Abstimmung über unsere Petition werden live übertragen, und deshalb hören wir alles, was jetzt gesagt wird, nicht nur mit unseren Ohren, sondern auch mit denen unserer vielen Freunde und Unterstützer. Wir sind aufgewühlt, angespannt und sagen uns:

„Jetzt gilt's!" Es geht um das, wofür wir zig Stunden, ja, Jahre hart gearbeitet und viel Geld investiert haben – den Traum, unsere Kinder offiziell Kinder nennen zu dürfen und das zu erreichen, wofür sie in unseren Augen gestorben sind. Dass sie dem Treiben im Bundestag jetzt zusehen, dessen sind wir uns sicher, und dass sie ganz nah bei uns sind.

„Meine Damen und Herren, wir haben 21:40 Uhr", beginnt Frau Vogelsang, und dann gelingt es ihr, die Parlamentarier trotz der späten Stunde noch zu fesseln.

Zunächst erzählt sie von uns, und die Politiker drehen die Köpfe und schauen zu uns hoch. „Es geht darum, dass wir Menschen als Personen behandeln und nicht mehr als Sache oder gar als Klinikmüll", sagt Frau Vogelsang. Viele applaudieren. „Es geht darum, Leben auch als Leben zu bezeichnen und den Menschen, die ein Kind verloren haben, auch wenn es noch so klein und winzig ist, die Möglichkeit zu geben, dass dieses Kind auch offiziell zu ihrer Familie gehört, dass sie offiziell um dieses Kind trauern dürfen, dass sie dieses Kind bestatten dürfen, dass es im Krankenhaus würdevoll als Kind behandelt wird, dass die Krankenhäuser würdevoll mit diesem menschlichen Leben umgehen."

Und dann weist sie darauf hin, dass geschätzte tausend Sterneneltern jetzt per Livestream das Geschehen im Parlament verfolgen und auf eine Änderung des Personenstandsgesetzes warten. Es handle sich um weit mehr als eine kleine bürokratische Änderung. „Es geht um eine Bescheinigung, in der nicht mehr von einer *Leibesfrucht* die Rede ist, sondern in der es darum geht, das Leben eines *Kindes* zu bescheinigen!" Und sie sagt, dass es wichtig sei, „dem Kind einen Namen zu geben. Das Kind zu der Familie gehörig fühlen zu lassen."

Kurz wird noch ein anderer Paragraf des Personenstandsgesetzes debattiert, dann beginnt die Abstimmung. Wir wissen genau, wie gut unsere Chancen sind, trotzdem bleibt uns fast das Herz stehen. Wir halten uns bei den Händen und schauen auf das Geschehen dort unten. Wir sehen, wie die Saaldienerin mit Takimo Runde um Runde dreht und uns den Daumen hoch zeigt. Und dann, wenige Minuten später, gehen anderswo die Hände hoch, und wir gucken gespannt, wer alles aufzeigt. Alle! Und Wolfgang Thierse verkündet das unfassbare Ergebnis: „Der Gesetzesentwurf wurde einstimmig, ohne Gegenstimmen oder Enthaltungen angenommen."

***

Es ist geschafft! Wir sind am Ziel! Und plötzlich fällt die Anspannung von uns ab, wir fühlen uns wie Ballons, denen vor Freude die Luft entweicht. Wir springen auf und fallen uns in die Arme, küssen uns und fangen an zu weinen. „Ohne Gegenstimmen oder Enthaltungen", das ist mehr, als wir uns in unseren kühnsten Träumen ausgemalt haben.

Unten im Saal haben sich die Abgeordneten erhoben, sie applaudieren und schauen zu uns hoch.

„Für euch! Endlich! Wir haben es geschafft!", sagen wir uns und denken an Joseph-Lennard, Tamino-Federico, Penelope-Wolke sowie an alle Sterneneltern und Sternenkinder.

Wir nehmen tränenüberströmt Takimo in Empfang wie auch die Glückwünsche der Saaldiener entgegen. Frau Vogelsang kommt auf uns zu und fällt uns in die Arme. Ich schnappe sie mir und drücke sie ganz fest an mich. Ich will sie gar nicht mehr loslassen und sie fängt in meinen Armen an zu weinen. Freudentränen laufen uns allen über das Gesicht.

Jetzt ist er geändert: §31 Absatz 3 Personenstandsgesetz: „*Hat sich keines der in Absatz 1 genannten Merkmale des Lebens gezeigt und beträgt das Gewicht der Leibesfrucht weniger als 500 Gramm, handelt es sich um eine Fehlgeburt. Sie wird in den Personenstandsregistern nicht beurkundet.*"

Nach diesem Satz war bisher Schluss. Aber jetzt geht es weiter: „*Eine Fehlgeburt kann von einer Person, der bei Lebendgeburt die Personensorge zugestanden hätte, dem Standesamt, in dessen Zuständigkeitsbereich die Fehlgeburt erfolgte, angezeigt werden. In diesem Fall erteilt das Standesamt dem Anzeigenden auf Wunsch eine Bescheinigung mit einem Formular nach dem Muster der Anlage 13.*"

Die Sätze hören sich schrecklich bürokratisch an, aber für uns und Tausende Sterneneltern ist ein Wunsch in Erfüllung gegangen. In den Standesämtern werden nun Listen für unsere Kinder geführt werden, ihre Namen werden dort stehen mit dem Tag ihrer Geburt, der auch der Tag ihres Todes war. Wir Sterneneltern werden durch eine Urkunde als „richtige" Eltern anerkannt, und wenn wir es wünschen, kann unser Kind bestattet werden, denn es ist ein Kind, eine Person, keine Leibesfrucht!

Wir verabschieden und bedanken uns herzlich, fahren ins Hotel und klappen in unserem Zimmer den Laptop auf. Der Rechner lädt und lädt … bis er rund 4000 neue Mails anzeigt.

Ich schließe sofort wieder den Deckel. Wir sind so müde! Und so froh! Aber dann entscheide ich mich doch, einige der Mails zu lesen. Und ich sehe, dass Sterneneltern bewegende Rektionen auf unsere Internetseiten wie auch auf den Blog der CDU/CSU-Fraktion posten.

„Ich hab neulich mal zusammengezählt, wie viele Mails ich in den letzten viereinhalb Jahren beantwortet habe", sage ich zu Barbara. „Rate mal!"

„Keine Ahnung. Einige Tausend. Nein, einige Zehntausend?“

„Runde 200 000!“

„Dann sind diese 4000 ja nur noch ein Klacks“, sagt Barbara und macht das Nachtfläschchen für unseren Kleinen fertig.

Und tatsächlich raffe ich mich noch einmal auf und setze mich an den kleinen Hotelschreibtisch, um Mails zu beantworten. Jede einzeln. Als ich mich mitten in der Nacht ins Bett lege, blinzle ich zur Uhr hinüber. Ist es drei? Oder schon vier? Egal, wir haben gewonnen, und Tausende freuen sich mit uns!

Am nächsten Morgen öffnen wir den Laptop lieber erst gar nicht. Wir wollen noch zwei Tage in Berlin bleiben, um nach all der Aufregung „runterzufahren“. Aber daraus wird nichts. Schon am Vormittag findet eine Pressekonferenz statt, in der das neue Gesetz der Öffentlichkeit vorgestellt wird und wir aus den Händen von Kristina Schröder die erste Urkunde für unser Engagement erhalten.

Wir treffen Kristina Schröder im Bundesfamilienministerium.

Sie gratuliert uns herzlich, schüttelt uns enthusiastisch die Hand und erklärt uns, wie es jetzt weitergeht. Doch Takimo sorgt für eine kleine Unterbrechung in ihrem Protokoll.

„Ich glaube, der kleine Mann hat einen Pu, den müssen wir erst einmal entfernen“, sagt Barbara und fragt, wo sie Takimo wickeln kann.

„Ach was, machen Sie das doch hier auf dem Konferenztisch“, schlägt uns Frau Schröder vor. Welches Baby hat wohl schon so viele deutsche Spitzenpolitiker getroffen und wurde auf einem Konferenztisch im Familienministerium gewickelt? „Das kann Takimo später noch seinen Kindern erzählen“, denken wir. Und wir staunen über die Unkompliziertheit von Frau Schröder.

Anschließend erklärt die Familienministerin uns den weiteren Ablauf vor der Presse. Doch wir wollen ein Stückchen Privatheit vor den Pressefotografen bewahren. Unser Sohn Takimo darf nicht mit ins Bild, da das Adoptionsverfahren noch nicht abgeschlossen ist.

In der Pressekonferenz im Familienministerium drückt Frau Schröder ihren Stolz und ihre Freude und die Anerkennung für uns aus, als sie uns die erste offizielle Blanko-Bescheinigung, die künftig zu früh verstorbene Kinder als Person beurkundet, aushändigt. N-TV, N24 und HR übertragen live.

„Jetzt hat der Tod unserer Kinder doch einen Sinn", sagte Barbara Martin am Freitag in Berlin. Zuvor hatte ihr Bundesfamilienministerin Kristina Schröder (CDU) die erste Blanko-Urkunde für sogenannte „Sternenkinder" überreicht. „Sternenkinder-Eltern werden es in Zukunft nicht mehr so schwer mit der Bürokratie haben", sagte die 36-jährige Martin.

Künftig dürfen tot geborene Babys unter 500 Gramm Gewicht einen Namen bekommen: Sie können offiziell beim Standesamt registriert und anschließend auch richtig bestattet werden. Bisher galten sie als Fehlgeburten und wurden beim Standesamt nicht erfasst. Schätzungen zufolge gibt es pro Jahr rund 1500 solcher Babys. „Jetzt sind sie keine Sache mehr und keine Fehlgeburt, sondern eine Person mit allen Rechten", sagte Martin. Gut sei auch, dass es für Eltern, die dies eintragen wollten, keinerlei Beschränkungen gebe, etwa bei der Zahl der Schwangerschaftswochen.

Die Gesetzesänderung ermöglicht es zudem, rückwirkend ein Kind beim Standesamt eintragen zu lassen. „Damit haben wir nicht gerechnet", freute sich Martin. (...)

„Für uns waren diese Kinder real. Sie haben verdient, als wirkliche Kinder anerkannt zu werden und einen Platz nicht nur in unserem Herzen, sondern auch in unserem Stammbuch einzunehmen", hatten die Martins ihr Anliegen begründet. „Ein Menschenleben darf doch nicht nach Gramm definiert werden." Jahrelang kämpften sie für einen würdigen Umgang mit diesen „Sternenkindern". Sie sammelten Unterschriften für eine Petition; 40 000 Menschen haben sie unterschrieben.

N-TV, 1. Februar 2013, http://www.n-tv.de/politik/Ein-Grab-fuer-Sternenkinder-article10057476.html

Dieses Stück Papier (siehe Seite 187) ist das Ziel, wofür wir gekämpft haben. Dadurch sind alle Sternenkinder, die es noch geben wird und die es gegeben hat, Kinder und somit Personen des öffentlichen Lebens, also der Gesellschaft. Sie haben ein Recht – nicht eine Pflicht –, ihren Namen zu tragen und im Sinne der Menschenwürde als Menschen behandelt zu werden. Wir stehen da, sind zutiefst bewegt und fühlen den Stolz Tausender Sterneneltern. Dann richtet Barbara noch einige Worte an die Presse, ehe die Journalisten uns alle möglichen Fragen stellen:

„Wie fühlen Sie sich!"

„Wie lange haben Sie gekämpft?"

„Was heißt das für alle Sterneneltern?"

***

Nach der Konferenz haben wir ein paar aufdringliche Fotografen zu verscheuchen, die spitzgekriegt haben, dass Takimo unser Adoptivsohn ist. Selbst Frau Schröder muss einen Fotografen bitten, es zu unterlassen – das ist gar nicht so einfach.

Als das alles überstanden ist, wollen wir uns endlich ein bisschen erholen und Berlin genießen, aber irgendjemand hat Marios Handynummer weitergegeben. Jetzt klingelt es ohne Ende in seiner Jackentasche. „Ihr seid gerade auf N24!" „Schaltet mal N-TV ein, da seid ihr zu sehen …" Nein, wir wollen jetzt nicht fernsehgucken, sondern nur mit dem Kinderwagen durch die Straßen schlendern, aber schon kommt ein Team des Hessischen Rundfunks auf uns zu, und wir lassen uns von unserem Heimatsender doch noch erweichen. Die „Hessenschau" hat auch vorher schon berichtet und uns damit unterstützt, da wollen wir nicht undankbar sein. Während sie sofort mit dem Dreh beginnen, merken wir, welch eine Last von unseren Schultern gefallen ist: Wir müssen jetzt für nichts mehr werben oder kämpfen, wir haben unsere Aufgabe erfolgreich erledigt. Wir müssen nur noch strahlen und allen danken, die zu uns gehalten haben.

Der Rest der Geschichte passiert wie von selbst. Denn alles, was jetzt noch fehlt, ist nämlich die Verabschiedung im Bundestag und die Unterschrift des Bundespräsidenten, Joachim Gauck. Das Gesetz soll im April verabschiedet werden, letztlich wird es der 15. Mai 2013. Der Bundespräsident unterschreibt am 14. Mai – und am nächsten Tag tritt das Gesetz schon in Kraft! So schnell geht es selten, sagt man uns, ehrlich überrascht.

Facebook/Sternenkinderhimmel.com
Liebe Sterneneltern, Sternengeschwister, Sternenomas/-opas, Sternentanten/-onkels ..., diese Nacht wird eine historische und bedeutungsvolle Nacht werden. Heute Nacht um 0:00 werden unsere Sternenkinder eine offizielle Existenz und einen Namen erhalten! Sie sind vor dem Gesetz anerkannt als Menschen!

Wir können unser Glück kaum fassen und posten die gute Nachricht sofort. Sie passt einfach wunderbar zwischen Muttertag und Vatertag:

Liebe Sterneneltern,
wir freuen uns, euch mitteilen zu können, dass das Personenstandsrechts-Änderungsgesetz am 14. Mai 2013 im Bundesgesetzblatt Teil I Nr. 23, Seite 1122, verkündet wird. Die Sternenkinderregelung tritt damit am 15. Mai 2013 in Kraft.

Und wir hätten es ahnen können: „Unsere“ Sterneneltern rennen den Standesämtern schon am nächsten Tag die Türen ein. Die Standesbeamten haben von der Gesetzesänderung noch nichts gehört, manche reagieren ungläubig, andere unfreundlich und abweisend, und gleich stürmt wieder eine Flut von Mails auf uns ein. Auch wir selbst fahren natürlich sofort am 16. Mai zum Standesamt in Wiesbaden.

Auch dort haben die Beamten sich noch nicht schlaugemacht, dabei werden alle Änderungen immer aktuell online an die Ämter gegeben, hat man uns zumindest in Berlin gesagt.

Als wir auf ein paar Wochen später vertröstet werden, sind wir enttäuscht und traurig, finden es aber auch irgendwie lustig, dass man ausgerechnet uns abwimmelt, die wir diese Änderung erreicht haben. Das posten wir dann mal gleich auf Facebook, woraufhin sich unsere „Freundin" Frau Schröder erst mit einer persönlichen Nachricht und dann telefonisch meldet und öffentlich reagiert.

Schröder wirft Bundesländern „Respektlosigkeit" vor

Seit Mittwoch können Eltern von Totgeburten unter 500 Gramm diese als Personen anerkennen lassen. Doch viele Standesämter sind nicht vorbereitet. Die Ministerin macht die Länder dafür verantwortlich.

Im Zusammenhang mit den Problemen bei der neuen „Sternenkinder"-Regelung hat Bundesfamilienministerin Kristina Schröder (CDU) die Länder attackiert. „Angesichts des großen Leids, das die Eltern von Sternenkindern ertragen müssen, darf eine solche Behördenpanne einfach nicht passieren", sagte sie der „Welt". „Das ist vollkommen respektlos gegenüber den betroffenen Eltern."

Am Mittwoch war eine neue Regelung in Kraft getreten, die Eltern von Totgeburten mit einem Gewicht von weniger als 500 Gramm („Sternenkinder") erstmals die Möglichkeit gibt, die Geburt beim Standesamt eintragen zu lassen. Damit gelten diese Kinder offiziell als Personen und nicht mehr – wie bisher – als „Kliniksonderabfall".

Betroffene Eltern hatten jahrelang für diese Anerkennung gekämpft. Doch viele, die sofort nach Inkrafttreten zum Standesamt gingen, wurden enttäuscht. In einigen Ämtern fehlten die Formulare, andere teilten mit, die Bearbeitung dauere vier

Wochen. Viele Standesämter wiesen darauf hin, dass sie selbst erst am Mittwoch von der Neuregelung erfahren hätten.

„Die Länder wurden vom Bundesinnenministerium bereits im März gebeten, die Standesämter zu informieren", sagte Schröder. „Zeit genug war also, um rechtzeitig vorbereitet zu sein und die Urkunden rechtzeitig parat zu haben." Sie forderte die Bundesländer auf, sofort Abhilfe zu schaffen. „Eine Neuregelung gerade in einem menschlich so sensiblen Bereich muss natürlich mit dem Tag des Inkrafttretens auch überall in Anspruch genommen werden können", sagte Schröder.

Die Welt, 17. Mai 2013, http://www.welt.de/politik/deutschland/article116302594/Schroeder-wirft-Bundeslaendern-Respektlosigkeit-vor.html

Sie empfiehlt uns, dass wir uns am nächsten Tag noch einmal im Wiesbadener Standesamt melden. Das machen wir natürlich. Dort nehmen wir dann bei einem offiziellen Termin unsere Urkunde für Tamino entgegen. Diese Bescheinigung ist ein Traum, der in Erfüllung geht. Mehr noch! Eine Genugtuung für alles, was wir auf uns genommen haben!

Epilog

So schwer unser Weg auch war: Es ist unser Leben und wir wünschen uns kein anderes. Was wir erlebt haben, hat uns zu denen gemacht, die wir heute sind: Eltern, die ihre drei Kinder im Himmel wissen und die andere Sterneneltern begleiten. Und vielleicht sind wir auch ein Paar, das durch den Erfolg der Petition das Leben der Menschen, die Ähnliches erlebt haben, etwas leichter gemacht hat. Wir jedenfalls hoffen das.

Für uns endet der Kampf um die Würde der Sternenkinder mit der Gesetzesänderung. Wir haben einen großen Sieg errungen und sind stolz, dass uns dies gelungen ist. Wir haben selber festgestellt, dass man in Deutschland etwas erreichen kann, wenn man hartnäckig, mit viel Geduld, Beharrlichkeit und den richtigen Leuten an der Seite sowie einer Gemeinschaft von Tausenden Unterstützern im Rücken ein wichtiges Anliegen vertritt.

Aber unser persönlicher Kampf ist noch nicht zu Ende gefochten. Für Tamino- Federico und Penelope-Wolke halten wir Urkunden ihrer Existenz in unseren Händen. Bezüglich Joseph-Lennard streiten wir uns jedoch mit der Wiesbadener Klinik und der Stadt Wiesbaden seit sieben Jahren über die Anerkennung seiner Lebendgeburt. In unseren Regalen stehen mittlerweile zwei Aktenmeter Rechtsstreit. Die Argumentationslinie entzieht sich unserer Logik, wir können vieles nicht verstehen. Die nachweisliche „Pulsation der Nabelschnur" von Lennard-Joseph ist ein gesetzlich geregeltes Merkmal für eine Lebendgeburt. Trotzdem bekommen wir kein Recht zugesprochen, es werden Termine verschoben, angeforderte Gutachten werden nicht vorgelegt. Wir bekommen keine Geburts- und Sterbeurkunde für ihn ausgehändigt, das heißt: Seit sieben Jahren ist sein Platz in unserem Familienstammbuch leer. Unser Sohn existiert offiziell, gesellschaftlich, nicht.

Der Streit bewegt sich zwischen dem, was wir in Berlin erreicht haben, und dem, was wir für unseren Sohn erreichen wollen. Er ist ein Weder-Noch. Unser geliebter Sohn, der gelebt hat – für die Klinik ist er eine Leibesfrucht, die keinen Eintrag wert ist. Wir verstehen nicht, warum man uns hier so hinhält. Was ist der Gedanke dahinter? Unser Wunsch ist es, Lennard-Joseph endlich als Person schriftlich zu dokumentieren, was sein gutes Recht ist. Dafür kämpfen wir weiter. Der Streit zieht sich seit Jahren hin, der seelische Schmerz ist riesig. Diese Auseinandersetzung hat uns viel Lebensenergie gekostet und tut es noch. Und vermutlich ist unser Sohn nicht das einzige Kind, um dessen Recht Eltern kämpfen müssen.

Dr. Kristina Schröder
Mitglied des Deutschen Bundestages
Bundesministerin a. D.

Der 31. Januar 2013 war ein Tag, der mir immer in Erinnerung bleiben wird. Es war der Tag, an dem der Deutsche Bundestag den sogenannten Sternenkinderparagrafen einstimmig beschlossen hat, und insofern ein sehr bedeutungsvoller und lang erwarteter Tag für alle Sternenkindereltern. Endlich können sie nun ihre still geborenen Kinder im Familienstammbuch beurkunden lassen und ihnen damit offiziell eine Existenz geben, egal, mit welchem Gewicht sie zur Welt gekommen sind.

Barbara und Mario Martin waren an diesem 31. Januar bei mir im Bundesfamilienministerium zu Gast und ich konnte ihnen symbolisch die erste standesamtliche Sternenkind-Urkunde überreichen. Es war nur ein Blatt Papier, das wir auf der Pressekonferenz in die Kameras hielten, und es fehlten auch noch offizielle Stempel – aber dennoch markierte dieses Blatt Papier einen sehr emotionalen Moment: Endlich wurde allen drei Kindern der Martins die Würde zuteil, die ihnen zustand und für die ihre Eltern so lange und so engagiert gekämpft hatten. Der jahrelange Einsatz der Martins, ihre vielen Mühen, der große zeitliche Aufwand, der hinter dem Vorantreiben der Petition steckte, hatten endlich ihr Ziel erreicht! Denn mit der Änderung des Personenstandsrechts hatte der Bundestag ein Gesetz beschlossen, das nun allen Eltern und Angehörigen tot geborener Kinder in Deutschland würdevolles Trauern ermöglicht. Gemeinsam mit dem Ehepaar Martin und allen anderen Sternenkindereltern hatte das Parlament an diesem 31. Januar deutlich gemacht, dass alle Eltern von Sternenkindern Mutter und Vater sind, auch wenn ihre Kinder nicht auf dieser Welt leben dürfen. Die gesamte Familie kann nun im Stammbuch stehen und sich mit all ihren Mitgliedern – egal, ob lebendig oder verstorben – als solche offiziell wahrgenommen fühlen.

Wie viele Menschen die Verabschiedung dieses Gesetzes bewegt und erleichtert hat, hat sich ganz besonders in den sozialen Netzwerken gezeigt. Zwar habe ich während meiner gesamten Amtszeit als Bundesfamilienministerin viele bewegende Briefe und E-Mails von Sternenkindereltern bekommen. Aber an diesem 31. Januar, an dem endlich der Knoten geplatzt war, gab es in der unheimlich engagierten, solidarischen und gut vernetzten Community kein Halten mehr: Sekündlich gab es neue Kommentare auf meiner Facebook-Seite und Beiträge auf meiner Homepage, die mich in ihrer Masse, Intensität und Ehrlichkeit buchstäblich überwältigt haben. Bis weit nach Mitternacht kam ich nicht von meinem iPad los und hatte beim Lesen vieler Einträge und dem Betrachten der Bilder vieler Sternenkinder Tränen in den Augen. So eine beeindruckende Reaktion habe ich während meiner Amtszeit auf keine andere Initiative erfahren. Es war zu spüren, wie groß die Erleichterung und wie ehrlich empfunden die Dankbarkeit der Menschen war. Daher konnten wir – die Martins und die über 40 000 Petenten, die involvierten Bundestagsabgeordneten, Bundesinnenminister Hans-Peter Friedrich und ich – an diesem Abend zu Recht auf unseren Erfolg stolz sein! Wie gesagt: An diesen Tag werde ich mich immer zurückerinnern.

Die gesetzliche Regelung vor dieser Änderung des Personenstandsrechts war für die betroffenen Eltern sehr bitter: Eltern, die mit einer sogenannten „Fehlgeburt“ im fortgeschrittenen Schwangerschaftsstadium schon einen schweren Schicksalsschlag erlitten hatten, mussten in ihrer großen Trauer auch noch hinnehmen, dass ihr totes Kind offiziell behandelt wurde, als hätte es nie existiert. „Klinikmüll“ – so lautete das schrecklichste Wort für Sternenkinder mit einem Gewicht unter 500 Gramm, das so gar nicht zu der intensiven Bindung passte, die die Eltern zu ihren Kindern schon aufgebaut hatten. Aus persönlichem Erleben genauso wie aus familienpolitischen Erwägungen stand für mich insofern fest, dass diese gesetzliche Regelung ethisch nicht vertretbar war.

Schon seit 2008 habe ich mich – damals als Wiesbadener Bundestagsabgeordnete – für Sternenkindereltern engagiert und zum Beispiel in meinem Wahlkreis ein Fachgespräch zum menschenwürdigen Umgang mit Kindern, die mit unter 500 Gramm tot zur Welt kommen, veranstaltet. Als Bundesfamilienministerin erreichten mich dann viele sehr bewegende Zuschriften zu dem Thema. Sie handelten von Trauer und Schmerz und von den Gefühlen der Familien, die keinen Raum hatten, um Abschied von ihrem Sternenkind zu nehmen, und auch keine Urkunde, die die Familie im Stammbuch komplettiert hätte.

Unter den Zuschriften war auch ein Brief, dem die Absenderin ein Foto ihrer in der 22. Schwangerschaftswoche mit 420 und 450 Gramm tot geborenen Zwillinge beigelegt hatte. Sie fragte mich, warum diese kleinen vollständigen Menschen vom Staat nicht anerkannt werden. Ich habe dieses Bild gesehen, das zwei winzige und doch so vollständige Menschen zeigte, und konnte das tiefe Bedürfnis der Eltern so gut verstehen, ihren Kindern einen Namen zu geben und damit auch deutlich zu machen: Wir sind Mutter und Vater, auch wenn unsere Kinder nicht mehr leben.

Zu dieser Zeit habe ich auch Barbara und Mario Martin und ihre bewegende Lebensgeschichte kennengelernt. Sie haben für ihre Petition, für das Recht, Sternenkindern standesamtlich einen Namen geben zu können, mehr als 40 000 Unterschriften gesammelt und mich weiter darin bestärkt, für die Änderung des Personenstandsrechts zu kämpfen. Als ich mit diesem Anliegen auf den damaligen Bundesinnenminister Hans-Peter Friedrich zuging, der gerade an einer Novellierung des Personenstandsrechts arbeitete, stieß ich sofort auf Zustimmung. Ich musste gar nicht viele Worte machen – Hans-Peter Friedrich, selbst Vater von drei Kindern, verstand sofort, welche Bedeutung es für die trauernden Eltern hat, ihren Kindern wenigstens offiziell einen Namen geben zu können.

Deswegen waren wir uns auch über zwei Besonderheiten der Regelung schnell einig: Sie soll auch rückwirkend gelten. Und für *alle* Kinder, die im Mutterleib gestorben sind, nicht nur für die, deren Leben nach der 12. Schwangerschaftswoche erlosch. Denn die Trauer der Eltern hält sich nicht an Fristen, sie ist fast immer unsagbar groß. Auf die große Bedeutung dieser beiden Punkte für die betroffenen Eltern haben auch die Martins immer wieder hingewiesen.

Die neue Regelung, die wir gemeinsam erzielt haben, mag den Schmerz nicht lindern, den der Verlust eines Kindes bedeutet. Aber sie ermöglicht Eltern wenigstens einen würdigen Abschied von ihrem Kind. Vielen Dank, liebes Ehepaar Martin! Der Sternenkinderparagraf ist zu einem großen Teil Ihr Verdienst.

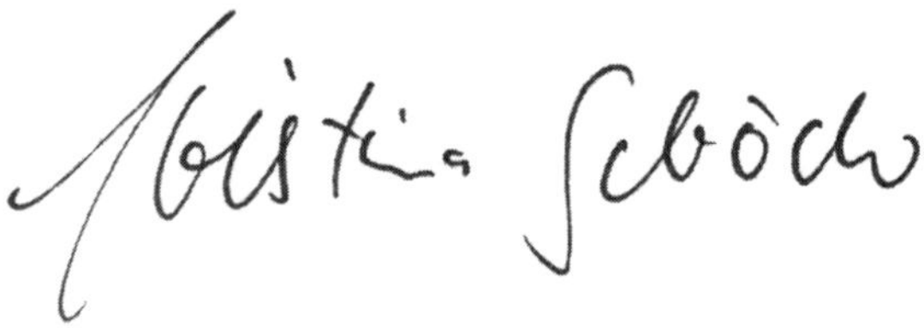

So sehen die Bescheinigungen aus, die seit dem 15. Mai 2013 die Existenz von Sternenkindern in Deutschland beurkunden:

Bescheinigung
nach § 31 Absatz 3 der Personenstandsverordnung (PStV)

Standesamt

Kind

vorgesehener Familienname

vorgesehene(r) Vorname(n)

Geschlecht

Geburtstag (§ 31 Absatz 3 PStV)

Geburtsort

Mutter

Familienname

Geburtsname

Vorname(n)

Religion

Vater

Familienname

Geburtsname

Vorname(n)

Religion

Ort, Tag Siegel

Urkundsperson

Kommentare und Postings

Reaktionen auf die Petition und die Gesetzesänderung – weitere unter: jltfpw.jimdo.com und facebook.com/sternenkinderhimmel.com*

„Die fehlenden 10 Gramm Geburtsgewicht meiner Tochter haben mich nun sechs Jahre lang gequält. Ich freu mich schon darauf, endlich offiziell zwei Kinder zu haben. Vielen Dank für Ihre Menschlichkeit!"

***

„Ich möchte einfach nur Danke sagen, auch im Namen meiner Tochter. Als Omi von einem Sternenkind bin ich unendlich froh über die Gesetzesänderung, an der Sie so großen Anteil haben. Ihre Rede war so ergreifend, dass Tränen flossen.

Wir hatten das Glück, einen schönen Platz auf unserem Friedhof genehmigt zu bekommen. Aber in vielen Gemeinden war das bisher nicht möglich. Bald hat unser Kleiner auch eine Geburtsurkunde. Wie wichtig das für die Verarbeitung des Verlustes ist, können wir nur zu gut nachvollziehen. Nochmals vielen Dank für alles und weiterhin viel Erfolg bei Ihrer Arbeit."

***

---

* Quelle: Kommentare zu: „Die Würde der toten Kinder – Ein Kind ist keine Sache" am 27. Februar 2013 von Stefanie Vogelsang, blogfraktion.de/2013/02/27/die-wuerde-der-toten-kinder-ein-kind-ist-keine-sache

„Ich sag einfach mal Danke … Danke … Danke … Habe zwei Sternchen im Himmel … und ich trage sie lebenslang in meinem Herzen … Sie wurden behandelt wie eine Sache … nicht wie ein Mensch … das tut heute noch weh …“

***

„Vielen Dank, Barbara und Mario, vielen Dank, Frau Vogelsang. Ihnen und Euch ist das gelungen, was keiner mehr so richtig hat glauben können.

Endlich sind unsere Sternchen KINDER!!! Vermutlich sitzen sie alle jetzt auf einer Wolke und feiern Euren, Ihren und somit ihren eigenen kleinen Erfolg. Denn nun sind sie wer, nicht nur in unseren Erinnerungen und Gefühlen, sondern auch vor dem Gesetz!“

***

„Ein herzliches DANKE, mit Tränen in den Augen!!! Jetzt kann meine Tochter vor aller Welt ihren Namen Emilia tragen! :-)“

***

„Endlich – danke, Familie Martin und allen, die dies möglich machten! 1988 wurden Kinder als Fehlgeburt behandelt, auch wenn sie in der 24. Woche mit 630 Gramm und 30 cm unter normaler Geburt geboren wurden und nach fünf Minuten verstarben. Die Grenze für das Menschsein war die 25. Woche. So bekam man nur mitgeteilt, man könne ja wieder ein Kind bekommen. Dieses verletzende Gefühl kann man selbst nach 25 Jahren nicht vergessen! Da trösten dann auch nicht gesund geborene Geschwister darüber hinweg. Deshalb ist es jetzt umso tröstlicher, wenigstens auf dem Papier dieses Kind haben zu dürfen!“

***

„Auch von mir ein dickes Dankeschön, es gibt nichts Schöneres, wie auch bald zum Standesamt zu gehen und meine kleine Tochter nachtragen zu lassen."

***

„Heute ist Muttertag …

Ich bin Mutter einer kleinen Tochter. Sie ist nun seit fast 24 Wochen in meinem Bauch, unter meinem Herzen, und noch schlägt ihr kleines Herz. Sie ist schwer krank und wird sterben, sehr wahrscheinlich vor ihrem Geburtstermin, sie wiegt im Moment nur ca. 300g.

Unser erstes Kind. Unser Wunschkind.

Ich danke Ihnen auf Knien für diese Gesetzesänderung!!!

Unser Kind wird nicht leben dürfen, doch wenn sie auf die Welt kommt, wird sie als Mensch, als Person anerkannt. Das ist sooo unsagbar wichtig!!!

Denn für uns ist sie ein Mensch, für uns ist sie das Wichtigste auf der ganzen Welt!

Ihr Name ist Maria.

D A N K E!"

Brief von Klaus-Peter Willsch

Ich erinnere mich noch gut an meine erste Begegnung mit den Martins. Es war anlässlich einer meiner Bürgersprechstunden im Frühjahr 2010. Ich war schon damals beeindruckt von der Energie und dem Tatendrang, den die beiden versprühten. Nicht nur, dass sie nach durchlebten Enttäuschungen ihren Kinderwunsch weiterverfolgten. Sie hatten auch sofort meine Sympathie für ihr Anliegen, für ihre toten Kinder einen Platz in der Familiengeschichte und zur Erinnerung zu erkämpfen. Sie rannten bei mir offene Türen ein. Die Regelung, dass „Sternenkinder" mit weniger als 500 Gramm Gewicht mehr oder weniger mit Krebsgeschwüren und Blinddärmen rechtlich in einer Kategorie und somit vor dem Gesetz nicht existent waren, konnte ich nicht verstehen. Ein Mensch ist ein Mensch, nicht erst, wenn er 500 Gramm oder mehr wiegt!

Für viele trauernde Eltern von Sternenkindern war es eine zusätzliche Belastung, dass die bestehende Rechtslage die Existenz ihrer Kinder ignorierte. In vielen Fällen haben die Kinder schon vor der Geburt einen Namen und auch die emotionale Eltern-Kind-Bindung ist bereits vor der Geburt vorhanden. In vielen Fällen ist das Baby auch schon ganz klar als ein Mensch erkennbar. Es handelt sich also nicht um einen „Zellklumpen". Die Martins haben dafür gesorgt, dass sich dies geändert hat. Das war kein leichter Weg und es gab auch einige Widerstände. Vonseiten des zuständigen Innenministeriums wurden viele Erklärungen geliefert, warum man an der Grenze festhalten sollte. Das war die Meinung des Ministeriums – aber nicht die unsrige!

Die Martins haben gezeigt, was man mit Zuversicht, Mut und Gottvertrauen in unserem Land erreichen kann. Ich bin stolz, dass solch engagierte Bürger in meinem Wahlkreis wohnen. Die Martins haben bewiesen, dass man eine bestehende Rechtslage ändern kann, wenn das Anliegen begründet ist und man einen langen Atem hat, um andere zu überzeugen und mit ins Boot zu nehmen.

Familie Martin hat für „ihr" Gesetzesvorhaben fast eine ganze Legislaturperiode gebraucht. Nach dem Einreichen der Petition mit dem Titel „Personenstandswesen – Aufnahme aller geborenen Kinder in das Personenstandsregister“ am 1. Dezember 2009 kam der erste Rückschlag. Der Petitionsausschuss des Deutschen Bundestages akzeptierte den Großteil der Unterschriften nicht, da viele ihre Unterstützung bei den Martins selbst und nicht auf der erforderlichen Plattform „epetitionen“ hinterlegten. Aber das motivierte die Martins letztendlich noch mehr, und so schaffte es das sympathische Ehepaar, ihre Unterstützer noch einmal zu mobilisieren. Letztendlich haben mehr als 40 000 Bürgerinnen und Bürger die Petition gezeichnet.

2011 konnte das Ehepaar zusammen mit mir dem Petitionsausschuss des Deutschen Bundestages ihr Anliegen vortragen. Allein dies ist schon eine Seltenheit. Die Petition wurde letztendlich als begründet eingestuft und somit die Bundesregierung zu einer Änderung der bestehenden Rechtslage aufgefordert. Die Martins hatten sogar zufällig die Möglichkeit, ihre Petition der Bundeskanzlerin Angela Merkel vorzustellen, die das Anliegen der Martins unterstützte.

Im Frühjahr 2013 habe ich die Martins in der Kategorie „Alltagshelden“ für den Deutschen Bürgerpreis 2013 nominiert. Die Martins haben mit ihrem unermüdlichen Einsatz für die personenstandsrechtliche Anerkennung von sogenannten Sternenkinder gezeigt, dass man sich als „einfacher Bürger“ durchaus gegen Widerstände von Ministerien durchsetzen und eine bestehende Rechtslage ändern kann. Die neue Regelung trat inzwischen am 15. Mai 2013 in Kraft.

Die Martins wären tolle Preisträger gewesen, doch leider machte das Hochwasser im Sommer des Jahres allen Hoffnungen einen Strich durch die Rechnung. Die aussichtsreichsten Kandidaten waren nun Fluthelfer. Alltagshelden sind die Martins trotzdem. Die Martins zeigten ein großes Durchhaltevermögen und ließen sich niemals von ihrem Weg abbringen. Sie sind echte Vorbilder.

Besonders schön war es für mich, beim Bäumchenstellen für ihren kleinen Takimo-Joseph dabei zu sein. Mit anzuschauen, wie froh die beiden über das adoptierte Kind sind, hat mich tief berührt und froh gemacht.

Klaus-Peter Willsch, CDU-Abgeordneter
für den Wahlkreis Rheingau-Taunus und Limburg

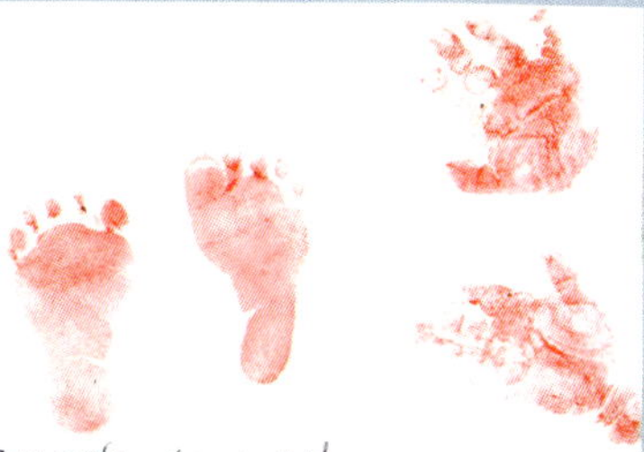

Joseph-Leonard

Am 27.11.07 wurdest Du um 21^{45} Uhr geboren. Du hast 440 Gramm gewogen und warst 29 cm groß.

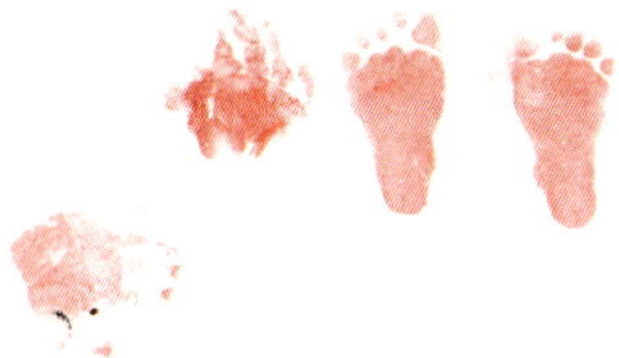

Tamino Federico Joseph

Am 19.09.08 wurdest Du um 2^{40} Uhr geboren. Du hast 290 Gramm gewogen und warst 24 cm groß.

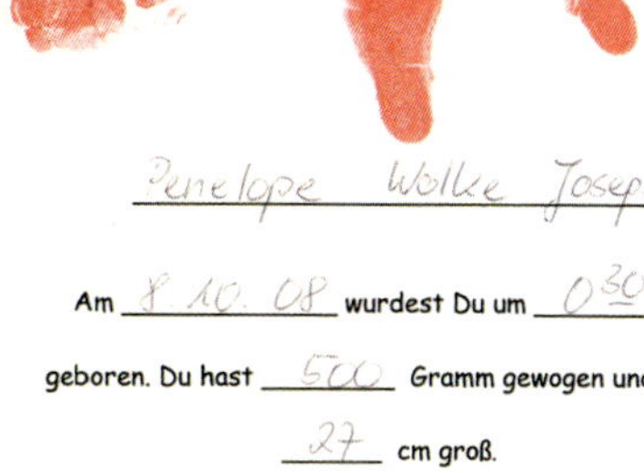

Penelope Wolke Josephine

Am 8.10.08 wurdest Du um 0^{30} Uhr geboren. Du hast 500 Gramm gewogen und warst 27 cm groß.

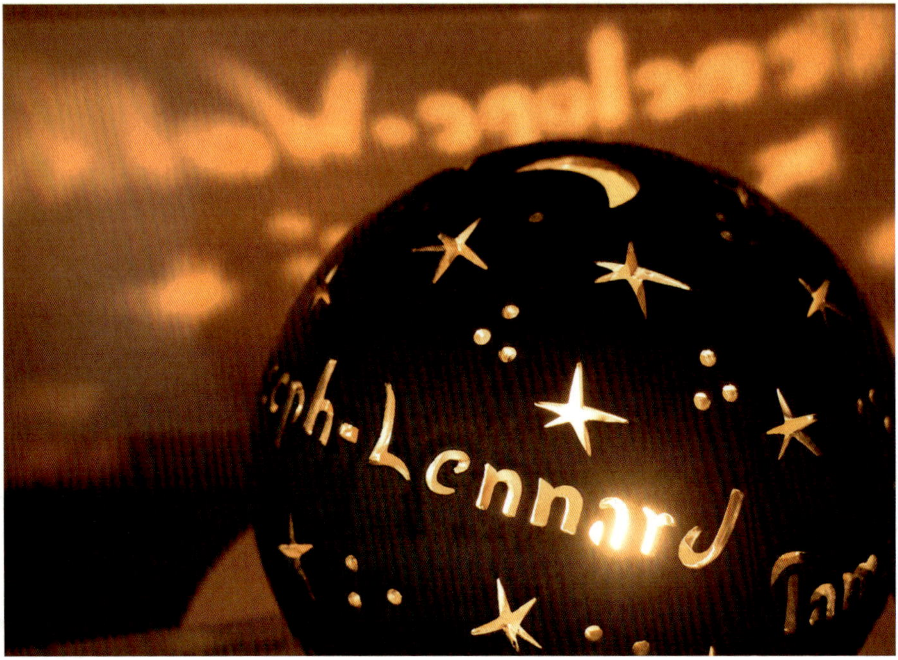

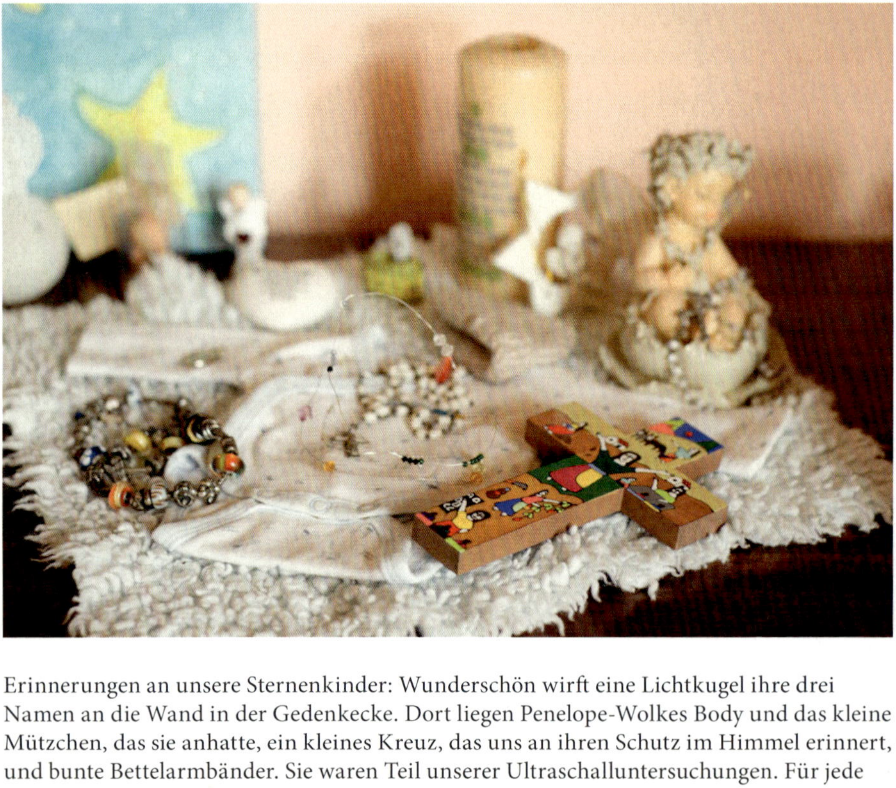

Erinnerungen an unsere Sternenkinder: Wunderschön wirft eine Lichtkugel ihre drei Namen an die Wand in der Gedenkecke. Dort liegen Penelope-Wolkes Body und das kleine Mützchen, das sie anhatte, ein kleines Kreuz, das uns an ihren Schutz im Himmel erinnert, und bunte Bettelarmbänder. Sie waren Teil unserer Ultraschalluntersuchungen. Für jede gute Nachricht gab es einen Anhänger.

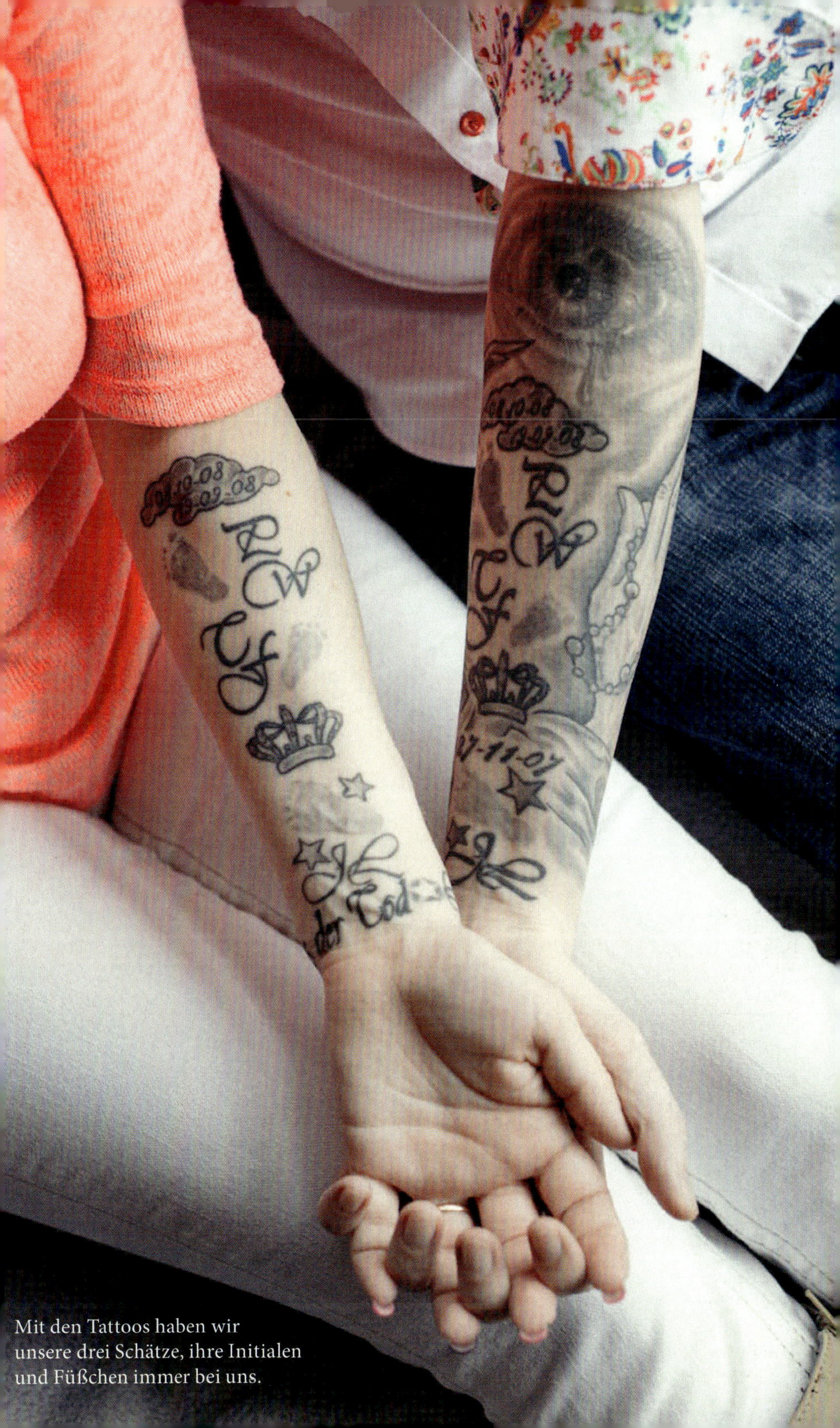

Mit den Tattoos haben wir unsere drei Schätze, ihre Initialen und Füßchen immer bei uns.

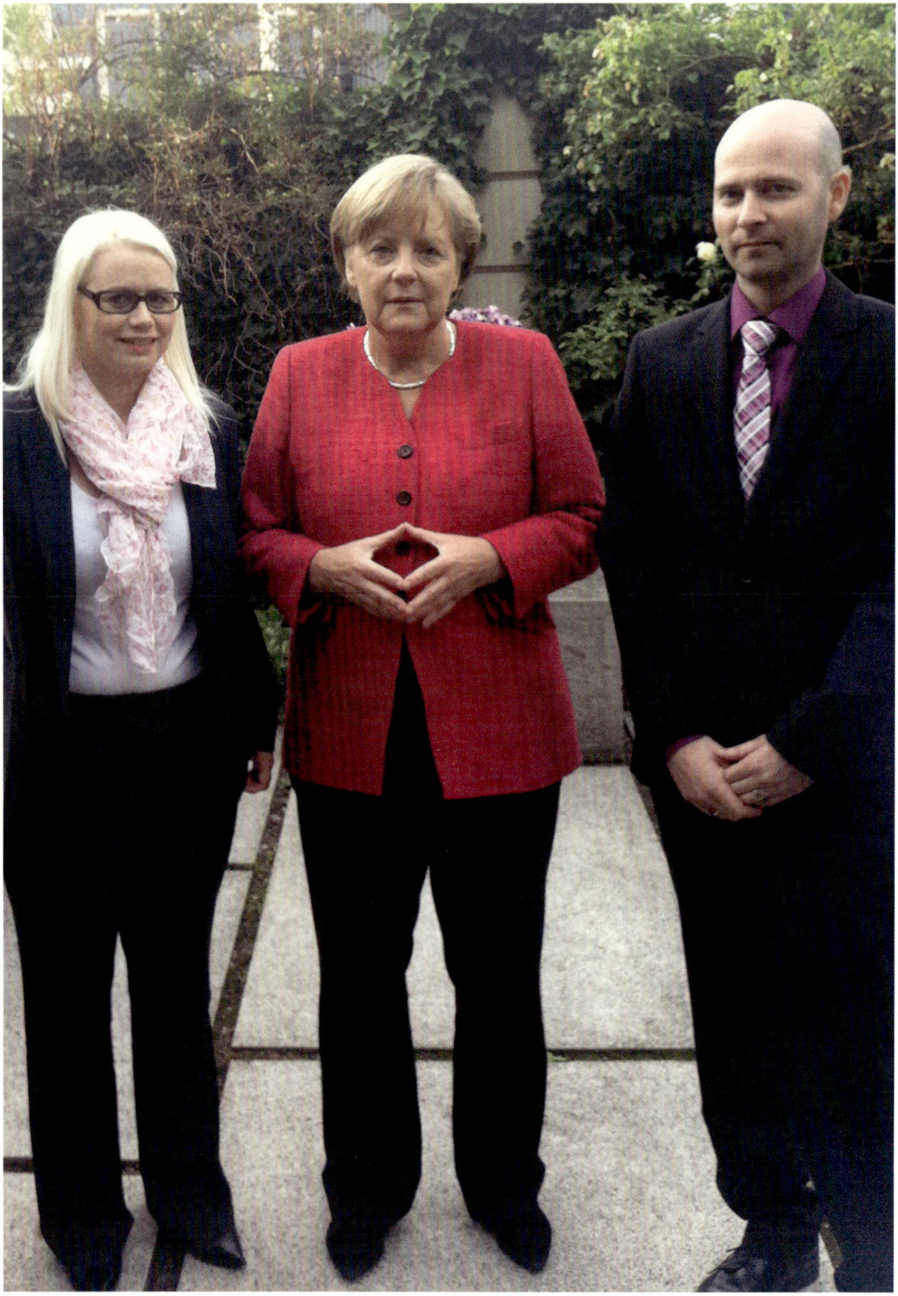

Beistand von höchster Stelle: Bundeskanzlerin Angela Merkel empfand unsere Petition als sehr unterstützenswert. Sie bat darum, auf dem Laufenden gehalten zu werden, und versicherte uns, immer ein Auge auf den Verlauf der Petition zu haben.

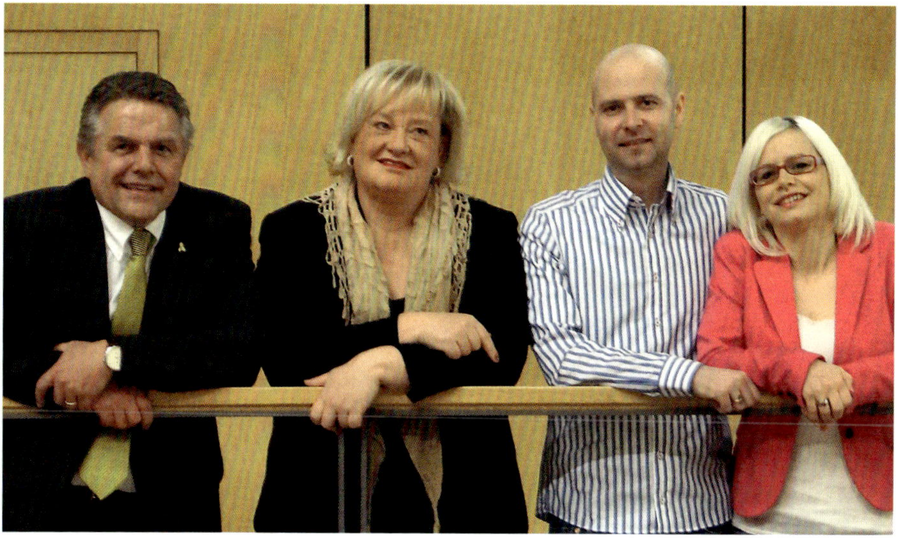

Ein starkes Team: Mit unseren Fürsprechern, den Abgeordneten Klaus-Peter Willsch, stellvertretender Vorsitzender der hessischen Landesgruppe der CDU/CSU-Fraktion, und Stefanie Vogelsang (CDU), 1. offizielle Betrachterin des Petitionsausschusses (a.D.), sensibilisierten wir die Regierung in Berlin für Sternenkinder.

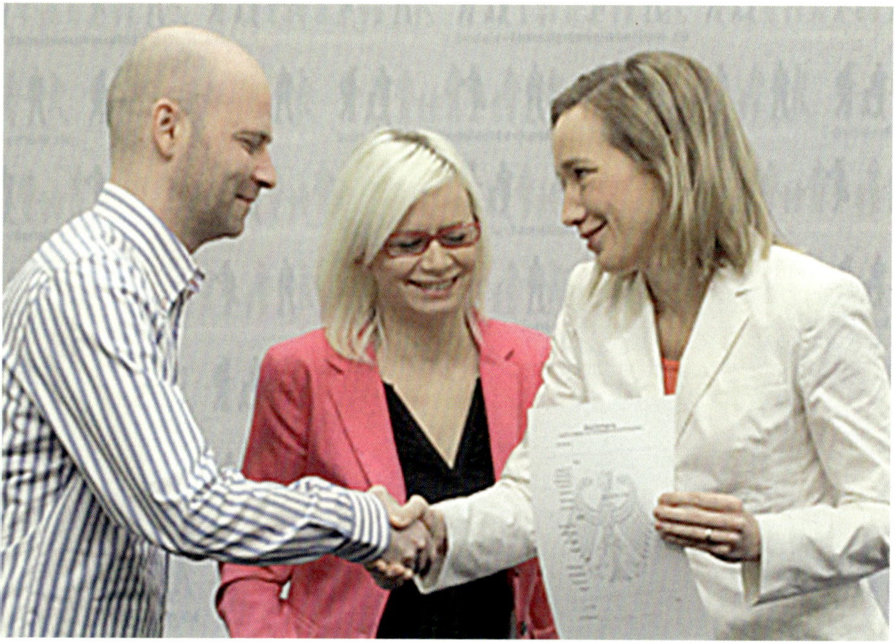

Gratulation: Wir haben es geschafft! Bundesfamilienministerin (a.D.) Dr. Kristina Schröder gratulierte uns am 2. Februar 2013 zur erfolgreichen Änderung des Personenstandsgesetzes und überreichte uns die erste Bescheinigung, die seitdem und rückwirkend Sternenkinder unter 500 Gramm als Person beurkundet.

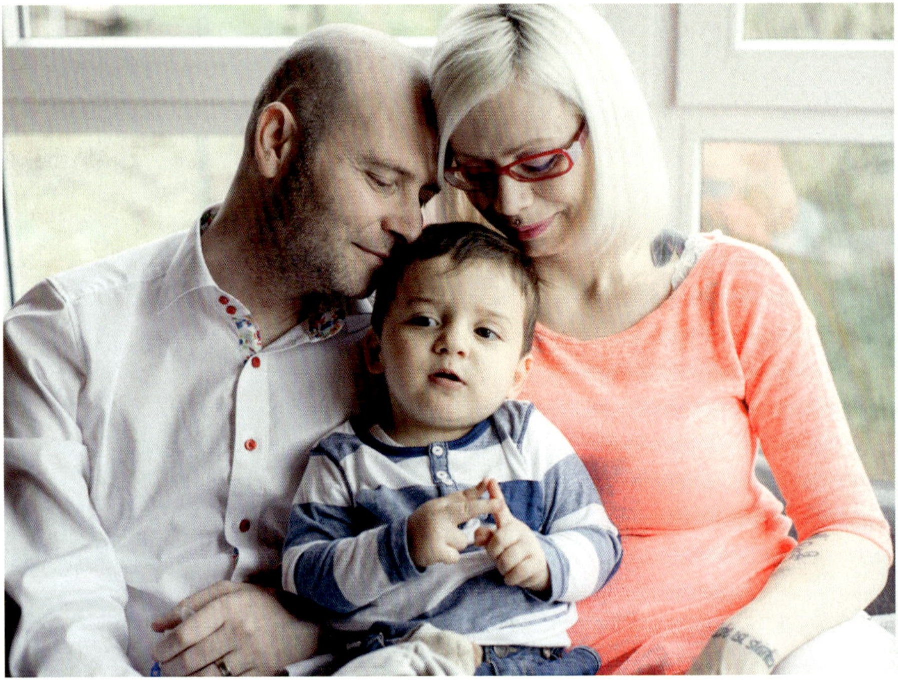

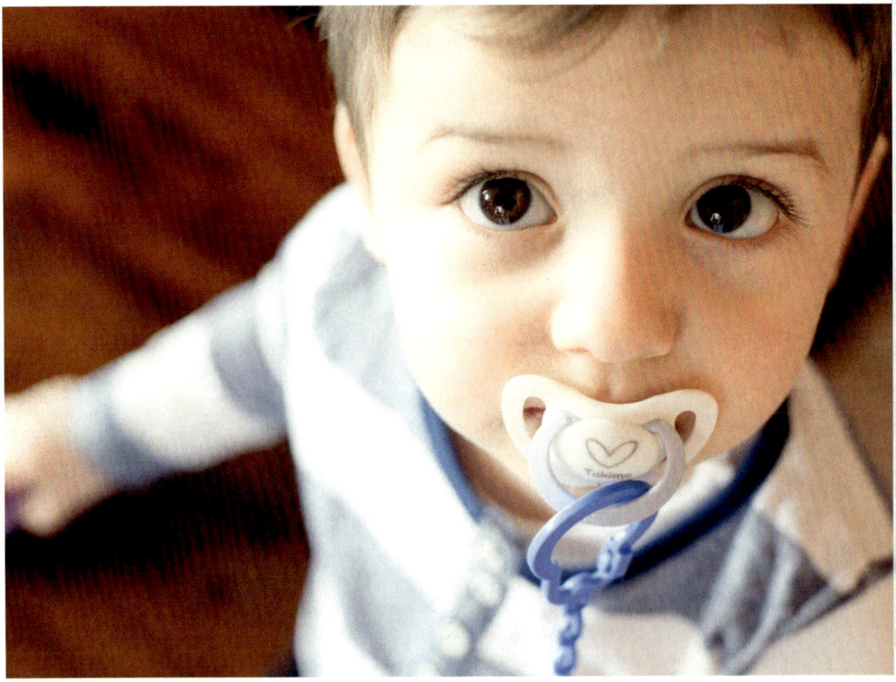

Drei Kinder leben fest in unseren Herzen weiter und unseren Sohn Takimo-Joseph dürfen wir seit Oktober 2012 fest an der Hand halten. Eine Adoption machte dieses Glück nach langem Warten möglich.

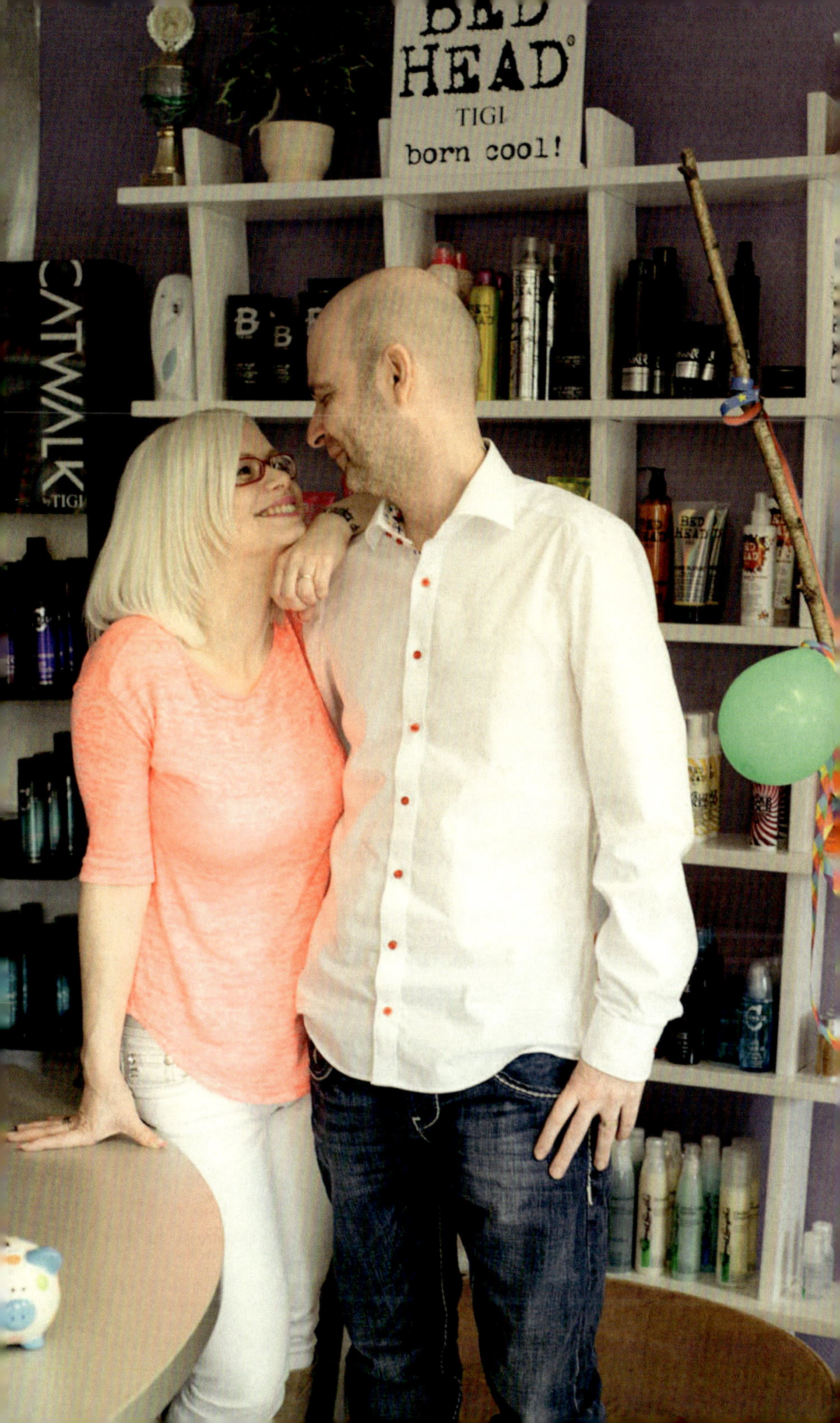
HEAD
TIGI
born cool!
CATWALK
TIGI

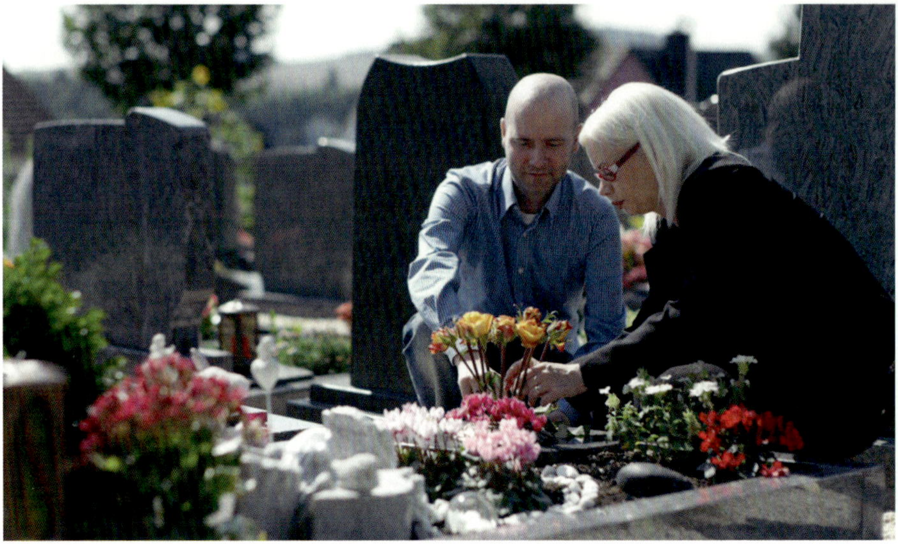

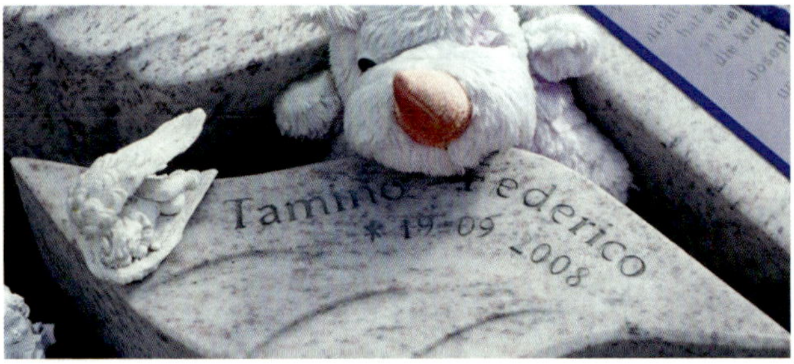

Wir wollen das Gedenken bewahren: Welche Blumen und Kuscheltiere kommen auf das Grab unserer Kinder? Es zu pflegen, ist für uns fast so wie ihr „Kinderzimmer“ schön zu machen. Neben der Erinnerung ist es das Einzige, was uns bleibt.

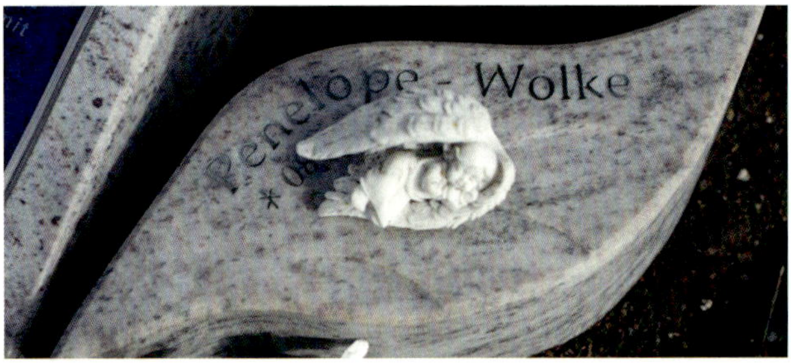

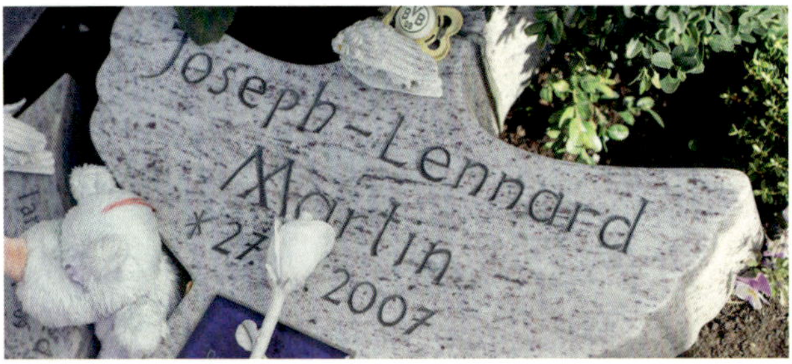

Unser Ratgeber

Einleitung

Liebe Sterneneltern, liebe Leserinnen und Leser, die ihr mitbetroffen seid, mit trauert, als Großeltern, Paten, Freundinnen und Freunde das Schicksal von Sterneneltern mittragt, liebe Hebammen und Ärzte, die ihr uns auch besonders am Herzen liegt, ihr habt unsere Geschichte gelesen und vielleicht beim Lesen auf manchen Seiten mit uns gebangt, geweint und getrauert. Auch wenn das alles nun schon ein paar Jahre her ist, unser Verlust ist trotzdem jeden Tag spürbar da. Ihr habt verstanden und gefühlt, dass es nicht um eine Leibesfrucht geht, um „Winzlinge, die doch noch gar keine richtigen Menschen waren". Es geht um Kinder, um drei Kinder, die ein Teil von uns waren, auch wenn wir sie nur sehr kurz kennenlernen durften. Sie werden immer Teil unseres Lebens und unserer Familie bleiben.

Unsere Geschichte ist nicht „normal". Sie ist außergewöhnlich. Nicht jedes Paar verliert gleich mehrere Kinder. Öfter kommt es aber vor, dass ein Paar sich von einem Kind schon zu Beginn der Schwangerschaft verabschieden muss. Etwa 15 Prozent aller Schwangerschaften enden damit, dass ein Kind im Bauch seiner Mutter stirbt; in 80 Prozent der Fälle geschieht das in den ersten drei Monaten. Zwischen zwei und fünf Prozent dieser Frauen erleben den weiteren Verlust eines Kindes.*

Und auch ein totes Kind still zu gebären, kommt nicht so selten vor: Jährlich sterben in Deutschland nach Angaben des Statistischen Bundesamtes 2387 Babys, bevor sie geboren werden (Anzahl der Totgeburten, Stand: 2011**). Und schätzungsweise passieren 120 000 Fehlgeburten im Jahr. Bei rund der Hälfte der Totgeburten findet man nie heraus, warum dieses Kind, dem nichts zu fehlen schien, nicht lebend zur Welt gekommen ist.

---

* www.kinderwunsch-uni-bonn.de

** Statistisches Bundesamt: Geburten, Sterbefälle, Eheschließungen 2011 https://www.destatis.de/DE/Publikationen/WirtschaftStatistik/Bevoelkerung/GeburtenSterbefaelleEhe2011_122012.pdf?__blob=publicationFile

Durch unsere eigene Geschichte und den Austausch mit anderen Sterneneltern wissen wir, dass Betroffene nicht nur ein paar Tage oder Wochen trauern, sondern Monate, Jahre, wenn nicht gar ein ganzes Leben. Und wir fragen uns: Wie viele trauernde, verwaiste Eltern gibt es eigentlich in Deutschland? Welche Erfahrungen mussten sie durchmachen? Wie viele Träume, Hoffnungen und vor allem Kinder begraben?

Und rückblickend auf das, was wir in den letzten Jahren erlebt haben, haben wir uns die Fragen gestellt:

Was hätten wir anders gemacht, wenn wir damals gewusst hätten, was wir heute wissen? Was hat uns das Leben damals schwer gemacht? Was hat uns geholfen? Wie würden wir heute reagieren?

Manche Antworten haben wir für uns finden können. Andere haben wir im Gespräch bzw. Internetchat mit anderen Sterneneltern gefunden oder über Einrichtungen, Anlaufstellen, Internetseiten etc. Vieles aber haben wir gerade dadurch gelernt, dass wir per Telefon, E-Mail und soziale Netzwerke Sterneneltern betreuen durften, was wir auch weiterhin tun wollen. Da wir hoffen, dass die Antworten, die wir gefunden haben, den Weg, den ihr zu gehen habt, etwas leichter machen, fügen wir diesem Buch einen Ratgeberteil an. Darin geben wir das weiter, was uns wichtig geworden ist und was wir anderen Sterneneltern und ihrem Umfeld empfehlen.

Doch eins sei gesagt: Wir sind weder Therapeuten noch Ärzte. Wir sind einfach Eltern, die sich eines Tages mit einer ganz anderen Wirklichkeit befassen mussten, als sie geträumt hatten. Wir mussten vieles durchmachen, erlernen, prüfen und erfahren, und diesen Erfahrungsschatz à la Martin wollen wir weitergeben. Wir wollen und können also mit den folgenden Ratgeberseiten keine Sachbücher zum Thema Trauer ersetzen. Die Ansprechpartner, die wir euch nennen, sind von uns subjektiv ausgewählt, und die Frage-Antwort-Liste erhebt keinen Anspruch auf Vollständigkeit. Auf Buchempfehlungen möchten wir sogar ganz verzichten, weil ohnehin alle drei oder vier Monate neue Bücher erscheinen, die sich leicht im Internet finden lassen.

Was wir hingegen möchten, ist, einige der Menschen zu Wort kommen lassen, die uns geholfen haben. Sie haben uns in unseren schwersten Zeiten begleitet und können als Fachleute auf ihrem Gebiet das, was ihre Arbeit ausmacht, viel besser in Worte fassen als wir. Ihr werdet beim Lesen vielleicht ermessen können, wie wichtig uns ihr Rat und Beistand war und in manchen Fällen bis heute immer noch ist.

Außerdem haben wir überlegt, welche Fragen uns in den letzten Jahren am häufigsten gestellt wurden und welche davon die hilfreichsten sein könnten. Ihr findet sie nun hier gesammelt und thematisch sortiert. Ihr könnt einfach irgendwo „einsteigen", wo ihr eine Frage findet, die euch interessiert oder die in eurer Situation gerade eine Rolle spielt.

Wie bereits erwähnt, ist dieser Ratgeberteil ohne Anspruch auf Vollständigkeit geschrieben und ganz subjektiv gefärbt. Wir sind keine professionellen Trauerbegleiter, Mediziner oder Bestatter; wir sind einfach Eltern, die für die Würde ihrer drei gestorbenen Kinder gekämpft und dadurch vieles gelernt haben: was hilfreich ist, für uns und für andere Eltern, was etwas taugt, an welchen Stellen es sich lohnt, nachzudenken und einen eigenen, vielleicht sogar neuen und unkonventionellen Weg zu suchen.

Auch möchten wir euch an dem teilhaben lassen, was Sterneneltern und Mitbetroffene uns geschrieben haben. Die meisten Zuschriften erreichen uns über Facebook und unsere Homepage, sie sind also öffentlich zugänglich. Dennoch möchten wir in diesem Buch die Anonymität wahren und keine Namen nennen. Vielleicht findet ihr euch ja in manchen Sätzen wieder, vielleicht spricht euch etwas aus dem Herzen, vielleicht geben euch manche Gedanken eine Anregung dazu, eure eigene Situation einmal anders oder ganz neu zu sehen. Das würde uns freuen.

Der Austausch geht weiter, und zwar im Internet auf den Seiten:
facebook.com/festimherzen
facebook.com/sternenkinderhimmel.com
jltfpw.jimdo.com
Dort könnt ihr uns auch auf das Buch ein Feedback geben.

Beginnen möchten wir mit dem, was sich durch den Erfolg der Petition geändert hat:

Gesetzesänderung

Änderungen im Personenstandsrecht beschlossen: Einstimmig hat der Bundestag am 31. Januar den Gesetzentwurf der Bundesregierung zur Änderung personenstandsrechtlicher Vorschriften (17/10489) in der vom Innenausschuss geänderten Fassung (17/12192) verabschiedet. Damit können tot geborene Kinder mit einem Gewicht unter 500 Gramm künftig in die Register aufgenommen werden. Auf Wunsch der Eltern ist eine Beurkundung durch die Standesämter möglich. Nötig ist nur der Nachweis der Geburt; einen Stichtag gibt es nicht. Bei Kindern, die ohne eindeutige Geschlechtszugehörigkeit zur Welt kommen, ist es künftig möglich, im Register auf eine Geschlechtsangabe zu verzichten. Die sogenannten weißen Karteikarten mit Angaben zu nicht ehelich geborenen oder adoptierten Kindern der Jahrgänge 1970 bis 2009 werden künftig an die Bundesnotarkammer übermittelt und dort verwaltet. Dies soll den Schutz dieser Kinder im Erbrecht garantieren.

Quelle: Deutscher Bundestag www.bundestag.de/dokumente/textarchiv/2013/42726396_kw05_angenommen_abgelehnt/index.html

Die Neuregelung in § 31 der Personenstandsverordnung gibt Eltern von sogenannten „Sternenkindern" – also Kindern, die mit einem Gewicht von weniger als 500 Gramm tot zur Welt kommen – erstmals die Möglichkeit, ihr Kind beim Standesamt dauerhaft dokumentieren zu lassen und ihm damit offiziell eine Existenz zu geben.

1. Das Gesetz ist seit dem 15. Mai 2013 in Kraft.
2. Alle Eltern haben nun das Recht, ihr Kind eintragen zu lassen.
3. Die „Urkunde“ musste den Namen „Bescheinigung nach § 31 …“ tragen, denn wenn sie den Titel „Urkunde“ tragen würde, wäre aus dem *Recht* eine *Pflicht* geworden! Sie ist jedoch *nicht nur* eine Bescheinigung, denn sie hat wie alle Urkunden ein amtliches Siegel, den Bundesadler, und wird somit amtlich beurkundet! Zudem wird das Kind doch „registriert“, da jedes Standesamt diese Kinder ebenfalls aufnimmt und dokumentiert – nur eben nicht im Personenstandsregister.
4. Die „Fehlgeburten/Aborte/Leibesfrüchte“, wie sie bislang genannt wurden, sind mit der beurkundeten Bescheinigung *Personen/Menschen* geworden und keine Sache mehr. Auf der beurkundeten Bescheinigung steht ganz klar *Kind*!
5. Alle Eltern haben das Recht, ihrem Kind einen Namen zu geben.
6. *Bestattung*: Mit dieser beurkundeten Bescheinigung haben ab sofort alle Eltern in jedem Bundesland in Deutschland das *Recht* auf eine eigene Bestattung und ein eigenes Grab für ihr Kind. (Seit 2009 hat jedes Bundesland einem Bestattungsrecht zugestimmt, d.h. schon von da an konnte man sein Kind – auch unter 500 Gramm– individuell bestatten lassen!) Mit der beurkundeten Bescheinigung geht dies jetzt ohne Wenn und Aber!
7. Die Kliniken sind verpflichtet, die Kinder als Personen zu behandeln und die Eltern über ihre Rechte aufzuklären und ihnen Infomaterial mitzugeben.
8. Die Eltern haben nun das Recht, ihre Rechte notfalls einklagen zu können!
9. *Rückwirkende Eintragung:* Alle Sterneneltern, die noch einen Nachweis über ihre „Fehlgeburt/Abort/Ausschabung/Verlust ihres Kindes“ haben, können ihrem Kind einen Namen geben und sich ebenfalls eine beurkundete Bescheinigung ausstellen lassen! Sie ist nicht von einer bestimmten Dauer der Schwangerschaft oder von einem Mindestgewicht des tot geborenen Kindes abhängig. Die Neuregelung gilt auch für Eltern, deren „Sternenkind“

bereits vor dem Inkrafttreten dieser Regelung nicht lebend zur Welt gekommen ist, und sei es vor Jahrzehnten.

Das ist ein Riesengeschenk für alle Sterneneltern, denn wir hätten nie gedacht, dass die Änderung rückwirkend gelten wird!

Fragen und Antworten zur Bescheinigung

Welche Angaben enthält die beurkundete Bescheinigung zur Anzeige eines tot geborenen Kindes mit einem Geburtsgewicht unter 500 Gramm?
In die beurkundete Bescheinigung können Angaben zum Kind, d. h. der vorgesehene Vor- und Familienname, das Geschlecht, der Geburtstag und der Geburtsort, aufgenommen werden. Auch Angaben zu Mutter und Vater, wie Vor- und Familienname gegebenenfalls der Geburtsname sowie die Religionszugehörigkeit, können in der beurkundeten Bescheinigung enthalten sein.

Handelt es sich bei dieser beurkundeten Bescheinigung gleichzeitig um eine personenstandsrechtliche Registrierung? Besteht eine Pflicht zur Anzeige?
Eine Registrierung im Personenstandsregister erfolgt nicht. Es besteht keine Pflicht zur Anzeige beim Standesamt, die Entscheidung bleibt vielmehr den Eltern überlassen.

Was ist, wenn das Geschlecht noch nicht feststand? Kann man diese Angabe offenlassen? Darf man dann trotzdem einen männlichen/weiblichen Namen eintragen lassen?
Sofern das Geschlecht noch nicht feststand, kann man sich das Geschlecht aussuchen. Die Angabe eines Vornamens ist auch in diesem Fall möglich.

Ist das Aushändigen der beurkundeten Bescheinigung von der Dauer der Schwangerschaft oder von einem Mindestgewicht des tot geborenen Kindes abhängig?
Das Aushändigen der beurkundeten Bescheinigung ist *nicht* von einer bestimmten Dauer der Schwangerschaft oder von einem Mindestgewicht des tot geborenen Kindes abhängig.

An wen muss ich mich wenden, wenn ich mir eine beurkundete Bescheinigung ausstellen lassen möchte?

Man muss sich an das Standesamt wenden, in dessen Zuständigkeitsbereich die „Fehlgeburt" stattgefunden hat. Bei zu weit entferntem Geburtsort übernimmt eventuell auch das örtliche Standesamt die Beurkundung.

Welche Unterlagen muss ich dem Standesamt vorlegen?

Im Rahmen der Neuregelung des § 31 der Personenstandsverordnung wurde bewusst auf die umfangreichen Nachweispflichten bei Anzeige der Geburt (wie beispielsweise die Vorlage der Geburtsurkunden der Eltern gemäß § 33 der Personenstandsverordnung) verzichtet. Es müssen somit lediglich ein Ausweisdokument, das die Identität nachweist, und eine Bescheinigung über die Tatsache, dass eine Fehlgeburt stattgefunden hat, vorgelegt werden. Als Nachweis können dienen:

- der Reisepass oder Personalausweis sowie
- eine von einer Ärztin, einem Arzt, einer Hebamme oder einem Entbindungspfleger ausgestellte Bescheinigung, aus der die Tatsache der Fehlgeburt hervorgeht – oder ein Mutterpass, wenn daraus eine Fehlgeburt hervorgeht.

Die „Geburt" liegt bereits zehn Jahre oder länger zurück. Kann ich mir dennoch eine beurkundete Bescheinigung ausstellen lassen?

Ja, die Neuregelung gilt auch für Eltern, deren „Sternenkind" bereits vor dem Inkrafttreten dieser Regelung nicht lebend zur Welt gekommen ist. Es war ein wichtiges Anliegen, auch die Eltern mit in den Blick zu nehmen, die schon in der Vergangenheit einen solchen Schicksalsschlag erleben mussten.

Entstehen für das Ausstellen einer beurkundeten Bescheinigung Kosten? Wenn ja, in welcher Höhe?

Gebühren und Auslagen für Amtshandlungen des Standesbeamten beziehungsweise der Standesbeamtin nach dem Personenstandsgesetz werden nach Maßgabe von Landesrecht erhoben.

Habe ich mit dieser beurkundeten Bescheinigung Anspruch auf eine Bestattung meines Kindes?

Das Bestattungsrecht ist Ländersache. In jedem Bundesland ist aber auch die Bestattung eines tot geborenen Kindes mit einem Geburtsgewicht von unter 500 Gramm möglich. Welche Dokumente zur Bestattung vorgelegt werden müssen, ist im Bestattungsrecht des jeweiligen Bundeslandes geregelt. Mit der beurkundeten Bescheinigung des Sternenkindes wird dieses als Person beurkundet. Personen sind, nachdem sie gestorben sind, zu bestatten.

Wenn der Verlust des Kindes droht

Wie sollte ich mich verhalten, wenn sich während meiner Schwangerschaft Komplikationen einstellen und ich irgendwann erfahren sollte, dass es nicht gut aussieht?

Uns hat es bis zuletzt Kraft gegeben, die Hoffnung und den Glauben zu bewahren, dass unsere Kinder es schaffen werden. Mario und ich wussten, dass es sich lohnt zu kämpfen, und als Mutter wollte ich (Barbara) alles dafür tun, unserem Baby das Leben zu ermöglichen. Als ich die ganze Zeit liegen musste, habe ich mir immer wieder ausgemalt, wie es einmal sein wird, wenn das Baby da ist, und was wir dann alles unternehmen könnten. Und auch der Gedanke daran, dass dieses Kind ein Teil von Mario und mir, geboren aus unserer Liebe, sein wird, hat mich aufgebaut. Ich habe mir einfach immer wieder gesagt, dass wir das alles schaffen. Wie so viele andere Frauen auch, bei denen es Komplikationen in der Schwangerschaft gibt, war ich bereit, tage-, wenn nicht sogar wochen- oder monatelang im Krankenhaus in einer auf Dauer unbequemen Lage ans Bett gebunden zu sein, räumlich getrennt von meinem Ehemann.

Wenn hingegen eine Frau erfährt, dass es überhaupt nicht gut aussieht bzw. dass das Kind im Bauch oder direkt nach der Geburt sterben wird, ist es sehr, sehr schwer, die eigene mentale Stärke aufrechtzuerhalten. Solange noch Hoffnung besteht, ist die Liebe der Mutter zu dem Kind und natürlich auch die Unterstützung durch den Vater ein unglaublich motivierendes Mittel, das ungeahnte Energien freisetzt. Ich habe mich immer wieder selbst angespornt, es für unser Kind zu schaffen und niemals aufzugeben. „Was sind ein paar Monate des Liegens im Vergleich zu einem ganzen Leben, das ein Kind vor sich hat?“, dachte ich. Für das Durchhalten habe ich mich in dieser Zeit allerdings oft selbst belohnt, und Mario hat alles getan, das es mir an nichts fehlte. Egal, welches Buch ich haben wollte, ich habe es bekommen, um mir die Zeit des Liegens sowie des Wartens und Hoffens so angenehm wie möglich zu machen. Ich besaß zudem damals ein Metermaß – für jeden Tag, den unsere Kinder geschafft und überstanden hatten, habe ich einen Zentimeter abgeschnitten. Und natürlich war Mario immer an meiner Seite und hat versucht, alles Mögliche von mir fernzuhalten, was für ihn eine große zusätzliche Belastung gewesen ist.

Meine Schwangerschaft gilt als „Risikoschwangerschaft“. In den letzten Wochen musste ich oft liegen. Ich habe Angst, unser Kind könnte zu früh geboren werden und vielleicht noch nicht lebensfähig sein. Gibt es irgendetwas, das ich jetzt schon tun kann, um vorbereitet zu sein, vielleicht sogar für den schlimmsten Fall?

Für uns selbst kam die Geburt unserer Kinder jeweils sehr plötzlich, und deshalb hatten wir keine Möglichkeit, uns darauf vorzubereiten. Erst im Nachhinein haben wir hilfreiche Anregungen gefunden, und zwar durch unsere Zusammenarbeit mit dem Verein Frauenworte e. V. Dieser Verein hat trauernde Eltern selbst befragt, welchen Rat sie akut betroffenen Eltern geben würden:

Als Gebärende nicht allein im Zimmer bleiben

Häufig kommen Kinder so früh zur Welt, dass sie einfach keine Chance haben, dies zu überleben. Manchmal sind es auch medizinisch indizierte Schwangerschaftsabbrüche. Fahrt in solchen und ähnlichen Fällen nicht allein ins Krankenhaus, sondern nehmt euch Beistand mit!

Fehlgeburten, die zu Hause stattfinden, geschehen meist unter Schock – viele Frauen machen dies daher alleine durch. Es ist schwer, dann später aus dieser unfreiwilligen Isolation wieder herauszufinden. Gib jemandem Bescheid! Rufe deinen Mann oder Partner an und hole dir jemanden an die Seite.

Partner mit ins Zimmer aufnehmen lassen

Gebärende und Partner sollten im Krankenhaus ein Einzelzimmer erhalten, um dort ungestört sein zu können.

Ultraschall

Bitte um ein letztes Ultraschallbild deines Kindes. Manche Eltern möchten das Sterben ihres Kindes über Ultraschall verfolgen. Dies sollte möglich sein.

Die alten Ultraschallbildchen sind wärmeempfindlich und verblassen daher mit der Zeit. Denke daran, sie umzukopieren oder zu digitalisieren.

Dem Kind einen Namen geben

Gib deinem Kind einen Namen. Ganz egal, wie klein es vielleicht ist. Es ist einfach nicht schön oder würdig, im Nachhinein immer von „der Fehlgeburt" sprechen zu müssen.

Zeit lassen

Lass dir Zeit für den Abschied. Nur du selbst kannst wissen, wie lange du dafür wirklich benötigst. Lass dir da nicht hineinreden. Wer nicht gleich Abschied nehmen kann, kann das auch an späteren Tagen noch nachholen. Gib auch Familienangehörigen, Freunden und gegebenenfalls Geschwisterkindern die Möglichkeit, sich zu verabschieden.

Eindrücke sammeln

Schau dir dein Kind genau an. Fass es an, streichle es. Alle fehl- und tot geborenen Kinder duften wunderbar nach Baby. Präge dir diesen Duft ein.

Das Kind selbst versorgen

Du, dein Partner, eine liebe Freundin oder die Omi können das Kind baden, wickeln und anziehen. Für ganz „Kleine" gibt es auf den Frühchenstationen ganz winzige Windeln, es gibt auch winzige Babykleidung für Frühchen, die man bestellen kann. Ganz frühe Kinder lassen sich wunderschön mit einem kleinen Spitzentaschentuch wickeln. Auch das Versorgen kann einige Tage nach der Entbindung geschehen.

Fotos machen

Nicht nur die üblichen Polaroids. Auch wenn du in dieser Situation andere Sorgen hast, denke daran, Fotos zu machen. Verschiedene Motive: allein, auf dem Arm von Mutter, Vater, Großeltern. Vielleicht auch ein Familienfoto. Auch Videos! Bitte einen Freund, die Aufnahmen zu machen, wenn es dir selbst zu viel ist.

Viele Frauen scheuen sich im geeigneten Moment – und sind dann später sehr traurig darüber, keine Fotos zu haben. Bitte in einem solchen Fall deinen Pfarrer, Fotos zu machen und sie bei sich zu behalten, dann kannst du später immer noch entscheiden, ob du sie sehen und behalten möchtest oder nicht.

Fuß- und Handabdrücke

Lass dir Abdrücke der Füßchen und Hände machen. Das kann die Hebamme tun – z. B. mit einem Stempelkissen. Scheue dich nicht, gegebenenfalls eine gute Freundin zu nachtschlafender Zeit anzurufen und sie zu bitten, mit einem Stempelkissen in die Klinik zu kommen. Delegiere alles, wozu du dich selbst nicht in der Lage fühlst.

Haarlocke
Manche Babys haben schon sehr früh viele Haare. Nimm dir eine Haarlocke als Erinnerung.

Namensbändchen
Lass dir von der Hebamme ein Namensbändchen für dein Kind anfertigen.

Namenskärtchen
Lass dir mit allen Angaben zu Gewicht, Größe, Geburts- und Todeszeitpunkt ein Kärtchen anfertigen – eventuell mit dem Namen der Hebamme.

Mit dem Kind allein sein
Verbringe ausreichend Zeit mit deinem Kind, auch ohne dass weitere Personen dabei anwesend sind. Jetzt ist die Zeit, ihm noch alles zu sagen, was du ihm mit auf seinen Weg geben möchtest.

Gefühle leben
Jedes Gefühl, das in dir in einer solchen Situation hochkommt, ist normal und richtig. Ob Schmerz, Ohnmacht, Wut und manchmal auch Humor. Lass es raus!

Fragen, Fragen, Fragen
Stell all die Fragen, die dir durch den Kopf gehen, jetzt.

Taufe, Gebet
Wenn du möchtest, kannst du dein Kind noch taufen lassen. Für bereits verstorbene Kinder gibt es ein der Taufe entsprechendes Ersatzritual, welches der Priester vollziehen kann.

Hilfe hinzuziehen
Hol dir alle Hilfe, die du benötigst. Einen Seelsorger. Eine Hebamme, die dich später auch zu Hause betreut. Bitte gute Freunde und

Verwandte um die eine oder andere Hilfe, diese sind oft froh, wenn sie wissen, wie sie helfen können. Sind weitere Kinder im Haushalt, bitte um Hilfe für deren Versorgung.

Obduktion

Überlege dir, ob du eine Obduktion wünschst oder nicht, und formuliere dies sehr deutlich – möglichst vor Zeugen. Lass dir ausführlich erklären, was dies bedeutet.

Warum habe ich mein totes Baby auf natürlichem Wege zur Welt zu bringen?

„So grausam es sich auch anhören mag: Obwohl das Baby tot ist, hat es den Weg über die natürliche Geburt zu gehen. Sicher klingt das für Betroffene zunächst unvorstellbar, und ein: ‚Ich schaffe das niemals!' schwingt mit. ‚Warum denn, bitte schön, sollte man diese körperlich beschwerliche Prozedur einer Mutter, die ohnehin bereits unter dem Verlust ihres Kindes seelisch leidet, nicht einfach durch einen Kaiserschnitt ersparen?', fragen sicher viele. Dabei wird schlichtweg eine Tatsache vergessen: Dass es sich bei der Sectio caesarea (Kaiserschnitt) noch immer um eine schwere Bauchoperation handelt. Auch wenn der Kaiserschnitt in Frauenkliniken tagtäglich durchgeführt wird, gilt es, ihn möglichst zu vermeiden, um die Gesundheit der Mutter nicht zu gefährden und um Risiken für mögliche spätere Folgeschwangerschaften erst gar nicht hervorzurufen. Auch von emotionaler Seite spricht deutlich mehr für die Geburt. Viele Frauen, die eine Totgeburt erlebt haben, berichten anschließend, dass ihnen der Geburtsvorgang geholfen habe, den Verlust zu verarbeiten – selbst wenn er still endet. Für die Psyche entscheidend ist dabei das Gefühl, als Mutter die Schwangerschaft zu Ende gebracht zu haben. Daher sollten Hebammen wie Ärzte den stillen Geburtsvorgang sensibel begleiten, u. a. mit der Gabe entsprechender Schmerzmittel."

Dr. med. Myriam Mandelka, Fachärztin für Frauenheilkunde und Geburtshilfe, Limburg

Wie werde ich nach der Fehl-/Totgeburt behandelt?

Wie bei jeder anderen Geburt muss auch die Nachgeburt, das Lösen der Plazenta, erfolgen. Entweder sie löst sich nach dem Geburtsvorgang und kommt auf natürlichem Wege durch eine Spontanausstoßung (aufgrund der Gabe von wehenfördernden und/oder gebärmutterhalserweichenden Mitteln) mit heraus, oder aber sie muss mittels einer Ausschabung entfernt werden (häufig der Fall bei frühzeitig verstorbenen Kindern < SSW 12), um Infektionen zu vermeiden. Dieser kurze operative Eingriff geschieht unter Vollnarkose und dauert ca. 15 Minuten. Nach dem Eingriff sind leichte Blutungen normal, die meist rasch abklingen.

Anschließend, nach einer Zeit mit dem Kind, haben sich beide Partner mit Dokumenten auseinanderzusetzen. Sie müssen entscheiden, ob eine Obduktion beim Kind vorgenommen werden soll und/oder eine feingewebliche Untersuchung (Biopsie), um möglicherweise den überraschend plötzlichen Tod des Kindes zu klären. Außerdem müssen Formulare zur Art und Weise der Bestattung ausgefüllt werden. Wir empfehlen, in dieser Situation einen Angehörigen mit hinzuzunehmen, der das Ganze mit etwas mehr Abstand begleitet. Vielleicht braucht es auch den Mut, dem Krankenhauspersonal zu sagen, dass man die Papiere jetzt noch nicht, sondern erst später ausfüllen möchte. Sich mit diesen Formularen zu beschäftigen, ist zwar notwendig, da sie u. a. den weiteren Krankenhausablauf im Umgang mit dem toten Kind regeln, doch wird jeder Verständnis dafür haben, wenn es noch eine Weile dauert, ehe man sich etwas gefasst hat.

Frauen, die ein totes Kind im Bauch tragen, dessen Herz plötzlich aufgehört hat zu schlagen, warten oft ein paar Tage oder haben auf einen Kliniktermin zu warten, ehe sie das Kind auf die Welt bringen bzw. bringen können. Wie lässt sich diese Zeit gestalten?

„Auf diese Frage lässt sich leider keine allgemeingültige Antwort geben. Jede Frau empfindet und reagiert anders auf die niederschmetternde Nachricht, wenn das Herz des ungeborenen Kindes aufgehört hat zu schlagen. Frauenärzte, die als Erste das tote Kind sehen, stehen dann in einer besonderen Verantwortung, individuell und äußerst sensibel vorzugehen. Dass sie die Patientin, vielleicht sogar ihren Ehemann, durch vorhergehende Untersuchungen kennen, kann mitunter hilfreich sein, wenn sie dic schwerwiegende Nachricht mitzuteilen haben. Nur, wie die Patientin anschließend reagiert, welche Hilfe sie in Anspruch nimmt, ehe sie das Kind im Kreißsaal des Krankenhauses zur Welt bringt, liegt oft nicht mehr in der Hand des Arztes. An dieser Stelle kann er nur Ratschläge geben, beispielsweise

- empfiehlt es sich, diese Tage bis zur Geburt bewusst als Zeit des Abschiednehmens zu begehen – vom Kind, den gemeinsamen Träumen als Paar etc. Es sind die einzigen Tage, die die Eltern noch mit ihrem Kind haben. Das bewusste Abschiednehmen vor der stillen Geburt ist bereits immens wichtig für die postnatale Trauerarbeit.
- ist es je nach Familienstand und emotionaler Verfassung sinnvoll, die Zeit bis zur Geburt im Krankenhaus oder in häuslicher Umgebung zu verbringen. Je nachdem auch begleitet durch Angehörige und Freunde.
- eine fachkundige seelsorgerliche Begleitung oder, je nach Glaubenszugehörigkeit, durch einen Geistlichen in Anspruch zu nehmen.
- die Zeit bis zur Geburt medizinisch kontrollieren zu lassen. Im Vorfeld könnte es trotzdem weiterhin zu einem Blasensprung oder anderen Komplikationen kommen, die eine Infektion im Bauchraum auslösen und damit das Leben der Mutter gefährden könnten. Dies gilt es, im Auge zu behalten."

Dr. med. Myriam Mandelka, Fachärztin für Frauenheilkunde und Geburtshilfe, Limburg

Wir haben uns im Vorfeld bzw. während und nach der stillen Geburt unzureichend psychologisch betreut gefühlt. Wie kann das geändert werden? Welche Strukturen fehlen in Kliniken?
Wir wünschen uns vor allem, dass das Klinikpersonal sensibilisiert wird für die Situation der Sterneneltern. Folgende Punkte sind uns da wichtig:

- dass die Geburt immer in einem Kreißsaal stattfindet und nicht auf einem Zimmer der Gynäkologiestation. Für Sterneneltern ist es im Nachhinein sehr bedeutsam, dass das Setting einer Geburt geschaffen wurde – auch wenn es absehbar ist, dass sie still endet.
- dass der Kreißsaal für eine sich anbahnende stille Geburt atmosphärisch wie auch von der Ausstattung her (Mosekörbchen, Kleidung etc.) vorbereitet wird.
- dass das Klinikpersonal die Sterneneltern über die Gesetzesänderung und das Recht der Eltern, ihr Kind namentlich eintragen zu lassen, informiert.
- dass das Klinikpersonal Sterneneltern als ebenbürtige Eltern ansieht, auch wenn kein Kind auf der Neugeborenenstation liegt.

„Ärzte wie auch das Pflegepersonal bräuchten eine zusätzliche psychotherapeutische Schulung, wenn nicht gar Ausbildung, damit ihnen das Verständnis der Prozesse bei den Eltern klarer ist. Sicher wäre es auch klug, wenn die Krankenhausseelsorge oder entsprechend ausgebildete Psychologen im Fall einer stillen Geburt schon früh präsent wären. Trauernde Eltern brauchen eine solide Kontaktbrücke, für die Zeit nach dem Klinikaufenthalt, zu entsprechenden Selbsthilfegruppen, die es in größeren Städten überall gibt. Und wenn man träumen darf, dass vielleicht auch noch eine nachgehende, aufsuchende psychologische Begleitung der Sternenkindereltern stattfindet, die dann längerfristig über die Krankenkassen finanziert wird als beispielsweise zurzeit die vier oder fünf Besuche eines Psychologen oder Krankenhausseelsorgers."
Roland Kachler, Diplom-Psychologe und psychologischer Psychotherapeut, Remseck/Stuttgart

Merkzettel Tot-/Fehlgeburt

Liebe Hebammen und Ärzte,
dieser Merkzettel, den wir basierend auf einer Vorlage und in freundlicher Zusammenarbeit mit der „Aktion Schmetterlingskinder" des Vereins Frauenworte e. V. erweitert haben, möchte eine Hilfe sein, die Qualität in der Betreuung von Tot- und Fehlgeburten zu sichern. Vielleicht ist dieser Zettel auch für Ihre Klinik eine Anregung. Über die Verbreitung würden wir uns freuen. Gerne dürfen Sie daher diese Aufstellung kopieren und verwenden.

Tag der Fehl-/Totgeburt: ______________
Uhrzeit: __________ Uhr

Vor und während der Geburt

Für Eltern, deren Baby tot oder nicht lebensfähig auf die Welt kommt, ist es wichtig zu erleben, dass ihre Geburt vom medizinischen Personal nicht minderwertig begleitet wird.

Sind die Eltern in einem Familien-/Einzelzimmer untergebracht?

O Ja O Nein

Wurde darauf geachtet, dass ein Zimmer auf der Frauenstation/ Gynäkologie und nicht auf der Geburtenstation belegt wurde?

O Ja O Nein

Sind die Eltern über den Geburtsvorgang aufgeklärt? (vor allem wichtig bei Erstgebärenden)

O Ja O Nein

Wurde die Wehenveratmung erklärt?

O Ja O Nein

Ist den Eltern erklärt worden, wie das Baby aussehen wird?*

O Ja O Nein *(Angst nehmen)

Wurde die PDA, Schmerzmittel, Akupunktur, Gebärwanne usw. angeboten?

O Ja O Nein

Ist auf die Möglichkeit hingewiesen worden, dass Angehörige die Geburt begleiten oder in der Nähe des Kreißsaals warten dürfen?

O Ja O Nein

Wurde Informationsmaterial ausgehändigt?

O Ja O Nein

Ist die Frau über die evtl. Notwendigkeit einer Ausschabung, den Zeitpunkt usw. aufgeklärt?

O Ja O Nein

Nach der Geburt

Die Übergabe des toten Babys an die Eltern sollte würdevoll geschehen. Überreicht werden sollte es nach dem Waschen und eingekleidet – vielleicht möchten die Eltern dies selbst gerne tun – oder gepuckt und in einem Weiden-/Mosekörbchen liegend. Nierenschale und Papiertücher sind zu vermeiden, genauso wie das Gefühl von Zeitdruck während des Abschiednehmens. Ist kein weiterer Angehöriger der Familie anwesend, sollte die Mutter nicht allein gelassen werden.

Ist der Vater gefragt worden, ob er die Nabelschnur durchtrennen möchte?

O Ja O Nein

Wurden die Eltern ermutigt, Angehörige zu benachrichtigen, sodass diese sich vom Baby verabschieden können?

O Ja O Nein

Wissen die Eltern, dass sie ungestört Zeit (mehrere Stunden) mit ihrem Baby verbringen dürfen?

O Ja O Nein

Sind die Eltern gefragt worden, ob sie das Baby waschen und/oder wiegen möchten?

O Ja O Nein

Ist den Eltern angeboten worden, das Baby zu bekleiden?

O Ja O Nein

Wissen die Eltern, dass sie das Baby mit aufs Zimmer nehmen dürfen?

O Ja O Nein

Wurden Erinnerungsstücke angefertigt (z.B. Fuß- und Handabdrücke, Perlenband mit dem Namen)?

O Ja O Nein

Sind ausreichend Fotoaufnahmen gemacht worden?

O Ja O Nein

Ist die Abschiedskarte, das Namensband, das Blatt mit den Fußabdrücken, das letzte Ultraschallbild ausgehändigt worden?

O Ja O Nein

Wurden die Eltern über Seelsorger und Psychologen informiert?

O Ja O Nein

Bestattung

Sind die Eltern über das Recht informiert worden, ihr Kind namentlich beim Standesamt eintragen zu lassen?

O Ja O Nein

Wurden die Eltern über die mögliche Form der Bestattung informiert? – Einzelbestattung

O Ja O Nein

örtliche Sammelbestattung (falls vorhanden; Ansprechpartner nennen)

O Ja O Nein

Wünscht das Paar eine Obduktion?

O Ja O Nein

Hat das Aufklärungsgespräch stattgefunden?

O Ja O Nein

Nachsorge

Ist die Mutter über den Wochenfluss usw. aufgeklärt?

O Ja O Nein

Hat die Mutter eine Nachsorgehebamme?

O Ja O Nein

Falls nicht, kann diese über das Krankenhaus vermittelt werden?

O Ja O Nein

Ist der Vater über die Möglichkeit informiert, sich durch den Hausarzt vorerst krankschreiben zu lassen?

O Ja O Nein

Ist die Mutter über die geltenden Mutterschutzrichtlinien informiert?

O Ja O Nein

Wurde die Kleidung des Kindes in die Pathologie gegeben, damit das Kind vor der Beerdigung wieder angezogen werden kann?

O Ja O Nein

Wurde auf Bücher, Beratungsstellen, Internetseiten, fachliche Hilfe zur Trauerarbeit hingewiesen?

O Ja O Nein

Die Zeit danach

Ich habe unser Kind verloren. In meinem Mutterpass steht nun „Fehlgeburt"? Warum?

Als Fehlgeburt gelten alle Kinder, die bei ihrer Geburt weniger als 500 Gramm wiegen und tot geboren werden. Wir wären froh, wenn das Wort „Fehlgeburt" gar nicht mehr verwendet würde. Denn an deinem Kind ist nichts „fehl" oder falsch, es ist nur aus irgendwelchen Gründen viel zu früh geboren worden. Aber auch diese Geburt war eine Geburt, und wir fänden es gut, wenn man sie in den Unterlagen auch so nennen würde.

Zwischen Früh- und Spätabort sowie Fehl- und Totgeburt wird im medizinischen Sinne differenziert, um anhand des Zeitpunkts des Todes zwischen den verschiedenen sich anschließenden Behandlungsarten unterscheiden zu können:

Frühabort: Tod des Kindes bis zur 12.–14. SSW (frühe Fehlgeburt). In den meisten Fällen erfolgt anschließend eine Ausschabung, um die Plazentareste zu entfernen. Alternativ ist es möglich, unter ärztlicher Aufsicht auf das Einsetzen der Blutung in den

Folgewochen zu warten. Passiert der Frühabort eines Kindes unbemerkt, ist die Rede von einem *spontanen Abort*.

Spätabort: Tod des Kindes nach der 14. SSW (späte Fehlgeburt). Das Kind wird meist durch eine eingeleitete Geburt (Gabe von wehenfördernden und/oder gebärmutterhalserweichenden Mitteln) zur Welt gebracht. Wird die Plazenta nicht mit ausgestoßen, schließt sich eine Ausschabung an.

Fehlgeburt: vorzeitiges Ende der Schwangerschaft durch Abstoßung oder Absterben des Embryos/Fötus mit weniger als 500 Gramm.

Totgeburt: vorzeitiges Ende der Schwangerschaft durch die Geburt eines Kindes mit über 500 Gramm (ab ca. 22. SSW) ohne erkennbares Lebenszeichen (ohne Herzschlag, natürliche Lungenatmung oder ein Pulsieren der Nabelschnur). Verstirbt das Kind bereits im Mutterleib, sprechen Ärzte von einem „intrauterinen Fruchttod".

Ich habe ein totes Kind in meinem Bauch. Morgen ist der Termin für die Geburt. Ich bin mir unsicher, ob ich es mir überhaupt anschauen will. Was soll ich tun?

„Eltern müssen darauf vorbereitet werden, ihr totes Kind zu sehen. Für sie ist der frühe Verlust ihres Kindes fremd. Sie wissen oft nicht, welche Möglichkeiten zur Begrüßung und Verabschiedung sie haben. Häufig bedrängt sie Angst vor dem Schmerz, der mit dem Sehen ihres Kindes verbunden ist, das tatsächlich, sichtbar tot ist. Die Fantasie der Betroffenen lässt viele erschreckende Bilder entstehen, die alle um die Vorstellung einer grässlich anzuschauenden Kreatur kreisen. In den letzten 15 Jahren hat sich aber wohl überall die Vorstellung durchgesetzt, dass die Bilder der Wirklichkeit tröstlich sind und die schmerzlichen Fantasiebilder entkräften können. So kann allen Eltern das Sehen ihres Kindes unbesorgt empfohlen werden.

Doch auch hier gilt die Hauptregel: ‚Jeder nach seinem eigenen Kompass!' Ob das Sehen des Kindes für einen selbst überhaupt vorstellbar ist, muss jeder selbst entscheiden. Die jeweils verschiedenen Positionen sind auch bei Paaren zu beachten und zu respektieren. Als etwa eine Mutter ihr tot geborenes Kind nur mit ihrem Mann zusammen sehen wollte, dieser aber das Kind nicht anschauen konnte und wollte, konnten sie im Gespräch mit der Seelsorge eine gemeinsame Lösung finden: Die Mutter bekam ihr Kind auf die eine Seite des Bettes gestellt und konnte sich ihm dort zuwenden, während der Ehemann auf der anderen Seite des Bettes bei seiner Frau sein und sie stützen konnte, ohne selbst das Kind sehen zu müssen, wovor er Angst hatte. Es brauchte einfach Zeit, um diese Lösung auszuhandeln, und die Unterstützung dafür, dass sich keine Seite auf Kosten des Partners durchsetzte. Die Ermutigung durch Hebamme und Seelsorge beschrieben sie im Rückblick mit den Worten: ‚Sie haben uns die schmerzliche Realität liebevoll ins Gesicht geworfen.'

Das Sehen der Kinder, die tot zur Welt kommen, hat eine Besonderheit im Vergleich zu normalen Geburten: Es ist schnell vorbei. Diese Eltern haben nur einen kurzen Zeitraum, in dem sie ihrem Kind leibhaftig nahe sein können. Dass da nicht nichts war, sondern das Kind auch nach einer Beerdigung wahrnehmbar bleibt, dafür gibt es Fotos, Abdrücke von Hand oder Fuß und andere Erinnerungszeichen, die den Eltern gleich mitgegeben werden oder aber so lange in der Krankenakte bleiben, bis Eltern später oft doch danach fragen. Eine besondere Erinnerung ist für viele Eltern auch eine Geburtskarte ihres Kindes aus dem Krankenhaus, und durch das Engagement des Ehepaars Martin und vieler Unterstützender gibt es inzwischen die standesamtliche Beurkundung auch bei Fehlgeburten. Diese ist besonders bei frühen Fehlgeburten hilfreich, wo es vielleicht noch gar nichts zu beerdigen gab."

Dr. Christoph Zimmermann-Wolf, Klinikseelsorger, Neuwied/Bendorf

Wie kommt es zu dem Begriff Mosekörbchen, in das tote Kinder nach der stillen Geburt gelegt werden?

„Heute gibt es in vielen Krankenhäusern Weidenkörbchen, in die Eltern ihr Kind, das sie an den Tod verloren haben, hineinbetten. Ein Körbchen voll Schmerz und doch auch Trost – denn man nennt es auch ‚Mosekörbchen'.

Mose war nach der Bibel ein Kind, das eigentlich sterben sollte. Direkt nach seiner Geburt sollte der kleine Junge getötet werden. Wie alle anderen neugeborenen hebräischen Jungs in Ägypten auch. Aber seine Mutter versteckte ihn. Sie behielt ihn so lange, wie es ging. Dann war der Augenblick gekommen, wo sie sich ihn doch vom Herzen reißen musste. Sie machte ein Schilfkörbchen, verkittete es mit Pech und legte ihr Kind hinein. Sie setzte das Körbchen auf das Wasser des Nils. Mose wurde irgendwann ans Ufer getragen und aus dem Wasser gezogen. Von einer ägyptischen Frau, die ihn beschützen konnte.

Weil Gott das Leid und das Weinen der Eltern gesehen hatte, fing er mit diesen Menschen eine neue Geschichte an: die ‚Geschichte Israels'. Eine Rettungsgeschichte. Das Mosekörbchen ist der Anfang davon.

Aber euer Kind hat nicht überlebt! Was hat das Mosekörbchen da zu bedeuten?

Gott hat mit der Geschichte des Mose nicht aufgehört, sich in das Leid der Welt einzumischen. Dafür wird dieses Körbchen ein Zeichen. Es verzahnt sich als ein Vorzeichen mit einer großen neuen Geschichte, der eines anderen Kindes. Sie gilt für alle Menschen:

Jesus war ein Mensch, der eigentlich leben sollte. Am Anfang seines Lebens wurde er in ein *Futterkörbchen* gelegt. Besser ging's nicht. Er lebte so, wie Gott sich das eigentlich wünscht. Er liebte und heilte, wo er konnte. Alle merkten, dass er mit Gott ganz eng zusammengehörte. Er wurde ‚der Sohn Gottes' genannt. Deshalb brachten ihn die Menschen um, die damals das Sagen hatten. Aber sie hatten nicht mit dem Gott von Mose gerechnet. Er machte aus dieser Schuldgeschichte eine Rettungsgeschichte.

Jesus ging in die Fluten des Todes. Damit wir nicht mit dem Tod allein sein müssen. Aber Gott ließ ihn am rettenden Ufer ankommen.

Mose und Jesus. Die Körbchen ihrer Geburt stehen dafür, dass es Rettung gibt. Auch für ein Leben, das gegen den Tod ‚verloren' hat.

Es gibt Halt mitten im Leid. Ein Getragensein von Liebe. Ein Umschlossensein mitten im Loslassen. Ein Ankommen an einem neuen Ufer. Denn jetzt steht Jesus am anderen Ufer mit offenen Armen.

Seine Arme sind groß genug, um Menschen zusammenzuhalten, die sich hier nur kurz halten durften. Die Kinder herzt er dort und uns umarmt er hier.

An all das denke ich, wenn ich an das Weidenkörbchen denke. Das Mosekörbchen. Eine Hoffnung, die ihr in den schlimmsten Stunden eures Lebens sehen und anfassen könnt. Euer Kind wird nicht ‚entsorgt', sondern der tiefen Sorge Gottes um seine Menschen anvertraut."

Christiane von Boehn, Pastorin und Leiterin der Diakonenausbildungsstätte des Neukirchener Erziehungsvereins in Neukirchen-Vluyn

Die Vorstellung, einen Milcheinschuss zu erleben, ohne ein Kind auf meinem Arm zu haben, ist schrecklich. Welche Möglichkeiten gibt es, ihn zu verhindern?

„Nach Frühaborten ist das medikamentöse Abstillen oft nicht notwendig, bei Spätaborten aber kommt es doch häufig zum Einschießen der Milch. Es ist möglich, durch Ausstreichen der Brust oder unter Verwendung von Abstilltees und ggf. auch einer Hand-Milchpumpe abzustillen. Hierbei ist eine enge Begleitung durch eine Frauenärztin oder Hebamme notwendig, damit Brustdrüsenentzündungen vermieden werden.

Eine medikamentöse Abstilltherapie sollte aber alternativ immer angeboten werden, damit die Patientin Entscheidungsfreiheit hat. Hierbei ist zu beachten, dass bei Verwendung von *Bromocriptin* Nebenwirkungen im Sinne einer depressiven Verstimmung auftreten können (laut Beipackzettel sehr häufig, d. h. > 10 % der Behandelten). Alternativ ist die Verordnung von *Liserdol* möglich."

Dr. med. Myriam Mandelka, Fachärztin für Frauenheilkunde und Geburtshilfe, Limburg

Dürfen wir unser Kind aus der Klinik mit nach Hause nehmen?

Gebt am besten der Hebamme oder dem Arzt schon bald nach der Geburt Bescheid, falls ihr den Wunsch habt, euer Kind zu Hause noch einige Stunden ganz für euch zu haben. Wendet euch im Zweifelsfall an einen Bestatter, er wird euch da sicherlich behilflich sein. Und er ist imstande, euch sagen, was in eurem Fall möglich ist, auch wird er sich um den Transport des Kindes kümmern. Auf keinen Fall solltet ihr Angst haben, euer Kind zu Hause in einem kleinen Sarg oder einem Körbchen bei euch zu haben. Der kleine tote Mensch verwest nicht plötzlich und es wird auch nicht so schnell der Leichengeruch einsetzen. Dass ihr euer Kind zu Hause habt, bietet euch auch die Möglichkeit, in aller Ruhe Abschied zu nehmen und es für die Beerdigung vorzubereiten.

„Die Möglichkeit, ein tot geborenes Kind durch einen Bestatter nach Hause bringen zu lassen, besteht immer. In jedem Fall sind dabei die spezifischen Bestattungsgesetzte des jeweiligen Bundeslandes zu beachten. Den Angehörigen steht es zu, den Körper des Kindes für drei Tage zu Hause aufzubahren. Diese Frist kann auch durch einen Antrag verlängert werden. Natürlich muss der Körper des Kindes dafür in einem Zustand sein, dass dies noch geht. Wurde das Kind zur Obduktion freigegeben, möchte ich eher abraten. Einen unversehrten Körper zu Hause für 36 Stunden aufzubahren, halte ich für unproblematisch. Bei dem Wie hilft der Bestatter gerne weiter."

Klaus Poths, fachgeprüfter Bestatter, Limburg

Gibt es für Mütter, die ein Kind tot geboren haben, einen Mutterschutz ähnlich dem bei Lebendgeburten?

Mutterschutzfristen (Beschäftigungsverbote)
Werdende Mütter dürfen in den letzten 6 Wochen vor der Entbindung und bis zum Ablauf von 8 Wochen, bei Früh- und Mehrlingsgeburten bis zum Ablauf von 12 Wochen nach der Entbindung nicht beschäftigt werden. Bei medizinischen Frühgeburten und bei sonstigen vorzeitigen Entbindungen verlängert sich die Mutterschutzfrist nach der Geburt um die Tage, die vor der Entbindung nicht in Anspruch genommen werden konnten.
Quelle: Bundesministerium für Familie, Senioren, Frauen und Jugend http://www.bmfsfj.de/BMFSFJ/gesetze,did=3264.html

Wenn das Kind lebend zur Welt kommt, steht der Mutter der komplette achtwöchige Mutterschutz zu. Bei Früh- und Mehrlingsgeburten sind es zwölf Wochen; bei Frühgeburten können auch die sechs Wochen vor der Geburt hinterher noch in Anspruch genommen werden, sodass dann insgesamt 18 Wochen zur Verfügung stehen. Auch wenn das Kind während des Mutterschutzes stirbt, hat die Mutter Anspruch auf den vollen weiteren Mutterschutz.

Mutterschutz steht der Mutter auch zu, wenn ein Kind über 500 Gramm tot entbunden wird. Da eine Totgeburt auch eine Frühgeburt sein kann, sofern das Gewicht des Kindes zwischen 500 und 2500 Gramm betragen hat, verlängert sich in diesem Fall die achtwöchige Schutzfrist auf zwölf Wochen.

Bei einer Totgeburt besteht für den Mutterschutz allerdings eine Besonderheit: Es gibt kein Beschäftigungsverbot. Die Mutter eines tot geborenen oder kurz nach einer Lebendgeburt verstorbenen Kindes kann vor Ablauf des Mutterschutzes, frühestens ab der dritten Woche nach der Entbindung wieder beschäftigt werden, sofern gesundheitlich alles in Ordnung ist.

Kommt das Kind tot zur Welt, und wiegt es weniger als 500 Gramm, besteht kein Anspruch auf Mutterschutz, denn eine Fehlgeburt entspricht rechtlich nicht einer Entbindung. Dann bleibt der Mutter nichts anderes übrig, als sich die erste Zeit vom Frauen- oder Hausarzt eine Arbeitsunfähigkeitsbescheinigung (Lohnfortzahlung im Krankheitsfall) ausstellen zu lassen.

An diesem wichtigen Thema ist die Politik dran. Der Bundestag beschäftigt sich aktuell und intensiv mit dem Mutterschutz, und auch uns ist es ein wichtiges Anliegen, dass diese Regelung wesentlich verbessert wird.

Ist es mir im Falle einer Totgeburt auch möglich, mich von einer Hebamme betreuen zu lassen, so wie es den Müttern zusteht, die ein lebendiges Kind gebären?

„Nach dem Verlust eines Kindes, während der Wochenbettphase und dieser Zeit der Trauer, ist es sehr wichtig, Ansprechpartner zu haben. Jede Familie hat Anspruch auf Hebammenhilfe: in der Schwangerschaft, schon ab dem ersten Tag des Bekanntwerdens der Schwangerschaft. Und in der Zeit nach der Geburt, auch von Sternenkindern, regelmäßig bis acht Wochen nach der Geburt und darüber hinaus.

Familien, die bereits ein Kind in der Schwangerschaft verloren haben, brauchen oftmals auch Zuspruch während einer Folgeschwangerschaft. Gerade um die Schwangerschaftswoche herum, wo die vorherige Schwangerschaft geendet hat. Als Hebamme sehe ich meine Aufgabe besonders darin, aufzuklären und Mut zu machen, um diese Zeit gut zu überstehen. Fragen, die bei den Eltern aufkommen, müssen mit möglichst viel Zeit und Ruhe beantwortet werden.

Hat das Paar ein totes Kind zur Welt gebracht, sollten Familienmitglieder und Freunde das Thema nicht verschweigen – auch hier kann die Hebamme durch ein Gespräch helfen. Nicht angesprochen zu werden, ist für betroffene Familien schlimmer, als sich mit dem Thema auseinanderzusetzen und zu versuchen, es begreiflich zu machen. Jede Familie geht natürlich individuell und anders damit um.

Nur, Paare, die ein Kind verloren haben, sind und bleiben trauernde Menschen mit einem schweren Schicksal, die Zuspruch brauchen."
Monika Mazur, selbstständige Hebamme, Brechen

Schuld und die quälende Frage nach dem „Warum?"

Meine Frau redet immer wieder davon, dass sie am Tod unseres Kindes schuld ist. Natürlich ist sie nicht schuld, aber ich kann ihr den Gedanken nicht ausreden.
Frauen suchen nach dem Verlust eines Kindes häufiger als Männer die „Schuld" bei sich. Denn sie hatten das Baby in sich drin – der Vater kann diesen Teil der vermeintlichen Schuld nicht auf sich nehmen. *„Hätte ich an diesem Tag die Fahrradtour lieber nicht machen sollen, hätte ich weniger tragen, weniger arbeiten, früher zum Arzt gehen sollen? Habe ich irgendetwas versäumt zu tun?"* Manchmal werden solche Fragen zu einer Endlosschleife, die einen Tag und Nacht beschäftigt und nicht einmal mehr schlafen lässt. Irgendwann kommt man aus dem Grübeln fast nicht mehr heraus, findet für sich keine zufriedenstellende Antwort und sinkt immer tiefer in die Schuldspirale.

Deiner Frau zu helfen, wird für dich deshalb sehr schwierig sein; vielleicht machst du dir ja selber auch Vorwürfe. Dennoch solltest du geduldig immer wieder alle Gründe nennen, die gegen ihre „Schuld" sprechen. Am besten ist es vermutlich, du beziehst Fachleute von außen mit ein. Vereinbart einen gemeinsamen Termin beim Gynäkologen und lasst euch die medizinischen Gründe (sofern vorhanden) für den Tod eures Kindes noch einmal ganz genau erklären. Oder fahrt noch einmal ins Krankenhaus, und lasst euch versichern, dass ihr alles richtig gemacht habt. Selbst wenn es keine medizinische Erklärung gibt, ist es hilfreich, noch einmal von einem Dritten zu hören, dass der Tod eures Kindes unerklärlich ist bzw. dass niemand von euch schuld an dem Tod des Babys ist.

Es ist auch sinnvoll, im Gespräch mit einem Therapeuten die Schuldfrage anzusprechen. Schuldgefühle zu haben, ist nicht verrückt; sie sind ganz normal – auch wenn es tatsächlich keinen Schuldigen gibt.

Sich mit Schuld und Selbstvorwürfen auseinanderzusetzen, solltest du auf jeden Fall immer ernst nehmen. Wie euer gemeinsames Leben weitergeht, kann sich daran entscheiden, wie ihr beide mit dem Thema Schuld umgeht und es bewältigt. Die Aufgabe ist nicht leicht, sich ihr aber zu stellen, samt der dazugehörigen Angst, ist der beste Weg.

„Eltern, besonders Mütter, fühlen sich verantwortlich für den Verlust ihres Kindes. Selbstzweifel liegen nahe, etwa: sich nicht genügend geschont zu haben, nicht rechtzeitig ins Krankenhaus gekommen zu sein, möglicherweise falsche Bewegungen und Handlungen ausgeführt zu haben, die für den Kindstod verantwortlich gemacht werden. Diese Selbstvorwürfe und Schuldgefühle sind in aller Regel unbegründet. So verlieren auch Frauen ihre Kinder, die immer zu früh zum Arzt gegangen sind, und wieder andere behalten sie, obwohl sie sich bei schwerster körperlicher Arbeit bis kurz vor der Geburt nicht geschont haben.

Manchmal taucht der Gedanke auf, ob Gott einen straft. Doch der christliche Gott ist kein kleinlich Buch führender, rachsüchtiger Götze, sondern er hat – um es mit einer Kurzformel des Glaubens zu sagen – sich selbst in die Tiefe des menschlichen Leidens mit hineingegeben, indem sein Sohn am Kreuz Schmerzen, Leid und den Tod ausgehalten hat. Selbst ein solcher Glaube muss ertragen, was den unbegründeten Schuldgefühlen und Selbstvorwürfen zugrunde liegt: die bodenlose Ohnmacht, mit der Eltern nichts dagegen machen können, dass sie ihre Kinder verlieren, so gerne sie es verhindern möchten. Wüssten wir Menschen, was wir in einer solchen Situation falsch gemacht haben, wir würden es nicht mehr tun, es würde uns nicht mehr zustoßen und wir wären nicht mehr so ohnmächtig.

Die Seelsorge will die betroffenen Eltern einladen, unbegründeten Schuldgefühlen zu begegnen mit der Botschaft von einem barmherzigen Gott und mit der Bereitschaft, die Ohnmacht zu ertragen, wo sie nicht zu ändern ist. Gleichzeitig soll aber auch neu erkannten Gefährdungen einer Schwangerschaft, die sich wiederholen könnten, wirksam begegnet werden. Gerade, weil die Güte Gottes im Leid so fern und unsichtbar scheint, braucht es die Seelsorge, damit sie gegen diese Unsichtbarkeit die Erzählung von einem barmherzigen Gott und die Hoffnung auf seine Vollendung wachhält.

Dr. Christoph Zimmermann-Wolf, Klinikseelsorger, Neuwied/Bendorf

Mir fällt es schwer, mich wieder in einem Körper wohlzufühlen, der vielleicht mit schuld daran ist, dass mein Kind tot zur Welt gekommen ist. Was soll ich machen?

Als Mutter hat dein Körper ein Kind empfangen. Dahinter steckt ein perfektes Zusammenspiel von Hormonen und Körperfunktionen. Auch wenn deine Schwangerschaft nicht von langer Dauer war, dein Körper hat Leben geschenkt, und das ist keine Selbstverständlichkeit, sondern ein wertvolles Geschenk.

Vielleicht hast du dann eine stille Geburt erleben müssen, und dein Körper musste all das mit- und durchmachen, was sonst den Beginn des Leben darstellt. Versuche, statt dich abzulehnen, einmal, einen Dank an deinen Körper zu richten für diese Fähigkeit – auch wenn sich das schwer anfühlt.

Zur Trauer um den Verlust des gewünschten Kindes kommen bei vielen Müttern Versagens- und Schuldgefühle hinzu. Für viele Frauen gehört das „Kinderkriegen" zu ihrer Weiblichkeit. Und ein Großteil der Frauen leidet heute ohnehin grundsätzlich unter Schuldgefühlen und einem mangelnden Selbstwertgefühl. Verliert eine Mutter dann noch ihr Kind während oder nach der Schwangerschaft, sinkt ihr Selbstwertgefühl ins Bodenlose.

Am stärksten betroffen nach dem Verlust des viel zu früh verstorbenen Kindes ist die Seele. Vermeide es daher, von einer „Fehlgeburt“ zu sprechen, weil einfach das Wort „Fehler“ darin steckt. Und in unserer menschlichen Natur liegt es, da, wo ein Fehler passiert ist, nach einem Schuldigen zu suchen. Und mit dem Suchen kommen die Fragen und Vorwürfe: Wer hat Schuld? Habe ich als werdende Mutter einen Fehler gemacht? Oder ist mein Körper in seiner Funktion oder Anatomie fehlerhaft? War unser Kind fehlerhaft? Oder hat mein Arzt einen Fehler gemacht?

Die Ursache für den Tod eines viel zu früh verstorbenen Kindes kann in den meisten Fällen nicht geklärt werden, jedoch leiden die betroffenen Eltern meist nicht nur unter dem Verlust, sondern auch unter der Last eines möglichen Fehlers. Sich davon zu lösen, kann ein Schlüssel sein, sich auch selbst wieder anzunehmen.

Freunde und Angehörige

Wie Außenstehende helfen können

Die Unbeholfenheit und Verunsicherung von Verwandten, Bekannten, Freundinnen, Kolleginnen oder Nachbarn gegenüber dem Thema Sternenkinder erleben sicher die meisten Sterneneltern als sehr verletzend. Doch ein Hineinfühlen in traumatisierte Personen kann auch sehr empathischen Menschen nur ansatzweise gelingen, da das Trauma für die betroffene Person selbst schon völlig unbegreiflich ist. Um dieser Sprachlosigkeit entgegenzuwirken, sollen nachfolgende Tipps Außenstehenden eine Hilfestellung bieten. Denn es geht darum, den trauernden Sterneneltern Mut zu machen, dass sie spüren: Langsam, aber sicher wird der Boden unter unseren Füßen wieder tragfähig. Ein verständnisvolles Umfeld, das damit umzugehen weiß, wirkt sich förderlich auf den gesamten Trauerprozess aus:

- Niemals so tun, vor allem nicht bei der erste Begegnung, als sei nichts passiert.
- Beim Trösten nicht den Vater vergessen.
- Auch sollte das Gespräch mit den Großeltern gesucht werden, damit sie ihr Leid und ihre Trauer über den tot geborenen Enkel nicht unterdrücken. Bei ihnen können sich ebenso Hilflosigkeit, Schmerz und Enttäuschung über die abrupt veränderte Zukunft breitmachen.
- Keine frommen, gut gemeinten Weisheiten wie *„Gott hat's gegeben, Gott hat's genommen"*, *„Es war Gottes Wille"*, *„Es wird schon seinen Sinn haben"* oder „Gott will euch prüfen". Bei christlich geprägten Menschen genügt die einfache Zusage, dass viele aus der Gemeinde um Kraft, Trost und Halt beten und mitleiden.
- Nicht dem Gespräch oder sich wiederholenden Gesprächen ausweichen. Trauernde haben ein großes Redebedürfnis.
- Trauernde durchleben ein Wechselbad der Gefühle, deshalb ist Toleranz für Gefühlsausbrüche vonnöten.
- Bitte beachten: Zuhören ist stärker gefragt als irgendwelche Tipps und schnellen Ratschläge.
- Nichts sachlich werten – das bagatellisiert den Verlust und verletzt.
- Die einfache, ehrlich gemeinte Frage stellen: „Wie geht es dir?" Wenn das nicht gelingt, dann den Mut haben zu sagen, dass man hilflos ist und keine Worte findet.
- Den Trauerprozess im Auge behalten. Falls sich krankhafte Entwicklungen abzeichnen, liebevoll darauf hinweisen und empfehlen, professionelle Hilfe in Erwägung zu ziehen.
- Das verstorbene Kind beim Namen nennen, damit gezeigt wird, dass das Kind auch im Bewusstsein der Außenstehenden existiert.
- Den Todestag nicht vergessen, auch Jahre später. Und wenn möglich, auch andere Gedenktage (Mutter-, Vatertag, errechneter Geburtstermin) wertschätzen mit einer Karte oder einem Anruf bei den Sterneneltern.
- Ab und zu Blumen ans Grab stellen.

- Einen sensiblen Umgang mit Gesprächsthemen pflegen. Nicht in Anwesenheit der Sterneneltern (zumindest nicht in der ersten Zeit nach der Fehl- oder Totgeburt) über Säuglinge, Schwangerschaft, Einschlafprobleme etc. sprechen.
- Freunde oder Freundinnen können für Abwechslung und Zerstreuung sorgen, z. B. mit einem Kino- oder Saunabesuch, Ausflug etc.
- Kollegen können eine Karte oder einen Blumenstrauß an den Arbeitsplatz stellen und so ihr Mitgefühl ausdrücken.
- Mitbewohner können kleine Haushaltsaufgaben übernehmen. Banale Dinge des täglichen Lebens kosten in der Trauer enorm viel Kraft und werden von Sternenmamas bzw. Sternenpapas dankbar eine Zeit lang abgegeben.
- Einladen und Kontakt halten – Gemeinschaft tut gut, da Sterneneltern oft genug das Gefühl der völligen Isoliertheit erleben.
- Trauernde auch mal zum Essen einladen oder anbieten, für sie zu kochen. Oftmals ernähren sich Trauernde über Wochen ungesund.
- Trauernde auffordern zu sportlicher Betätigung. Bewegung in der Natur hat eine reinigende Wirkung auf Geist und Seele.
- Nahe Verwandte, vor allem die Großeltern, sollten ein Foto ihres Enkelkindes in der Familiengalerie aufstellen. So wird anerkannt, dass dieser kleine Mensch einen Platz im Herzen und in der Erinnerung der Verwandten hat.

Wie gehe ich mit den wenig hilfreichen Sätzen aus meinem Umfeld um?

Wenn Menschen mit der Trauer anderer konfrontiert sind, wissen viele nicht, was sie sagen sollen. Vor allem dann nicht, wenn die Trauer über den Verlust eines Kindes über Wochen, Monate und Jahre andauert. Aus eigener Erfahrung wissen wir, dass trauernde Eltern dann mit zum Teil sehr unsensiblen Sprüchen und vermeintlich gut gemeinten Ermutigungen konfrontiert sind. Letztlich sind viele dieser oft unüberlegt gesagten oder gar hintersinnigen Sprüche alles andere als tröstlich. Um es deutlich zu sagen: Sie verletzen! Wir haben einmal ein paar dieser Sprüche, die wir uns – wie auch andere Sterneneltern – anhören mussten, gesammelt:

„Ihr seid noch jung, ihr könnt doch noch Kinder bekommen."
„Du musst nach vorne blicken."
„Reiß dich zusammen!"
„Du musst jetzt erst einmal alles vergessen."
„Wer weiß, wofür es gut war."
„Besser so als ein krankes Kind."
„Das Leben geht weiter."
„Jetzt weißt du wenigstens, dass du schwanger werden kannst."
„Du musst das jetzt alles ganz schnell verdrängen!"
„Zieh mal endlich einen Schlussstrich darunter!"
„Du musst jetzt stark sein."
„Andere haben es auch schwer im Leben."
„Jetzt sei doch mal wieder fröhlich."
„Dein Kind ist jetzt an einem besseren Ort."
„Alles hat bestimmt seinen Grund gehabt."
„Jetzt muss es doch echt langsam mal gut sein."
„Du steigerst dich da viel zu sehr rein … das Bild aufstellen, dich in einem Forum austauschen …"
„Wer weiß, was euch erspart geblieben ist."
„Willst du den Altar da im Wohnzimmer nicht bald mal wegräumen?"
„Besser so als ein behindertes Kind!"
„Ich weiß, wie ihr euch fühlt, meine Freundin hat gerade Schluss gemacht, und das ist fast genauso schlimm!"
„Warum bist du denn krankgeschrieben? – Du hast doch nichts!"
„Es war ja noch kein richtiges Kind."

Solche Sätze tun weh und hinterlassen nur das Gefühl, nicht verstanden zu werden. Vielleicht wollen sie den Eltern sogar den Schmerz und die Trauer aberkennen. Trost spenden sie jedenfalls nicht.

Natürlich fällt es Sterneneltern schwer, auf einen solchen Spruch direkt zu reagieren. Wir wissen, man ist wie vor den Kopf geschlagen. Hinzu kommt die Enttäuschung, die Wut oder der Schmerz, nicht verstanden zu werden. Und das Ganze kann selbst seitens Angehöriger passieren. Oft kommt es bei Sterneneltern deswegen auch zum Bruch innerhalb der Familie.

Irgendwann haben wir uns im Vorfeld Antworten überlegt, um gewappnet zu sein. Wir haben die Leute, die uns so etwas gesagt haben, dann mit Sätzen wie *„Doch, es war ein richtiges Kind!"* und *„Es tut uns weh, was du da gerade gesagt hast!"* konfrontiert. Oder wir haben sie aufgefordert, darüber nachzudenken, wie sehr ihr Dahergesagtes eigentlich verletzt, indem wir ihnen die Situation in ihrer Lebenswirklichkeit gespiegelt haben. Denn wohl niemand möchte hören, wenn er Mutter, Vater oder die Großeltern verloren hat: „Wer weiß, wofür es gut war."

Allerdings sollte man als Sterneneltern auch nicht vergessen, dass viele ihre Worte überhaupt nicht böse meinen. Sie wissen eben nur nicht, was sie sagen sollen. Viele wurden in ihrem Leben noch nie mit dem Tod konfrontiert, erst recht nicht mit dem Tod eines Babys. Sie wollen trösten, sind dabei aber unbeholfen. Von daher ist es nicht nur wichtig, sich selbst zu schützen, sondern auch, die Leute für ihr Unvermögen und ihre Reaktion nicht zu verurteilen.

Manche Sterneneltern verharren allerdings in der Opferrolle und beklagen: „Ich muss mir das immer alles gefallen lassen!" Da mal einen anderen Blickwinkel einzunehmen, kann helfen, sich und andere zu schützen. Uns hat es geholfen zu denken: „Die Leute, die so etwas sagen, müssen erst einmal das erlebt haben, was wir durchgemacht haben. Nur wer selber einen solchen Verlust und Schmerz erfahren hat, kann wirklich mit uns auf Augenhöhe sein." Dieser Gedanke gibt Abstand und einen gesunden Schutz.

Das folgende Gedicht drückt aus, was wir uns oft erhofft haben: Hilfe statt Sprüche. Und dass vor allem nicht in ein paar Tagen oder Wochen so getan wird, als wenn alles vergessen wäre. Das Schlimmste im Leben ist es, sein eigenes Kind zu Grabe zu tragen.

Sterneneltern

Sterneneltern heißen wir,
denn unser Kind verloren wir.
Viel zu früh ist es gegangen,
kaum dass sein Leben angefangen …

Wie alt es war? Das ist nicht wichtig!
Wie groß, wie schwer – auch das ist nichtig!
Es war unser geliebtes Kind
und bleibt's, bis wir gegangen sind …

Wisst, wir spüren stets die Schmerzen.
Die Wunde klafft in unseren Herzen.
Drum sagt nichts von den schlimmen Dingen,
die dolchstoßgleich ins Herz uns dringen:

„Warum jammert ihr denn so?
Es war doch nur ein Embryo!
Wer weiß, wozu es gut gewesen,
dass es euch verließ – dies' Wesen …

Ihr seid noch jung, könnt andre haben
und euch an Kinderlachen laben!
So lang ist's her, seit es geschehen –
Ihr müsst nun endlich vorwärtssehen …"

Schweigt lieber, statt so was zu sagen.
Das hilft uns nicht in tausend Tagen,
auch wenn es von euch gut gedacht,
weil ihr euch um uns Sorgen macht ...

Glaubt uns, könnt ihr's auch nicht ermessen –
wir werden es niemals vergessen!
Es totzuschweigen, schmerzt uns sehr,
vergrößert unser Leid noch mehr ...

Wollt ihr uns echte Hilfe bringen,
lasst seinen Namen hell erklingen!
Lasst uns reden, helft uns trauern,
reißt mit uns ein die Schweigemauern ...

Ralf Korrek

„Es gibt einen Maßstab für guten Trost. Immer wieder erzählen Eltern von vertröstenden Sätzen wie ‚Ihr seid ja noch jung, ihr könnt ja noch einmal ein Kind bekommen' oder ‚Ihr habt ja schon ein Kind'. Genaues Zuhören bemerkt: Diese Vertröstungen stimmen gar nicht. Selbst wenn noch ein anderes Kind kommt oder schon da ist: Es kann niemals das fehlende ersetzen. Es gibt tatsächlich etwas, dessen Verlust unwiederbringlich und daher zu betrauern ist. Trösten bedeutet: Mut machen zum Trauern. Vertröstung ist daran zu erkennen, dass sie keine Bereitschaft zeigt, einen Verlust mit auszuhalten, sondern versucht, den erlittenen Schmerz unsichtbar zu machen. Doch wie bei einer körperlichen Wunde der entstehende Eiter herauskommen muss und nicht zugedeckt werden darf, um keine Blutvergiftung zu erzeugen, so muss auch seelischer Schmerz sich äußern können, um nicht die Seele mit Bitterkeit und innerer Erstarrung zu vergiften.

Darum ist ein ganz wichtiger Beitrag der Seelsorge, mit den Eltern daran festzuhalten: Da war nicht nichts – sondern etwas Wichtiges. Gerade ein Glaube, der davon spricht, dass von Anfang an ein Mensch unter Gottes Augen wächst, kann ein guter Bündnispartner sein gegen alle Tendenzen zur Verleugnung."

Dr. Christoph Zimmermann-Wolf, Klinikseelsorger, Neuwied/Bendorf

Eine gute Freundin hat ihr Kind verloren. Ich selbst habe zwei Kinder. Wie kann ich mich ihr behutsam nähern und ihr das Gefühl geben, für sie da zu sein?

Was Sterneneltern grundsätzlich immer guttut, ist Anteilnahme in Form von Interesse an ihrer Geschichte, ihren Gefühlen und ihren Gedanken. Du könntest einfach mal fragen: „Wie geht es dir?" Oder vorsichtig das Gespräch auf das Thema bringen: „Sag mal, wie war das eigentlich genau mit …?" Dieses Interesse, das viele scheuen, weil sie denken, sie „stochern damit in einer Wunde herum" oder „reißen alte Wunden wieder auf", ist für viele Betroffene sogar wie Balsam auf ihren Wunden. Oft haben sie nämlich nur sehr wenige bis gar keine Menschen, mit denen sie offen über das, was ihnen widerfahren ist, was sie beschäftigt und was sie fühlen, sprechen können. Aber genau dieses Reden über ihr Kind wie auch über ihr eigenes Empfinden ist so wichtig für den Prozess des Verarbeitens.

Für dich als Außenstehende ist es wichtig zu begreifen, dass die Welt deiner Freundin nicht nur für einige Sekunden, Stunden oder Tage stehen geblieben ist – sie wird sich in gewisser Hinsicht niemals mehr weiterdrehen. Nach einem Verlust erlebt jeder, der trauert, seine Umwelt und sein Leben völlig anders als sonst. Dass die betroffenen Eltern eines Tages wieder „die Alten" werden, ist illusorisch. Ihr Leben ist maßgeblich erschüttert worden, nicht unbedingt nur im negativen Sinne – es wurde schlichtweg durchgerüttelt. Ihnen ist etwas derart Großes und Tiefgreifendes widerfahren, dass sie Wochen und Monate, teils Jahre brauchen werden, um zu begreifen, was geschehen ist, was es mit ihnen gemacht und wie es sie verändert hat.

Für Sterneneltern ist es wichtig, das Gefühl zu haben, in ihrer durcheinandergewürfelten Welt Beistand und Trost zu finden. Wenn man ihnen das Gefühl gibt, für sie da zu sein, ist das ein wichtiger Schritt.

Um sich ein bisschen vor Augen zu malen, wie sich die Welt von Trauernden oft anfühlt, hilft es, sich beispielsweise Bilder zerbombter Städte aus dem Zweiten Weltkrieg vorzustellen. Nichts mehr steht dort an Ort und Stelle, alles scheint zerbrochen oder zumindest beschädigt worden zu sein. Das hat aber nicht nur Schlechtes an sich. Die meisten Menschen sind durchaus auch in der Lage, zwischen all den Ruinenstücken grüne Grashalme oder kleine Blumen, die sich von alldem unbeeindruckt zeigen, zu erkennen. Und für viele bedeutet – lange Zeit, nachdem es geschehen ist – ein solches Ereignis auch immer eine Art Neubeginn. Die Ruinen werden wieder Formen annehmen, es wird etwas völlig Neues entstehen.

Aber in der Zeit, während die Trauernden zwischen den Trümmern ihres vorherigen Lebens stehen, tut ihnen jegliche Zuwendung gut. Es gibt so viele Arten, Zuwendung zu geben – es sind manchmal ganz kleine und wenig beeindruckende Dinge, die guttun können.

Wir haben uns über Karten von Freunden gefreut. Sehr schön fanden wir auch eine Kerze mit einem sehr schönen Spruch darauf, die uns eine entfernte Bekannte geschenkt hat.

Wenn jemand selber Kinder hat, ist es am besten, sich den betroffenen Eltern erst einmal ohne Kinder zu nähern und sie zu fragen, wie sie den Umgang mit der befreundeten Familie gestalten möchten und was ihnen da hilft. Auch ist es wertschätzend, im Gespräch den Namen des verlorenen Kindes auszusprechen und erst einmal nicht über die eigenen Kinder zu reden.

Meine Tochter schaut sich stundenlang die Bilder ihres tot geborenen Kindes an. Mir tut das in der Seele weh, und ich kann mir nicht vorstellen, dass das gut ist. Wie kann ich ihr helfen?

Du kannst ihr ganz sicher eine große Hilfe sein. Als Oma oder Opa trauern Großeltern ja selbst um das Kind. Schau dir die Bilder von deinem verstorbenen Enkelkind zusammen mit deiner Tochter an! Sei stolz auf deinen Enkel und lass dir auch ein Foto geben. Vielleicht hat sie nichts anderes als diese Bilder, um sich ihr Kind in Erinnerung zu rufen. Und vermutlich gibt es nur sehr wenige Menschen, die bereit sind, mit ihr diese Bilder anzuschauen. Eltern lebender Kinder sehen sich ja auch gern die Bilder ihrer Kinder an und zeigen sie stolz herum. Sag deiner Tochter, dass ihr Kind ein „richtiges" und hübsches Kind war. Nenn das Kind beim Namen! Vielleicht könnt ihr euch gemeinsam über die Schönheit seines Körpers freuen und darüber staunen, wie perfekt dieses kleine Wesen war. Erst danach solltest du versuchen, deine Tochter sanft auf andere Gedanken zu bringen. Dabei kann ein Ritual helfen, das eure gemeinsame Trauer zum Ausdruck bringt.

Gibt es vielleicht etwas, das deine Tochter als Erinnerung an ihr Kind immer bei sich tragen kann? Oder würde es sie freuen, wenn du eins der Fotos auswählst, um es zu rahmen und aufzuhängen? Frag deine Tochter, und bleib im Gespräch mit ihr über das, was in ihr vorgeht! Verlange aber nie von ihr, dass sie oder der Vater die Bilder einfach weglegen und nicht mehr anschauen sollen.

Wir haben erfahren, dass ein befreundetes Paar in der Mitte der Schwangerschaft ein Kind verloren hat. Wir wissen nicht so richtig, wie wir uns verhalten sollen. Vielleicht wollen die beiden ja am liebsten allein sein mit ihrem Schmerz?

Dass die beiden allein sein wollen, kann sein, aber es ist nicht sehr wahrscheinlich. Die meisten trauernden Eltern freuen sich (ohne es immer gleich sagen zu können), wenn man an ihrem Schicksal Anteil nimmt. Traut euch zu fragen, was die beiden sich wünschen! Vielleicht ist euer Anruf oder ein Besuch sehr willkommen, weil sie das, was sie erlebt haben, erzählen möchten. Vielleicht auch nicht. Auf jeden Fall ist es gut, sich zu melden, den Tod des Kindes anzusprechen und kurz zu sagen, wie ihr davon erfahren habt, statt drum herumzureden. Und wenn ihr nur eine Karte schreibt oder einen kleinen Gruß vor die Tür legt, in dem ihr anbietet, für sie da zu sein. Eine Umarmung, ein Spaziergang, bei dem geredet oder auch nicht geredet wird, ein kleines Geschenk – das alles sendet die Botschaft: „Ihr seid nicht allein."

Wir erinnern uns noch, wie es uns gefreut hat, als eine Freundin von Barbara ihr einen Wellnesskorb vorbeibrachte: eine Packung Taschentücher, ein Badezusatz, irgendetwas Leckeres und eine Karte. Mehr war nicht nötig, um uns deutlich zu machen: „Ich fühle mit euch, und ich will euch gern helfen, dass ihr durch dieses Tal der Trauer durchkommt."

Seit wir unser Kind verloren haben, meiden unsere Freunde und sogar manche aus der Familie den Kontakt zu uns. Wir bilden uns das nicht nur ein, manche Leute scheinen fast Angst davor zu haben, uns zu treffen.

Leider habt ihr mit dem, was ihr beobachtet, vermutlich recht. Oft schaffen es noch nicht einmal Menschen aus der eigenen Familie, einem trauernden Paar beizustehen, gerade, wenn es um den Tod eines Sternenkindes geht. Manche schweigen ganz und melden sich erst nach Wochen oder Monaten wieder, andere flüchten sich in Floskeln. Ihr könnt natürlich niemanden zwingen, mit euch zu reden, euch zu besuchen, den Kontakt zu halten. Aber ihr könnt signalisieren, was ihr euch wünscht: Besuche, Anrufe, Mails, Karten und die einfache Frage: „Wie geht es euch?“ oder „Kann man irgendwas für euch tun?“. Es muss nichts Großartiges sein, vielleicht könnt ihr das klarmachen.

Nennt euer Kind im Gespräch mit anderen bei seinem Namen, manchmal wissen andere wirklich nicht, wie sie es nennen sollen. „Eure Fehlgeburt“, wollen sie nicht sagen, und den Ausdruck „Sternenkind“ kennen viele nicht – vielleicht drucksen sie deshalb herum.

Auch wollen viele Menschen Gedanken an den Tod verdrängen. Und jetzt „stört“ das, was sie von euch hören, ihre Ruhe und ihre Sicherheit. Sicher braucht ihr Geduld und ihr werdet diese Zeit nicht ohne Verletzungen überstehen. Haltet euch in den kommenden Monaten an die Menschen, die sich euch zuwenden. Manchmal sind das Menschen, von denen man es nie gedacht hätte und mit denen man vor dem Verlust gar nicht so viel zu tun gehabt hat: eine Nachbarin, ein Kollege, eine Frau aus dem Sportverein, mit der ihr früher kaum geredet habt und von der ihr jetzt erfahrt, dass sie eure Situation versteht oder vielleicht sogar selbst durchlitten hat. Auch mitten im Leid kann man neue Freunde und Seelenverwandte gewinnen, obwohl ihr weiter hoffen dürft, dass ihr die alten Freunde und die „echten“ Verwandten nicht verliert. Manchmal hat man aber auch Freunde oder Verwandte auszusortieren, die einem nicht guttun.

Seit dem frühen Tod unseres Kindes kann ich den Anblick anderer Kinder nicht mehr ertragen. Meine Schwiegermutter meint, das sei eine übertriebene Reaktion.

Trauer hat ganz verschiedene Gesichter, und wir würden nie sagen, dass etwas „übertrieben“ oder „nicht mehr normal“ ist. Bei Trauer darf nicht gewertet werden. Wir selbst erinnern uns auch an die Zeit, als wir keine kleinen Kinder um uns haben konnten. Wir wollten auch nicht, dass die Kinder von Freunden bei der Beerdigung unserer Kinder dabei sind. (Manche Sterneneltern schreiben allerdings ausdrücklich auf die Todesanzeige, dass Kinder bei der Trauerfeier willkommen sind.) Freunde, die sehr verständnisvoll mit unseren Gefühlen umgingen, haben damals dafür gesorgt, dass ihre kleine Tochter betreut wurde, wenn wir zu Besuch kamen, und dass in der Wohnung kein Spielzeug, kein Schnuller etc. herumlag. Aber natürlich ist es fast unmöglich, monatelang den Anblick anderer Kinder zu vermeiden. Und irgendwann steht man im Supermarkt vor einem Regal, jemand schiebt einen Kinderwagen vorbei, und man merkt: „Ich kann das jetzt wieder sehen und ertragen. Es versetzt mir zwar immer noch einen kleinen Stich, aber der Schmerz ist nicht mehr unerträglich, ich habe nicht mehr das Gefühl: Ich muss jetzt hier sofort raus!"

Wie lange es dauert, diese Gelassenheit zu entwickeln, können wir dir nicht sagen. Trauer zieht sich wie ein roter Faden durchs Leben. Ganz sicher darfst du dir das Recht nehmen, Termine abzusagen, bei denen du mit Kindern zusammen sein musst, oder Orte zu meiden, an denen der Schmerz zu groß wird. Es ist wie bei einer Wunde: Sie heilt bei dem einen schneller, bei dem anderen langsamer. Eine Narbe bleibt immer. Vielleicht kannst du das deiner Schwiegermutter sagen.

Geschwisterkinder

Wir haben ein zweijähriges Mädchen, das eigentlich bald große Schwester werden sollte. Nun ist unser Baby gestorben. Sollen wir es der Großen erzählen?

Sicher habt ihr eurer Tochter erzählt, dass bald ein Baby kommt und ihr dann zu viert seid. Deshalb solltet ihr ihr auch erklären, warum das jetzt nicht so sein wird. Eine Zweijährige kann zwar noch nicht begreifen, dass der Tod etwas Endgültiges ist. Sie wird eventuell denken, dass das Baby zwar nicht jetzt, aber irgendwann später kommt. Dennoch solltet ihr allein schon deshalb mit eurer Tochter über das

Baby sprechen, damit sie weiß, warum ihr so traurig seid. Das kann man vor einem Kind sowieso nicht verstecken, selbst wenn man sich bemüht, es zu schonen. Es ist außerdem gut, wenn eure Tochter weiß, dass eure Trauer und die gedrückte Stimmung in eurem Haus nichts mit ihr zu tun haben.

Wie Kinder mit dem Thema Tod umgehen

- Von 0 bis 6 Monaten haben Kinder keine Vorstellung vom Tod, sie reagieren nur auf das Verhalten ihrer Umgebung.
- Von 7 bis 18 Monaten sehen Kinder den Tod nur als etwas Vorübergehendes, sie verstehen Trauer auf einer unbewussten, emotionalen Ebene.
- Im Kindergartenalter (3 bis 6 Jahre) ist der Tod zwar auch noch etwas Vorübergehendes, man kann aber schon konkret erklären, was er bedeutet. Wenn eine vertraute Person fehlt, empfinden sie Trennungsschmerz.
- Im Grundschulalter verstehen Kinder, dass das Geschwisterchen nicht mehr zurückkommt. Sie verstehen, dass der Tod jeden betrifft, und erklären, dass es drei Gründe für das Sterben gibt:
  - eine schwere Verletzung
  - Krankheit
  - hohes Alter
- Von 9 bis 12 Jahren versteht ein Kind den Tod abstrakt. Man kann aber von kindlicher Trauer sprechen, da es bewusst von einem Verstorbenen Abschied nehmen kann.
- Ab 12 Jahren kann man davon ausgehen, dass ein Kind den Tod auf ähnliche Art wie ein Erwachsener realisiert. Es ist Teil der Familie und versteht deren Schmerz.

Sollen wir die Geschwister mit zur Beerdigung nehmen?
Da antworten wir uneingeschränkt: Ja. Die Beerdigung des kleinen Geschwisterkinds ist ein wichtiges Ereignis im Leben der Familie, von dem ihr noch oft sprechen werdet und bei dem die Geschwister, egal, wie alt sie sind, nicht ausgeschlossen werden sollten. Fragt den Bestatter, den Pfarrer oder andere Menschen, die die Beerdigung mitgestalten, wie ihr es machen könnt, dass Kinder gut an dieser Feier teilnehmen und vielleicht sogar an irgendeinem Punkt mitwirken können. (Sie können zum Beispiel Luftballons steigen lassen, etwas reichen, das dem Baby mit ins Grab geworfen werden kann, kleine Fahnen bemalen oder Ähnliches.)

Die Beerdigung eines Babys muss nicht finster oder bedrückend sein. Sie kann auch so begangen werden, dass eure Hoffnung auf ein Leben nach dem Tod und eure Dankbarkeit für die kurze Zeit, die ihr mit eurem Kind hattet, zum Ausdruck kommen.

Natürlich werden die Geschwisterkinder viele Fragen stellen – vorher, nachher und vielleicht auch während der Feier. Das ist gut so und sollte die Erwachsenen nicht stören. Sie sollten vielmehr diese Fragen ernst nehmen. Vielleicht helfen sie ihnen sogar, ihre eigenen Fragen zuzulassen.

Trauerreaktionen

Viele Geschwisterkinder entwickeln sich vorübergehend zurück und reagieren anders als vorher:

- Trotzanfälle
- Konzentrationsschwäche
- ungewohnte Anhänglichkeit
- aggressives Verhalten
- Stressreaktionen

Die kindliche Vorstellung vom Tod

Manche Kinder glauben, dass das verstorbene Geschwisterchen sie als eine für Dritte unsichtbare Person überallhin begleitet, ihr Schutzengel ist, auf einer Wolke wohnt, auf sie herabsieht und auf sie aufpasst.

Sprechen vom Tod
Beschönigen Sie nichts. Geben Sie klare, eindeutige Antworten. Vermeiden Sie Aussagen wie: „Gott hat das Baby zu sich geholt" oder „Unser Baby schläft für immer". Solche Aussagen könnten zur Folge haben, dass Ihr Kind Angst hat einzuschlafen.

Kreativer Umgang mit Trauer
Die Vorstellung, Kinder vom Thema Tod fernhalten zu müssen, ist ein verbreitetes und falsches Vorurteil. Kinder können aus dem Erlebten Wichtiges für ihr Leben lernen, zum Beispiel:

- ihre Gefühle auszudrücken
- für jemanden da zu sein, dem es schlecht geht
- dem Tod zu begegnen und ihn zu akzeptieren
- der Trauer Ausdruck zu geben, z. B. durch
  - eine Erinnerungszeremonie
  - ein Erinnerungsalbum
  - das Anzünden einer Kerze
  - das Malen eines Bildes

Trauerhilfe
Sie könnten dem Geschwisterkind etwas geben, was dem Sternenkind gehört hat oder gehören sollte, zum Beispiel:

- ein Spielzeug
- ein Stofftier
- ein Kleidungsstück

Fragen zur Bestattung

Was gibt es bei der Bestattung eines tot geborenen Kindes zu beachten?

„Die deutschen Bestattungsgesetze sind nicht bundesweit einheitlich, sondern von den Ländern einzeln geregelt. Grundlegend gilt jedoch: In allen Bundesländern ist es Sternenkindereltern gestattet, ihr Kind unabhängig von Gewicht und Schwangerschaftswoche zu bestatten, sowohl im Einzelgrab/Kindergrab als auch im Familiengrab. Die Bestattung darf – auch wenn das Kind unter 500 Gramm wog – weder vom Friedhofsamt abgelehnt werden, noch darf die Klinik sich weigern, das Kind herauszugeben.

Um das Kind im Einzel-, Familien- oder Kindergrab bestatten zu können, müssen sich die Eltern an einen Bestatter vor Ort wenden. Hier gilt es, gezielt nachzufragen: Viele Bestatter sind bereit, den Eltern mit dem Preis der Bestattung aufgrund der speziellen Situation entgegenzukommen. Eine Bestattung im Einzel- oder Kindergrab ist empfehlenswert und wichtig, denn so wird ein Platz zum Trauern geschaffen. Da diese Bestattungsart jedoch mit den

höchsten Kosten verbunden ist, wählen viele Eltern oftmals die Möglichkeit, das Kind in einem bereits bestehenden Familiengrab beizusetzen. Dies spart Kosten für das Grab, das Grabmal und die Grabpflege. Falls kein Familiengrab vorhanden sein sollte, lohnt es sich, gezielt bei der Gemeinde/Stadtverwaltung nachzufragen – gerade bei sehr kleinen Kindern besteht manchmal auch die Möglichkeit, sie relativ unbürokratisch und kostengünstig in bereits bestehenden Einzelgräbern beizusetzen, wenn die Stadtverwaltung entgegenkommend und unbürokratisch agiert."

Verein Frauenworte e. V.

Was ist eine Sammelbestattung?

„Wenn diese Möglichkeit aus finanziellen oder persönlichen Gründen nicht infrage kommt, so haben die Eltern in zahlreichen Kliniken die Alternative, das Kind im Rahmen einer Sammelbestattung anonym beerdigen zu lassen. Diese Sammelbestattungen finden in sogenannten „Sternschnuppengrabfeldern“ oder „Sternenfeldern“ statt und werden meist von den Kliniken, kirchlichen Trägern oder Privatinitiativen organisiert und finanziert. Diese Form der Bestattung ist in aller Regel kostenfrei. Das Baby wird zusammen mit anderen verstorbenen Babys im Abstand von drei bis zwölf Monaten beigesetzt. Die meisten Grabfelder sind hübsch gestaltet und bieten oftmals den Raum, kleine Kränze, Kerzen oder Blumen niederzulegen. Die Beisetzung erfolgt meist im Rahmen einer kleinen Gedenkfeier, an welcher die Angehörigen der Sternenkinder teilnehmen können.“

Verein Frauenworte e. V.

Dürfen wir den Sarg individuell gestalten oder sogar ganz auf einen Sarg verzichten?

Ein Verzicht auf einen Sarg ist nicht möglich, weil in Deutschland Sargzwang besteht. Allerdings gibt es die Möglichkeit, einen Kindersarg individuell zu gestalten, ihn zu bemalen und zu verzieren. Eine andere Alternative ist eine Urnenbeisetzung oder aus der Asche des Kindes einen Diamanten pressen zu lassen – viele Bestatter bieten dies an. Einige Sterneneltern entscheiden sich auch für eine Beerdigung auf einem Waldfriedhof, wo das Kind unter einem Baum beigesetzt wird.

Wir haben keine Ahnung, wie man eine Beerdigung gestaltet. Läuft das immer nach einem bestimmten Schema ab, oder können wir sagen, was wir wollen?

Die meisten jungen Eltern waren, wenn überhaupt, vorher nur bei der Beerdigung eines alten Menschen. Die Kirchen haben eine bestimmte Liturgie (einen geregelten Ablauf) für solche Anlässe, und wenn ihr nicht zu einer Kirche gehört, kann der Bestatter euch erklären, wie eine Trauerfeier ohne Pfarrer normalerweise abläuft. Die Beerdigung eures Kindes darf aber auch ganz anders begangen werden als die Beerdigung eines alten Menschen. Ihr habt Freiraum und könnt eigene Ideen und Wünschen nennen. Vielleicht fühlt ihr euch damit überfordert, dann bittet doch Freunde und Verwandte, mit dem Pfarrer oder dem Bestatter zu reden. Auf keinen Fall solltet ihr euch drängen lassen; eine Beerdigung muss nicht innerhalb von drei Tagen nach dem Tod stattfinden. Bittet um einen Termin, an dem alle, die ihr an diesem Tag um euch haben möchtet, dabei sein können. Außerdem sollte die Beerdigung nicht sofort nach der Entlassung aus dem Krankenhaus stattfinden, damit ihr nicht zu erschöpft seid.

Auf unserer Facebook-Seite *sternenkinderhimmel.com* fragen wir hin und wieder bei Sterneneltern nach, welche Ideen sie für das Gestalten der Trauerzeremonie während der Beerdigung ihres Kindes hatten. Hier eine kleine Auswahl. Mehr gibt es unter: *facebook.com/sternenkinderhimmel.com*

„Jeder Gast hat bei der Beerdigung einen kleinen Brief geschrieben, die kamen dann in eine Flasche, und diese Flaschenpost steht nun auf seinem Grab, und gelegentlich stecken Besucher noch Zettelchen für ihn rein. So hat er sozusagen seinen eigenen Briefkasten."

***

„Wir haben eine Laterne in den Himmel steigen lassen und bei uns im Garten einen kleinen Engel stehen, wo immer eine Kerze brennt."

„Bei der Beerdigung hat sie in ihr Grab ein Mützchen und ein Deckchen mit auf ihre Reise bekommen, und wir haben dasselbe Mützchen und dieselbe Decke … eine unsichtbare Verbindung.“

***

„Wir gaben jeweils mit ins Grab: gemalte Bilder meiner Tochter, einen Abschiedsbrief, Frühlingsblumen und einen Teddy (wovon einen zweiten meine Tochter bekam), und nach der Beerdigung ließen wir Luftballons mit Wünschen daran steigen, und wir haben zu Hause einen Baum gepflanzt, einen Ahorn, wie auf dem Friedhof, und daran hängen zwei Holzsternchen.“

***

„Wir haben damals Luftballons steigen lassen mit lieben Grüßen in den Himmel und Schwimmkerzen auf die Reise geschickt! Und ein Gesteck in Sternform machen lassen!“

Partnerschaft

Mein Mann und ich sind sehr verschieden. Seit wir unseren Sohn verloren haben, ist dieser Unterschied riesengroß. So kommt es mir jedenfalls vor. Mein Mann trauert gar nicht richtig, während für mich alles anders ist als früher.

Männer und Frauen trauern unterschiedlich. Das stimmt nicht für alle Paare, aber für viele. *Wie sehr* jemand trauert, hat nicht unbedingt etwas damit zu tun, *wie schlimm* der Verlust für ihn oder für sie ist. Männer und Frauen drücken ihre Trauer meist unterschiedlich aus und haben in ihrer Trauer andere Bedürfnisse. Viele Männer, gerade die ohnehin eher schweigsamen, werden in ihrer Trauer fast ganz stumm. Oder sie stürzen sich in Arbeit und versuchen, irgendwie vor dem Schmerz zu fliehen. Keiner, noch nicht einmal die eigene Frau, ahnt, was in ihnen vorgeht. Frauen dagegen möchten eher Gespräche führen, also über alles reden. Sie suchen deshalb auch den Austausch mit anderen, die Ähnliches erlebt haben.

Wir empfehlen Männern *und* Frauen, in eine Trauergruppe zu gehen oder auf andere Weise „rauszulassen", was sie Tag und Nacht beschäftigt. Manche Paare können nach dem Gespräch mit einem Dritten auch wieder besser miteinander kommunizieren. Und eine gute Kommunikation ist alles, gerade jetzt!

Sag deinem Mann, aber auch anderen Menschen, wie sein Verhalten bei dir ankommt, was du dir wünschst, was in dir vorgeht, was du nicht verstehst… Bleib dran, signalisiere ihm, dass du immer zum Gespräch bereit bist. Die schwere Zeit, die ihr gerade durchmacht, kann euch zusammenschweißen oder trennen. Diese Gefahr ist real. Trauer ist mit sehr viel Stress verbunden. Ihr müsst euch bewusst sein, dass euch die Trauer einiges kosten wird und dass sie euch nicht automatisch näher zusammenbringen wird.

Bitte mache deinem Mann keine Vorwürfe nach dem Motto: „Du trauerst ja gar nicht so sehr um unser Kind wie ich." Das stimmt nicht. Männer fressen ihren Schmerz eher in sich hinein. Ihnen fällt es schwer, damit umzugehen, weil sie als der sonst so starke Teil in der Partnerschaft nicht wissen, wie sie es schaffen sollen, diesen Schmerz auszuhalten. Außerdem ist für manche Männer die Vorstellung, „über alles reden zu sollen", furchtbar. Doch über einiges muss man reden. Überlege dir, was das ist. Und dann sei bereit, auf manchen Ausdruck der Trauer, den du dir wünschen würdest, zu verzichten. Vielleicht findet dein Mann auch andere Möglichkeiten, seine Trauer auszudrücken – auf seine ganz eigene Weise?

Wenn ihr die Unterschiede akzeptiert, findet ihr vielleicht auch einen Weg, gemeinsam zu trauern. Für viele Paare sind das bestimmte Rituale, das Hören einer Musik, die in der Zeit der Schwangerschaft wichtig war, der Besuch des Grabs, dieselben Tattoos für beide… Hört nicht auf zu suchen, was euch in der Trauer verbinden kann.

Wir trauern seit acht Monaten um unser Kind. Unser Leben als Paar liegt seitdem auf Eis. Manchmal frage ich mich, ob unsere Partnerschaft den Verlust überhaupt überstehen wird. Was kann ich tun, damit wir uns nicht auch noch als Paar verlieren?
Der Verlust eures Kindes ist ein Einschnitt, nach dem ihr euch als Paar wieder ganz neu finden müsst. Für uns war der erste Schritt, dass wir uns Folgendes bewusst gemacht haben: Jeder von uns leidet – nicht genau so wie der andere, aber auf seine Weise. Wir lassen uns Zeit. Und – vielleicht das Wichtigste – wir machen uns keine Vorwürfe. Schuldzuweisungen bringen uns keinen Schritt weiter, im Gegenteil. Es ist, wie es ist. Was wir erlebt haben, ist unser Schicksal, das uns beiden zugemutet wird.

Versucht, wieder zueinanderzufinden, indem ihr euch Gutes tut, euch vielleicht etwas gönnt, das euch beiden Freude macht. Und auch hier gilt der Rat: Redet über alles, seid füreinander da, nehmt die Trauer des anderen ernst. Da heißt es dranzubleiben, selbst wenn die Initiative immer nur von dir ausgehen sollte. Manchmal kann ein gemeinsames Ritual wie ein Schlüssel sein, um eine über die Zeit angestaute Hemmung voreinander wieder zu verlieren. Selbst ein gemeinsamer Spaziergang zum Grab eures Kindes, in regelmäßigen Abständen oder an festen Wochentagen, schafft eine Verbindung, ohne dass Worte gewechselt werden müssen. Aus der Regelmäßigkeit des Miteinanders kann so mitunter etwas Neues entstehen. Sucht nach Worten, Gesten oder kleinen Aufmerksamkeiten, die euch als Paar wieder zusammenführen.

Habt ihr euch bereits emotional voneinander entfernt, geht es darum, das Gefühl der Gemeinsamkeit wieder zu stärken. Und da gibt es verschiedene Phasen. Mal ist der eine Partner der Stärkere, was diese Initiative betrifft, und dann wieder der andere.

Und sucht euch auch Hilfe von außen: bei Freunden, in einem Trauercafé oder anderswo. Wenn ihr euch für eine Therapie entscheidet, wäre es gut, wenn ihr beide zum Therapeuten geht (es muss nicht unbedingt derselbe sein), sonst macht der eine Fortschritte, während der andere auf der Stelle tritt. Unserer Erfahrung nach reißt so ein schwerer Schicksalsschlag ein Paar entweder auseinander oder bringt es enger zueinander.

Manchmal habe ich den Eindruck, mein Mann trauert viel stärker als ich über den Verlust unseres Kindes, will es mir aber nicht zeigen. Männer tragen eine doppelte Last: Sie fühlen ihre eigene Trauer und leiden gleichzeitig, weil ihre Frau leidet. Als Väter möchten sie ihrer Partnerin Stärke zeigen und sie trösten. Sie meinen, ihr die Traurigkeit nehmen zu müssen oder ihr Antworten auf ihre Fragen schuldig zu sein.

Dies verstärkt sich durch die Ermahnung anderer Männer und mancher Gynäkologen, dass sie jetzt „für Ihre Frau stark sein" müssten. So hält ein Mann als vermeintliches Zeichen von Stärke meist seine eigene Traurigkeit zurück, um seine Frau nicht auch noch mit seinem eigenen Schmerz zu belasten. Frauen können dies leicht als Gleichgültigkeit missverstehen.

Männer haben oft keine Quelle, aus der sie Kraft schöpfen. Sie haben selten gute Freunde, bei denen sie ihr Herz ausschütten können und von denen sie Zuwendung erfahren. Die meisten haben nicht gelernt, sich über ihre Gedanken, Gefühle und Sorgen auszutauschen, und vielen fällt es sehr schwer, die angestaute Spannung durch Weinen abzubauen. Ein Mann darf und sollte jedoch genauso trauern und weinen können wie seine Partnerin, um über den tragischen Verlust des Kindes hinwegzukommen.

Das Risiko, langfristig verdeckt Schaden davonzutragen, scheint daher bei Männern größer zu sein als bei Frauen. Dass sie bald danach wieder zur Arbeit zurückkehren müssen, wo von ihnen Leistung erwartet wird, kann hilfreich für das eigene Verarbeiten sein. Aber es kann auch eine zusätzliche Hürde für einen trauernden Vater darstellen, der Zeit für seinen Schmerz braucht. Manche Männer denken deshalb, dass sie es sich einfach nicht „leisten" können, die Trauer auf dieselbe Art an sich heranzulassen wie Frauen.

Zudem stößt in der Arbeitswelt ein trauernder Mann oft auf Unverständnis: Nach dem Tod einer Lebendgeburt wie auch einer

Totgeburt bekommt der Vater ein bis zwei freie Tage zugesprochen. Nach einer Fehlgeburt muss er jedoch schon am nächsten Tag wieder zur Arbeit gehen, es sei denn, er nimmt sich selber frei. Die Trauer der Väter darf jedoch nicht unter den Teppich gekehrt werden, weder durch ein gesellschaftlich noch durch ein familiär erschaffenes Bild des ewig Starken. Denn nur, wenn ein Mann sich auf seine Weise der Trauer stellen kann, kann er mit seiner Situation irgendwann Frieden schließen.

Die Erinnerung bewahren

Wie kommt es eigentlich, dass wir Eltern, die ein oder mehrere Kinder verloren haben, zu unseren Lieblingen „Sternenkinder“ sagen?
„Zunächst ist das verbunden mit der Grundidee, dass Verstorbene sich sozusagen einen Stern am Himmel suchen. Damit einher geht für die Hinterbliebenen der Gedanke, dass das verstorbene Kind nun an einem guten, geschützten und bewahrenden Ort ist, wo es auch zu finden ist, beispielsweise im Regenbogen, deshalb Regenbogenkind, oder auf einem Stern, von dem das Kind zu seinen Eltern herunterschaut oder herunterlächelt, deshalb Sternenkind.

Entstanden sind diese Begriffe also über den Ort, zu dem hin das verstorbene Kind in der Transformation des Todes reist und an dem es einen für immer geschützten Platz erhält.

Diese Vorstellung entwickeln übrigens auch Kinder selbst. Kleinkinder im Alter zwischen drei und vier Jahren stellen sich meist vor, dass der Verstorbene nun wie ein Engel, Schmetterling oder Regenbogen ist. Im Konzentrationslager von Auschwitz fand man in den Baracken, in denen Kinder die letzte Nacht vor ihrem Tod verbrachten, etliche Schmetterlinge an den Wänden. Die Kinder hatten sie eingeritzt, mit einem kleinen Steinchen oder ihren Fingernägeln, ehe sie abgeholt wurden. Der Schmetterling ist ein Grundsymbol für die

Hoffnung, dass das verstorbene Kind in einer Verwandlung von der Raupe über die Verpuppung zu einem schönen Schmetterling wird.

Beim Sternenkind verhält es sich so, dass dieses Kind seinen festen Platz am und im Himmel gefunden hat. Dazu gibt es übrigens eine sehr schöne Stelle von Antoine de St. Exupéry aus ‚Der kleine Prinz‘:

Wenn du bei Nacht
in den Himmel schaust,
wird es dir sein,
als lachten alle Sterne,
weil ich auf einem von ihnen wohne,
weil ich auf einem von ihnen lache.
Du allein wirst Sterne haben, die lachen können.“

Roland Kachler, Diplom-Psychologe und psychologischer Psychotherapeut, Remseck/Stuttgart

Wenn Eltern in Internetforen die Namen ihrer Kinder nennen, lese ich dort oft die Zusätze: „fest im Herzen“ oder „an der Hand“. Was bedeutet das?

Eltern von Sternenkindern gebrauchen diese beiden Ausdrücke, um andere in einer sensiblen Form etwas über ihre Familienverhältnisse wissen zu lassen. Ihnen liegt es am Herzen, dass ihre toten Kinder nicht vergessen werden. Daher gebrauchen sie diese beiden Umschreibungen, um deutlich zu machen, welche Kinder der Familie zu den Sternen gegangen sind und welche mit ihnen im Leben stehen.

„Fest im Herzen“ bezieht sich auf Kinder, die verstorben sind. Dieses Kind bzw. diese Kinder haben einen festen Platz im Herzen der Eltern und bleiben für immer in Erinnerung. Den Ausdruck *„an der Hand“* verwenden Sterneneltern folglich, wenn sie nicht verwaist sind, also ein lebendes Kind – sei es nun ein leibliches, in die Pflege genommenes oder adoptiertes – Teil ihrer Familie ist. Sie halten dieses Kind bzw. diese Kinder so fest an der Hand, dass sie es bzw. sie nicht mehr loslassen möchten.

Warum lassen sich eigentlich so viele Eltern von Sternenkindern ein Tattoo stechen?

„Eltern bedeutet ein Tattoo, das an ihr verstorbenes Kind erinnert, unheimlich viel. Sie wollen es auf diese Art immer bei sich wissen und die Erinnerung wachhalten. Da das Kind nicht bei ihnen bleiben konnte, ist zumindest das Tattoo etwas, das für immer bleibt. Ein Bild oder den Abdruck der kleinen Füße in der Vitrine aufzubewahren, ist etwas anderes. Den meisten reicht das nicht. Sie wollen etwas haben, das sie Schritt für Schritt durchs Leben begleitet und das sie auch sichtbar anderen zeigen können. Das Tattoo erinnert an jemanden, der da war und den man niemals vergessen wird. Dies wollen Eltern nicht nur im Herzen, sondern auch außen auf der Haut tragen, quasi als ein Bekenntnis. Vermutlich ist das Tattoo auch eine besondere Art, das, was man erlitten hat, zu verarbeiten und das Weiterleben zu gestalten. Sich da aber vollends hineinversetzen kann ich nicht. Deshalb möchte ich mir da kein Urteil erlauben.

In meinen zwölf Jahren, in denen ich als Tätowierer arbeite, kam es immer wieder mal vor, dass ich Sterneneltern tätowiert habe. Meist erfahre ich erst beim Termin selbst, welche Geschichte sich hinter dem Tattoowunsch verbirgt, zum Beispiel, wenn die Kunden sagen, dass sie gerne den Namen ihres verstorbenen Kindes mit einem Datum tätowiert haben möchten. Manche erzählen dann, dass ihr Sohn oder ihre Tochter nur ein paar Tage gelebt hat oder schon im Bauch verstorben ist. Natürlich geht man dann sofort anders mit dem Kunden um. Nur, manchmal weiß ich gar nicht, wie ich mich dann verhalten soll. Einige wollen darüber reden, andere nicht. Ich versuche jedenfalls, möglichst sensibel zu sein. Ich hatte schon Kunden, die während des Stechens ganz still waren und andächtig, fast meditativ, ihre Familiengeschichte haben Revue passieren lassen –so sah es jedenfalls für mich aus. Jeder Betroffene geht ja auch anders damit um und verarbeitet es auf seine Art und Weise.

Viele Eltern lassen sich die kleinen Fußabdrücke ihrer Kinder tätowieren oder den Namen mit dem Geburts- oder Todestag. Die meisten wollen das Tattoo sichtbar am Unterarm tragen. Kunden, denen es beruflich nicht möglich ist, es zu zeigen, steche ich es oft auch an Stellen, die durch einen Armreif, eine Uhr oder das Hemd verdeckt werden. Oder sie sagen gleich, dass es in Herznähe, auf die linke Brusthälfte tätowiert werden soll. Jeder hat da seine ganz eigenen Vorstellungen und Wünsche."

Daniel Löw, Tätowierer aus Niederbrechen (Studio „Vollgas-Tattoos") und langjähriger Freund von Barbara und Mario, der ihnen auch alle Tattoos gestochen hat

Wir wollen unser Kind nicht vergessen, aber manchmal habe ich Angst, dass das passieren könnte. Es war ja nur so kurz bei uns und es passiert so viel Neues in unserem Leben. Wie können wir die Erinnerung bewahren?

Bei uns haben sich, genau wie bei vielen anderen Sternenkinderfamilien, im Laufe der Zeit Rituale entwickelt, die an unsere Kinder erinnern. Wir feiern zum Beispiel jeden Geburtstag unserer Kinder, und in den Internetforen gratulieren wir einander auch zum Geburtstag der Sternenkinder; manchmal schreiben und bekommen wir auch „richtige" Geburtstagspost. Wir backen sogar einen Kuchen, wir gehen mit der Familie zum Grab und bringen unseren Kindern irgendetwas mit, das dortbleibt. An Ostern sind es beispielsweise Plüschhasen oder an Weihnachten ein bunt geschmückter Tannenzweig aus unserem Baum. Für uns ist das ein starkes Zeichen: Wir feiern und freuen uns, aber es fehlt etwas Wichtiges, das nicht ersetzt werden kann.

Ein Gedanke ist uns in diesem Zusammenhang noch ganz wichtig: Nennt euer Kind bei seinem Namen, wenn ihr von ihm sprecht! Wenn ein gesundes Kind geboren wird, wird der Name des Kindes häufig ausgesprochen, und irgendwann gehört dieser Name einfach zur Familie. Auch euer Kind soll für alle ganz selbstverständlich zur Familie gehören und dafür müsst ihr seinen Namen gebrauchen.

„Jedes Kind ist mit vielen Wünschen, Sehnsüchten und vor allen Dingen Hoffnungen verbunden. Insofern ist der frühe Verlust eines

Kindes eben immer auch das Ende von vielen Hoffnungen. Deshalb ist es gerade hier wichtig, dass da etwas weitergehen darf. Allerdings kann man nicht auf Erinnerungen zurückgreifen, sondern man muss ein inneres Bild und Namen für dieses Kind finden, sodass dieses Bild – über das Symbol Schmetterlingskind, Sternenkind, Engelskind, Goldkind – eine Gestalt und Personalität findet.

Erinnerungsrituale sind eher schwierig, weil insbesondere die Väter natürlich keine konkreten Erinnerungen haben. Die Mütter hingegen haben eine Körpererinnerung, sie haben die Veränderung im Körper gespürt. Deshalb ist es wichtig, dass beide Eltern ihrem Kind einen Namen geben und dass sie sich genau überlegen, welche Bedeutung dieser Name hat. Sie können ihm Kosenamen geben, die sie sich für dieses Kind gewünscht hätten, oder einen bereits erwähnten Symbolnamen. Alles gibt dem Kind gewissermaßen jetzt eine Gestalt, die aber eben nicht an konkrete Erinnerungen anknüpfen kann wie der erste Geburtstag oder das erste Aufstehen, Gehenlernen und solche Dinge, die hier leider nicht möglich sind.

Dass jetzt diesen früh verstorbenen Kindern offiziell ihr Name beurkundet werden kann, ist ein ganz wichtiger, unterstützender, anerkennender Schritt für die Trauer-, Beziehungs- und Liebesarbeit der Eltern. Ihr Kind darf eine Personalität erfahren, darf offiziell eine Person und ein Individuum sein, das aus der Liebe zweier Menschen entstanden ist. Insofern ist es eine Anerkennung, dass dieses Kind nicht mehr so einfach vergessen wird. Die Namensgebung schenkt ihm eine Individualität, mit der es symbolisch und psychologisch Mensch werden darf, obwohl es nicht aufwachsen bzw. weiterleben durfte."

Roland Kachler, Diplom-Psychologe und psychologischer Psychotherapeut, Remseck/Stuttgart

Ideen und Vorschläge, um die Erinnerung an das Sternenkind zu bewahren:

- dem Baby einen Namen geben
- Kerzen anzünden (zu Hause, in der Kirche)
- eine Erinnerungsecke an das Baby in der Wohnung einrichten. Zum Dekorieren kann man verwenden: Kerzen, kleine Figuren aus Keramik oder Plüsch (Engel, Puppen, Herzen, Tiere, Bilder von Anne Geddes), Blumen (roten Rosen), Püppchen in der Größe des Sternenkindes (gibt es auch in der Größe der ganz kleinen Sternenkinder)
- vorhandene Ultraschallfotos rahmen, gestalten, aufhängen, in ein Album kleben
- ein Erinnerungsalbum gestalten
- in einer schönen Schachtel besondere „Erinnerungen" sammeln
- Gedichte, Briefe, Tagebuch schreiben
- ein Bild malen
- eine Homepage gestalten
- einen Stein (eine Kugel auf einem Sockel) im Garten aufstellen, bemalen, beschriften und bekleben
- eine Blumenschale bemalen (und bepflanzen)
- etwas aus Ton oder Salzteig gestalten
- eine ganz besondere Sternenkinderkerze selbst verzieren
- einen Luftballon fliegen lassen
- einen Brief schreiben, ihn verbrennen und dann die Asche in einen See fallen lassen
- ein Sternenlicht in einen See setzen und schwimmen lassen
- eine Flaschenpost mit einem Brief an das Sternenkind schwimmen lassen
- einen Baum oder eine Blume pflanzen
- im Garten einen Erinnerungsplatz gestalten, z. B. mit einem Stein
- ein Beet anlegen
- eine besondere Kette mit speziellen Anhängern (Sterne, Herzen, Engel oder andere Symbole) tragen

- ein anderes Schmuckstück zur Erinnerung tragen (z. B. kann man in Ringe die Namen der Sternenkinder oder Sternchen für die Sternenkinder gravieren lassen)
- einen besonderen Schlüsselanhänger bei sich tragen
- bestimmte Musik hören, die uns an unsere Sternenkinder erinnert
- eine Postkarte mit ineinander verschlungenen Buchstaben des Vornamens aufhängen
- einen Stern taufen
- einen Baum adoptieren
- eine Duftlampe anzünden
- sich ein Tattoo mit den Initialen/Namen und/oder – dem Geburts- und Sterbedatum, dem Abdruck eines Füßchens oder Händchens stechen lassen
- ein Wandtattoo gestalten
- einen Grabstein aussuchen
- die Grabstätte mit Blumen, Engeln, Schnullern, Gestecken, Teddybären usw. schmücken
- die Eintragung ins Stammbuch als Existenzbeweis vornehmen lassen
- Gedenktage, wie z. B. den Muttertag, den errechneten Geburtstermin, den ersten Jahrestag etc., miteinander (Partner, eigene Eltern, Paten …) begehen

Von einem anderen Paar, das zwei Kinder verloren hat, haben wir erfahren, dass Sie eine Art Gedenkecke in ihrem Wohnzimmer eingerichtet haben. Wir spielen auch mit dem Gedanken. Ist so etwas empfehlenswert?

Vielen Eltern ist es wichtig, Erinnerungsstücke an ihre Kinder „heiligzuhalten“: einen Ring, den sie seit dem Tod des Kindes tragen, den Fußabdruck, der in der Klinik gemacht wurde, ein Foto oder etwas anderes. Wir selbst haben auch einen solchen Erinnerungsort in unserem Wohnzimmer. Wir bewahren dort die verschiedensten Sachen auf: die Geburtskärtchen unserer drei Kinder mit den Abdrücken ihrer Füße und Hände, die ersten Anziehsachen und Dinge, die uns während der Schwangerschaft wichtig geworden sind. Und natürlich unseren Bronzeengel, der uns und unsere drei begleitet hat.

Fotos, Abdrücke der Füßchen etc. an einem Ort in der Wohnung aufzustellen, der dafür geeignet ist und allen gefällt, kann euch helfen, euch zu erinnern und euer Kind mit in euren Lebensalltag zu nehmen.

„Eine Gedenkecke sollte nicht zu einem Schrein oder Altar werden, weil sie dann manchmal sehr mächtig werden kann. Gerade am Anfang kann ein Paar einen solchen Ort oft sehr einnehmend gestalten, es braucht da aber einen begrenzten Platz, denn die Frage ist ja: Gibt es Raum für ein möglicherweise dazukommendes Kind? Das ist ein ganz wichtiges Thema, das nicht außer Acht gelassen werden sollte. Das verstorbene Kind bekommt seinen Ort im Zuhause der Eltern, aber es darf nicht den ganzen Raum einnehmen, sonst hat ein möglicherweise dazukommendes Kind keinen eigenen Platz. Manchmal gehen ja auch etliche Versuche der künstlichen Befruchtung voraus, sodass es für mehrere früh verstorbene Kinder einen Platz, vielleicht auch einen gemeinsamen Platz geben sollte. Das können belastende Prozesse für das Paar sein, die ihre Zeit brauchen. Wichtig ist, dass jedes früh verstorbene Kind einen, wie gesagt, begrenzten Platz bekommt und auch besetzt, denn ein möglicherweise dazukommendes Kind darf auch nicht das verstorbene Kind ersetzen."
Roland Kachler, Diplom-Psychologe und psychologischer Psychotherapeut, Remseck/Stuttgart

Was ist das Worldwide Candle Lighting®?

In der Zeit vor Weihnachten, die ja emotional oft besonders schwierig ist, gibt es auch einen gemeinsamen Gedenktag für alle Sterneneltern auf der ganzen Welt, das „Worldwide Candle Lighting". Seit 1996, als diese Idee in den USA entstand, werden überall auf der Welt am zweiten Sonntag im Dezember Gedenkfeiern oder Gottesdienste abgehalten, die an die verstorbenen Kinder erinnern.

Außerdem ist es Brauch, an diesem Tag um 19 Uhr eine Kerze anzuzünden und sie ins Fenster zu stellen, um an die Kinder zu erinnern, die wie ein Licht sind, das immer strahlen wird. Jedes Licht im Fenster steht für das Wissen, dass diese Kinder das Leben erhellt haben und dass sie nie vergessen werden. Das Licht steht auch für die Hoffnung, dass die Trauer das Leben der Angehörigen nicht für immer verdunkeln wird. Wenn die Kerzen in einer Gegend der Welt erlöschen, werden die Kerzen in anderen Zeitzonen angezündet. So entsteht ein Lichterband, das um die ganze Welt läuft. Für die Betroffenen ist das ein Zeichen weltweiter Solidarität.

In Deutschland wird die Organisation dieses Gedenktages von der „Initiative Regenbogen Glücklose Schwangerschaft e. V." (www.initiative-regenbogen.de) und dem Verein „Bundesverband verwaiste Eltern und trauernde Geschwister in Deutschland e. V." (www.veid.de) unterstützt. Auf den Internetseiten dieser Vereine gibt es weitere Infos dazu.

Hoffnung haben und die Zukunft gestalten

Neulich fragte mich eine Frau: „Haben Sie Kinder?" Obwohl das ja eine ganz normale Frage ist, war ich total verunsichert und habe angefangen zu stottern. Wir hatten nur ein Kind und das ist in der 26. Woche gestorben. Aber das will ich doch nicht jedem erzählen …

Diese Situation kennen wir gut. Im Grunde ist es die Frage: *Seid ihr eine Familie oder „nur" ein Paar?* (Oder noch schlimmer – jedenfalls denke ich manchmal, dass das mitschwingt: *Seid ihr etwa eins von diesen Paaren, die keine Kinder wollen, sondern lieber Doppelverdiener bleiben?*) Wir haben uns von der ersten Schwangerschaft an als Familie gefühlt und wir werden immer eine Familie bleiben. Unsere verstorbenen Kinder bleiben Teil unseres Lebens und deshalb auch Teil unserer Familie. Aber natürlich ist es nicht leicht, über das alles zu reden. Vielleicht legst du dir einen Satz zurecht, den du in solchen Fällen sagst. Er kann ganz kurz sein: „Unser Kind ist verstorben." Oder: „Wir waren kurze Zeit zu dritt." Wenn jemand mehr wissen will, kann er nachfragen.

Ich habe große Sehnsucht nach den Zwillingen, die wir verloren haben, aber ich habe die Hoffnung nicht aufgegeben, dass wir eines Tages doch noch ein Kind oder sogar mehrere Kinder haben werden und dass irgendwie alles gut wird. Bei meiner Frau ist das anders. Ich habe Angst, dass ihre Sehnsucht nach den Kindern zu einer richtigen Todessehnsucht wird und dass sie sich eines Tages vielleicht das Leben nimmt.

Wir kennen beide aus unserer Zeit nach dem Verlust der Zwillinge den großen Wunsch, aus diesem Leben zu gehen, um bei unseren Kindern zu sein. Wir hatten konkrete Pläne, aber wie wir im ersten Teil erzählt haben, haben uns einige Dinge davon abgehalten, diese Pläne umzusetzen: Keiner wollte ohne den anderen gehen, und Gott sei Dank waren wir nie im selben Moment so verzweifelt, dass wir beide gehen wollten. Unser Therapeut hat uns damals auf eine ziemlich harte, aber effektive Weise vom Suizid abgehalten: „Glaubt ihr, dass ihr eure Kinder dann sehen werdet? – Nein! Wenn ihr eurem Leben selbst ein Ende setzt, gelangt ihr nicht zu ihnen." Diesen Therapeuten an unserer Seite zu haben, war für uns beide extrem wichtig. Und dann haben wir uns immer wieder gefragt: „Würden unsere Kinder wollen, dass wir uns selbst töten?" – Das konnten wir uns nicht vorstellen.

Sprich offen mit deiner Frau über das, was sie denkt und wonach sie sich sehnt. Und habt keine Scheu, therapeutische Hilfe in Anspruch zu nehmen.

„Viele Eltern haben eine unendlich große Sehnsucht nach ihrem Kind, nicht selten als Wunsch, dem Kind nachzusterben. Dahinter steckt jedoch der Wunsch, dem Kind, das nicht mehr bei einem ist, nahe zu sein. Das ist der eine Prozess, dass Eltern dorthin gehen wollen, wo ihr Kind sich befindet, eben auf diesen Regenbogen oder Stern, um in den Bildern zu bleiben. Aber es gibt einen anderen Prozess, dem Eltern mehr Raum geben sollten, nämlich, das Kind nach innen zu nehmen, d. h. dem Kind einen guten Platz im eigenen Herzen zu schenken.

Denn einerseits gibt es in ihrer Vorstellung diese fernen Orte wie Stern, Regenbogen oder Himmel, aber es gibt auch diesen nahen Ort, nämlich das eigene Herz, das Denken und Gedenken an das kleine Menschlein. Dieser körperliche Ort, in meinem Herzen oder bei Frauen häufig auch im Bauchraum, kann helfen, das verlorene Kind wieder gewissermaßen zu sich und mit ins Leben zu nehmen.

Der Wunsch, dem Kind nachgehen bzw. nachsterben zu wollen, ist emotional verständlich und sollte für Außenstehende und Angehörige nachvollziehbar sein – aus der Sicht des Wunsches, die verlorene Nähe wiederherstellen zu wollen. Aufpassen sollte man, wenn dieser Wunsch zunehmend destruktiv wird. Hier braucht es dann auch professionelle Hilfe, damit sich der Wunsch, nachzusterben, transformieren kann in die Haltung: Ich nehme mein geliebtes Kind in meinem Leben nach innen zu mir. Und das ist dann auch etwas, was Eltern als Nähe in ihrem Herzen spüren können."

Roland Kachler, Diplom-Psychologe und psychologischer Psychotherapeut, Remseck/Stuttgart

Vor dem Tod unseres Sternenkindes war mir mein Äußeres wichtig und ich habe viel für meine Gesundheit und Fitness getan. Jetzt ist mir das alles egal.

Vielleicht liegen wir mit unserer Vermutung daneben, aber kann es sein, dass du den unbewussten Wunsch hast, deinen Körper zu strafen? Schließlich hat er dich im Stich gelassen und für dein Kind nicht das getan, was er hätte tun sollen. Es kann sein, dass nach dieser großen Enttäuschung sich so etwas wie Wut auf den eigenen Körper entwickelt. Manche Sternenmütter essen und trinken nach dem Verlust ihres Babys zu wenig, andere zu viel, die Körperpflege wird unwichtig, das Schminken fällt weg, es ist eben alles egal. Dazu kommt ein Risiko, das man wirklich ernst nehmen sollte: Alkohol und Tabletten scheinen das Leben leichter zu machen und wirken plötzlich verlockend und tröstlich, auch wenn man früher in dieser Hinsicht nicht gefährdet war.

Unser Rat an der Stelle ist: Such dir jemanden, mit dem du darüber und auch über alle anderen Dinge, die dich jetzt beschäftigen, reden kannst. Vermutlich ist es nur eine Phase, die vorübergeht, aber leider kann man auch darin stecken bleiben. Ich (Barbara) erinnere mich gut daran, was passierte, als ich anfing, mich wieder für mein Äußeres zu interessieren: Ich habe einen krassen Wechsel der Haarfarbe vorgenommen: von braun zu hellblond. Ich wollte völlig anders aussehen als vorher und nicht mehr daran erinnert werden, wie ich aussah, als ich damals im Krankenhaus in den Spiegel blickte. Danach fing ich langsam an, meinem Körper auch wieder Gutes zu gönnen: gutes Essen, ein Bad, Bewegung, die Spaß macht… Ich wünsche dir, dass du dich mit deinem Körper wieder versöhnst.

Ich war neulich seit Langem mal wieder bei einem Geburtstagsfest, eine Freundin hat mir etwas Witziges erzählt, und ich habe laut losgelacht. Sofort bin ich erschrocken: Darf ich das? Ich trauere doch noch um unser Kind…

Du darfst wieder lachen und glücklich sein, das steht fest. Ab wann – dafür gibt es keine Regel. Es steht ja auch kein Tag im Kalender, an dem du mit dem Trauern „fertig" sein wirst. Vielleicht wird die Trauer dich immer begleiten, wie ein Bach im Untergrund. Aber sie wird, wenn du diese schwere Zeit gut bewältigst, nicht mehr das Gefühl sein, mit dem du morgens aufwachst und mit dem du abends ins Bett gehst. Das heißt nicht, dass du dein Kind vergessen wirst, das willst du ja auch gar nicht. Aber du wirst dich wieder an Blumen und gutem Essen freuen, du wirst wieder Lust haben, etwas zu unternehmen, mit deinem Partner zusammen zu sein, Leute zu treffen usw. Vielleicht hat diese neue Zeit bei dir ja schon leise begonnen? Dann brauchst du kein schlechtes Gewissen zu haben, sondern kannst dich freuen, dass du wieder ins Leben findest und Freude daran hast.

Ich habe bereits zwei Kinder verloren, und wir denken darüber nach, es noch einmal zu probieren. Doch wie nur kann ich dem entgegensehen?

Zunächst ist es emotional sehr schwierig bzw. herausfordernd, sich auf eine Folgeschwangerschaft einzulassen. Viele Mütter befürchten, sie verraten damit ihr Sternenkind – was natürlich nicht so ist. Aber für Frauen ist das total schwer. Sie stecken irgendwo zwischen himmelhochjauchzend und zu Tode betrübt. Als werdende Mutter freut man sich natürlich, wieder schwanger zu sein. Und als Frau fühlt man sich zudem wieder bestätigt: *Ja, ich kann schwanger werden und der vorige Verlust hat vielleicht doch nicht an mir gelegen.*

Andererseits ist da eine wahnsinnige Angst: *Was ist, wenn es wieder passiert? Wie war das denn damals? Wie soll ich mich bewegen und verhalten?* Und was dann beginnt, ist schrecklich: Auf einmal achtet man hochsensibel auf alle Kleinigkeiten des Körpers. Und gerade, wenn man nicht weiß, woran zuvor das Kind im Bauch gestorben ist, wird die Schwangerschaft emotional schwierig. Es kann sein, dass man sich dann auch Sprüche anzuhören hat wie: „Du darfst da nicht drauf achten“, „Du kriegst das schon hin“, „Stell dich nicht so an“.

Aber es ist ganz wichtig, dass man dem neu entstandenen Leben, dem Kind, trotz aller Befürchtungen eine Chance gibt und sich freut. Natürlich darf man auch Sorge und Angst verspüren. Es wäre falsch, diese Gefühle zu unterdrücken. Nur sollte man über diese Gefühle sprechen, und zwar mit dem Partner, der Ärztin und der Hebamme. Sie zu thematisieren, ist ein guter Weg, mit diesem Zwiespalt in der eigenen Gefühlswelt umzugehen.

Als wir mit den Zwillingen schwanger waren, waren wir glücklich. Gleichzeitig sind wir aber auch in sehr kurzen Abständen zu Kontrolluntersuchungen gegangen. Von unserer Ärztin und unserer Hebamme wurden wir weit über den normalen Rahmen hinaus betreut. Mario hat viele zusätzliche Aufgaben auf sich genommen, und uns beiden war klar, dass wir für unsere ungeborenen Kinder alles in unserer Macht Stehende tun werden. Und als die Empfehlung hieß:

„Bleiben Sie liegen!", haben wir das über Wochen mit aller Konsequenz beherzigt.

Trotz aller Umstände möchten wir dich ermutigen, es zu probieren und dich zu freuen. Es ist wichtig, das Kind im Mutterleib willkommen zu heißen und es diese Freude spüren zu lassen.

Was kann uns Kraft geben, weiterzuleben und unser Leben zu gestalten?

Mit der Petition und der Änderung des Gesetzes zum Personenstandsrecht konnten wir etwas bewegen. Dass somit der Tod unserer Kinder einen Sinn hatte, gibt uns persönlich Kraft. Außerdem wollen wir mit dem Erfolg der Gesetzesänderung anderen Sterneneltern ein Stück weit Kraft geben, weiterzumachen. Wir sehen uns da selbst nicht als Vorbild, aber wir regen mit dem, was unser Leben in den letzten Jahren ausgefüllt hat, die einen oder anderen Sterneneltern dazu an, wahrzunehmen, dass das Leben doch noch einiges für sie bereithält. Insofern ziehen wir Kraft daraus, dass wir den Sterneneltern so etwas wie Eltern geworden sind. Wir wollen ihnen helfen, wo wir nur können. Dass es uns heute möglich ist, ihnen in den schwersten Stunden oft die Hand zu reichen, gibt uns unheimlich viel zurück. Und dabei dürfen und können wir mittlerweile selbst sagen: Wir haben es geschafft, uns mit der Trauer und dem Verlust ein Leben einzurichten, das ganz anders ist, als wir es uns erträumt haben.

Trotzdem reden wir beide in regelmäßigen größeren Abständen mit einem Therapeuten. Diese Gespräche gehören zu unserem Leben dazu, denn so ein Trauma kann man nicht einfach nach ein paar Jahren abhaken. Immer wieder braucht es mal jemanden, der eine ganz andere, aber verständnisvolle Sicht hat. Solche Worte und Gedanken an der Hand zu haben, sind wie ein gutes Depot, sie geben uns Kraft für schlechte Tage. Und natürlich bauen wir uns gegenseitig auf, indem wir füreinander da sind. Es kommt immer wieder vor, dass einer dem anderen eine schöne Seite des Lebens zeigt. Letztlich haben wir uns aber auch angewöhnt, ganz selbstverständlich über den Tod zu reden und uns bewusst zu machen, dass er zum Leben dazugehört wie die Geburt.

Was uns auch Kraft zum Weiterleben gibt, ist unser Sohn. Dass wir nicht nur Kinder fest im Herzen haben dürfen, sondern dass uns schließlich auch das Geschenk gemacht wurde, dass wir einen Sohn adoptieren durften, ist für uns eine enorme Kraftquelle. Er wird mit dem Gedanken groß, drei Geschwister zu haben, Schutzengel, die auf ihren kleinen Bruder aufpassen – das ist so ein Gedanke, der uns tröstet. Sie sehen quasi zu, wie er all das bekommt, was sie von uns auch bekommen hätten. Wir wissen aber, nicht alle Sterneneltern haben das Glück, ein Kind fest an der Hand haben zu dürfen. Ihnen möchten wir sagen: Es lohnt sich trotzdem weiterzumachen. Allein für den Partner wie auch für sich selbst. Man muss einfach lernen, einen anderen Weg einzuschlagen. Die Vergangenheit bleibt im Herzen, aber die Zukunft muss gestaltet und in die Hand genommen werden. Sich nur dem Schmerz hinzugeben, ist keine Lösung.

Im Alltag ertappe ich mich oft dabei, dass ich Lust verspüre, meinen beiden Sternenkindern etwas vom Einkaufen mitzubringen. Was würden wohl andere von mir denken, wenn ich anfange, ihnen Sachen zu kaufen?

Warum solltest du darauf verzichten, etwas, das du beim Bummeln in einem Schaufenster entdeckst, für deine Kinder zu kaufen? Du kannst es dann ja entweder auf das Grab stellen oder in die Gedenkecke. Immer, wenn wir etwas Kleines, wie ein Plüschtier oder eine schöne Kinderkette, sehen, das uns gefällt und das wir mit unseren Kindern in Verbindung bringen, kaufen wir es und freuen uns. Wir machen uns selbst eine Freude damit, etwas verschenken zu dürfen, und stellen uns anschließend vor, wie es den Kindern wohl gefallen hätte. Warum also sollte man etwas nicht tun, von dem man weiß, dass es eigentlich viel Freude bereitet? Wer schenkt und beschenkt ist fröhlich.

Wir glauben, es ist wichtig, sich selbst damit etwas Gutes zu tun und sich im Umgang mit den eigenen Sternenkindern nicht selbst zu bestrafen, nach dem Motto: „Ich darf so etwas doch nicht! Und was würden bloß andere dazu sagen?“ – Wir denken, Sterneneltern dürfen das, weil sie sonst auf so vieles zu verzichten haben. Auch wenn dieser Blickwinkel anders und ungewohnt ist, er hilft, mit der Trauer im Herzen ein ganz normales Leben zu führen. Wehmut darf dabei im Spiel sein, denn letztlich wird das Kind niemals mit dem Geschenk spielen können, aber die Geste und das Gefühl des Schenkens bleibt.

Wir möchten das Grab unseres verstorbenen Kindes etwas herrichten, gerne auch mit Spielsachen und Kuscheltieren. Ist so etwas üblich?
Ihr dürft das Andenken an euer Kind auf dem Grab gestalten. Das ist so, wie wenn man sein „Kinderzimmer“ neu herrichtet. Es macht Eltern Freude und Spaß, und das ist auch gut und richtig so, selbst wenn das Grab ein Ort der Trauer ist. Letztlich ist das Grab neben der Erinnerung das Einzige, was Sterneneltern von ihren Kindern bleibt. Wir fragen uns daher auch regelmäßig: „Was können wir neu machen an dem Grab? Lässt sich vielleicht ein Motiv aus den Steinen legen? Welche Kuscheltiere kommen für die nächste Zeit obendrauf?“

„Am Grab und in der Pflege dieses besonderen Ortes können Eltern, Großeltern und Angehörige im konkreten Handeln ihre Liebe zum verstorbenen Kind ausdrücken. Viele berichten, dass sie in die Grabpflege ihre Liebe hineinlegen. Das Grab mit seinen Pflanzen und den Blumen wird so zu einem kleinen Paradiesgarten für das verstorbene Kind, zu einem Abbild des Paradieses, in dem es weilt. Viele fühlen sich dann auch darin ihrem verstorbenen Kind nahe. Das Grab kann so zu einer eigenen Welt werden, in der sich die Liebe der Hinterbliebenen konkretisiert:

- Gehen Sie ganz bewusst mit der Erde des Grabes um. Spüren, zerkrümeln Sie diese, oder lassen Sie sie durch Ihre Hände rieseln. Machen Sie sich bewusst, dass dies die Erde ist, in der Ihr Sternenkind ruht und in die auch Sie zurückkehren werden.

- Wählen Sie sorgsam Pflanzen und Blumen für das Grab aus. Welche Pflanzen hätte das Kind gemocht? Welche Blume wäre seine Lieblingsblume gewesen? Oder welche Farbe hätte ihm eine Freude gemacht?
- Welche Geschenke möchten Sie Ihrem Kind aufs Grab legen? Möchten Sie etwas zu seinem Geburtstag und an Weihnachten schenken? Oder vielleicht aus dem Urlaub ein kleines Souvenir, z. B. einen Stein vom Strand, mitbringen?
- Möchten Sie Kerzen oder Windlichter aufs Grab stellen? Wofür stehen diese? Was symbolisieren sie? Machen Sie sich dies bewusst. Möchten Sie damit ausdrücken, dass Sie Ihr Kind auch in der Nacht des Todes nicht alleinlassen, dass Sie die Erinnerung wachhalten oder dass Ihre Liebe auch im Dunkel der Trauer wie ein Licht brennt?
- Sie können auch Briefe schreiben an Ihr Kind und diese unter einen schweren Stein auf das Grab legen."*

Roland Kachler, Diplom-Psychologe und psychologischer Psychotherapeut, Remseck/Stuttgart

Wie finden wir nach dem Tod unseres früh verstorbenen Kindes wieder zu einem normalen und glücklichen Leben?

„Ein Leben mit einem früh verstorbenen Kind ist nicht mehr das normale Leben, es ist ein anderes Leben. Die entscheidende Frage ist: Kann dieses andere Leben wieder zu meinem Leben werden, und kann dieses andere Leben, das auch ein anderes Leben bleiben wird, wieder ein gelingendes, glückendes, dann auch glückliches Leben werden? Das ist dann vielleicht ein anderes Glück, nicht mehr so ein leichtes, euphorisches, sondern ein vielleicht auch schwereres, reiferes, dunkleres Glück.

Das Zentrale ist es, anzuerkennen, dass dieses frühe Sternen-, Schmetterlings- oder Regenbogenkind ein Kind ist mit einem Namen

* nach: Kachler, Roland: Meine Trauer wird dich finden. Kreuz-Verlag, Freiburg i. Breisgau, 2005, S. 77–78.

und mit einer Individualität, die mit unseren Wünschen und Hoffnungen verbunden ist, und dass dieses Kind einen Platz behalten darf und dass es eine innere Beziehung weiter geben darf. Diese Erlaubnis braucht es schon ganz früh. Die wenigsten kommen mit der Idee des Loslassens und der Trauerphasen zurecht, sondern eben mit dieser weitergehenden Beziehung. Wenn sie erlaubt wird, dann kann eben allmählich das so andere Leben wieder zum eigenen Leben werden.
Roland Kachler, Diplom-Psychologe und psychologischer Psychotherapeut, Remseck/Stuttgart

Mit der Trauer umgehen

Fünfzehn Punkte, die euch helfen können, mit der Trauer zu leben

1. Akzeptiert die Trauer. Versucht nicht, „gefasst" zu sein. Nehmt euch Zeit zu weinen. Dies gilt besonders für Männer: Ihr dürft weinen.
2. Redet miteinander über den Verlust. Teilt eure Trauer auch innerhalb der Familie mit: Versucht nicht, andere durch Schweigen zu schützen. Sucht euch Freunde, mit denen ihr sprechen könnt, jeder für sich oder gemeinsam. Wenn möglich jemanden, der Ähnliches erlebt hat. Er sollte zuhören können und nicht gleich urteilen. Falls ein Freund dir gleich sagt: „Reiß dich zusammen!", überlege, ob du dir als Gesprächspartner jemand anderes wünschst.
3. Beschäftigt euch! Erledigt sinnvolle Arbeit, die euch gedanklich beansprucht. Vermeidet jedoch hektische Aktivitäten.
4. Geht gut mit euch selbst um! Trauern kann eurer Gesundheit schaden. Vielleicht ist euch das in diesem Augenblick egal, das wird sich aber wieder ändern.
5. Ernährt euch ausgewogen! In dieser Zeit der emotionalen und physischen Erschöpfung braucht euer Körper mehr als je zuvor

eine gesunde Ernährung. Falls ihr nur wenig essen könnt, solltet ihr an unterstützende Multivitaminpräparate denken. Aber Vorsicht, sie ersetzen keine gesunde Ernährung.

6. Treibt Sport! Sport ist gut für Körper, Geist und Seele. Kehrt zu eurem alten Bewegungsprogramm zurück oder fangt etwas Neues an. Körperliche Betätigung begünstigt biochemische Prozesse, die einer Depression vorbeugen und euch besser schlafen lassen.
7. Akzeptiert euer individuelles Verständnis vom Tod, zumindest im Augenblick. Jeder von euch stellt sich wahrscheinlich die Fragen aller Fragen: „Warum?". Und vielleicht habt ihr angefangen zu verstehen, dass ihr nie eine annehmbare Antwort darauf erhalten werdet. Oder ihr habt zumindest einen Ansatz gefunden, die Sinnfrage für euch zu beantworten. Verwendet diesen Ansatz in der Auseinandersetzung mit eurer Trauer. Versucht, in euren Fragen zu leben, dann werdet ihr vielleicht eines Tages „in die Antwort hineinwachsen".
8. Schließt euch einer Gruppe Trauernder an. Euer bisheriger Kreis von Bekannten und Freunden wird sich ändern. Selbst, wenn ihr das Glück habt, dass das nicht passiert, ist es sehr hilfreich, neue Leute an der Seite zu haben, die eine ähnliche Erfahrung gemacht haben. Trauernde Menschen kommen in Selbsthilfegruppen zusammen, um sich gegenseitig auszutauschen, Verständnis zu finden und einander zu unterstützen – manchmal erwachsen sogar Freundschaften daraus.
9. Behaltet Kontakt zu alten Freunden. Das kann schwierig sein. Manche werden bei eurer Anwesenheit in Verlegenheit geraten oder über eure Erfahrung nur ungern sprechen wollen. Anderen wird es peinlich sein, wenn ihr in Tränen ausbrecht oder einen Wutanfall habt. Und wieder andere werden euch ungefragt in den Arm nehmen. Ihr werdet selbst schnell erkennen, welche Menschen euch jetzt wichtig sind. Hält eine Freundschaft der Belastung nicht stand, so ist auch das ein Lernprozess, der zu eurer Trauerarbeit dazugehört. Die Freundschaften, die

bleiben, werden umso intensiver werden und an Bedeutung gewinnen.

10. Verschiebt wichtige Entscheidungen. Wartet, ehe ihr euch entschließt, umzuziehen, euer Haus zu verkaufen oder die Arbeitsstelle aufzugeben.
11. Wenn einer von euch gerne schreibt, kann ein Tagebuch hilfreich sein. Dadurch lernt man, Gefühle auszudrücken, ohne dass jemand das Gesagte auf die Goldwaage legt. Vielleicht möchtet ihr ja auch Briefe an euer Kind schreiben und ihm mitteilen, was euch beschäftigt, wie das Leben ohne dieses Kind weitergeht. Rückblickend lässt sich mittels eines Tagebuchs auch nachlesen, welchen Weg ihr gegangen seid.
12. Verwandelt eure Trauer in kreative Energie, z. B. durch Schreiben, Malen oder Töpfern. Es gibt unendlich viele Möglichkeiten, Gefühle auszudrücken. Oder versucht, anderen zu helfen, ihre Last zu tragen. Dadurch wird für einen selbst vieles leichter. In einer Selbsthilfegruppe ist beispielsweise jeder dem anderen eine Stütze.
13. Besinnt euch auf den Glauben. Selbst wenn ihr nicht religiös orientiert seid, kann das eine oder andere Kirchenlied, ein Bibelwort oder ein Psalm zum Thema Trauer sehr hilfreich sein. Wenn euch dieser Zugang schwerfällt, könnt ihr euch an den Pfarrer oder Seelsorger der Kirchengemeinde wenden.
14. Sucht gegebenenfalls fachlichen Beistand auf. Manchmal genügen schon einige Sitzungen mit einem erfahrenen Berater, Psychologen, Therapeuten oder Trauerbegleiter, um Hilfe zu erfahren, um wieder ein Stück weit zu „überleben“.
15. Vergesst niemals: So tief eure Trauer auch sein mag, ihr seid nicht allein. Bereits andere haben ein ähnliches Schicksal erlebt, und sie werden euch helfen, eure Last zu tragen, wenn ihr es ihnen erlaubt. Verweigert euch da nicht, es gehört immer Mut dazu, Hilfe anzunehmen. Lehnt dieses Angebot nicht einfach ab.

Was hilft nur gegen meine Trauer?

„Trauer ist schwer zu ertragen. Dass sich mit einer so kurzen gemeinsamen Zeit einer beginnenden Schwangerschaft so einschneidend-schmerzliche Gefühle verbinden, ist immens. Immer wieder versuchen Betroffene und ihre Umgebung, diesen Schmerz zu übergehen – oft vergebens. Was eher hilft, ist, die Angst vor der dunklen Trauer zu verlieren und durch ihre dunkle Oberfläche hindurchzudringen zu ihrem Ursprung: der Liebe. Wenn Eltern ihre Kinder nicht so lieben würden, wäre ihr Verlust leicht(er) zu verschmerzen. Entdecken Mütter und Väter aber die Liebe zu ihrem Kind als Quelle des Trauerschmerzes, können sie manchmal sagen: „Dass wir so um unser Kind trauern, das ist es uns wert."

Als Seelsorger versuche ich, Eltern zu ermutigen, ihre Trauer als Form der Liebe zu ihrem Kind zu verstehen und dann auch zu gestalten. Liebe zu jemand, der nicht da ist, hat eben die Gestalt von Sehnsucht und Schmerz und wünscht sich nichts mehr, als mit dem Geliebten zusammen wieder glücklich sein zu können. Diese starke Kraft der Liebe, die in der Trauer steckt, ist eine Kraft, die helfen kann, mit dem Verlust zu leben.

Die christlich-geistliche Tradition sagt, dass die Kraft der Liebe von Gott kommt und uns über den Tod hinweg mit den Toten verbunden sein lässt. Es stimmt eben nicht, dass Gott die Lücke füllt, die ein geliebter Mensch nach seinem Tod hinterlassen hat. Wer trauert, will keinen Ersatz, sondern will mit diesem konkreten Menschen verbunden sein. Gott hält, so sagt es Dietrich Bonhoeffer, diese Lücke offen und uns damit – in der Sehnsucht – miteinander verbunden. Wenn Gott die Liebe ist und Freude an der Liebe hat, dann will er auch, dass sie gelingt und zur Vollendung kommt. Darauf zu warten, kann schmerzvoll sein. Aber ohne die Vorstellung, dass diese angefangenen kleinen Leben zu ihrer Vollendung kommen, wird von christlicher Hoffnung zu klein gedacht.

Auch braucht die Liebe der Eltern in Form von Trauer und Sehnsucht Orte und Zeiten, um sich auszudrücken. Denn diese verbinden die Eltern mit ihren verlorenen Kindern: der Ort der Geburt, der Zeitpunkt der Zeugung oder der ersten Schwangerschaftszeichen, der erste Ultraschall, die sorgenvolle Zeit nach einer schlimmen Diagnose, das Datum der Geburt und des Todes können Verbindungen in der Erinnerung sein. Darum ist es so wichtig, Eltern zu helfen, die Situationen bewusst zu erleben und zu gestalten, die sie mit dem zur Welt kommenden, vielleicht schon sterbenden oder toten Kind verbinden."

Dr. Christoph Zimmermann-Wolf, Klinikseelsorger, Neuwied/Bendorf

Ich bin stinksauer auf Gott, weil er uns unser Kind weggenommen hat. Früher dachte ich, Gott sei „lieb". Jetzt könnte ich ihm eine reinhauen. Kennt ihr solche Gefühle?

Vielleicht haben wir das nicht ganz so krass empfunden wie du, aber ich erinnere mich an den Gedanken: „Gott ist ganz schön egoistisch. Er hat uns das genommen, was uns am liebsten war." Wir haben ewig an der Warum-Frage herumgerätselt: *Warum gerade unser Kind? Warum passiert uns so etwas Schreckliches? Warum sterben überhaupt Kinder?* Manchmal denkt man, man hätte eine Antwort, aber dann kommen einem wieder Zweifel, und man findet alles nur noch absurd. Uns hat es (an manchen Tagen) geholfen, nicht „Warum?" zu fragen, sondern „Wozu?". Ist das, was wir erlebt haben, zu irgendetwas gut? Hat es in unserem Leben irgendetwas positiv verändert? – Und da gibt es tatsächlich Dinge, angefangen bei der Petition.

Trotzdem haben wir das Gefühl, die Frage, was Gott sich bei alledem gedacht hat, kann nie ganz zufriedenstellend beantwortet werden. Wir glauben übrigens, dass man ruhig sauer auf ihn sein darf. Wenn er Gott ist, dann verträgt er es doch wohl auch, dass man ihn anschreit. Das haben sogar schon Leute in der Bibel gemacht. Doch an einer Überzeugung haben wir trotz allem nie gezweifelt: Unsere Kinder sind bei Gott und wir werden sie eines Tages wiedersehen. Vielleicht sind sie jetzt sogar Schutzengel für Takimo? Dass unsere Kinder in einer Art Sternenkinderland sind, glauben übrigens auch viele andere Sterneneltern.

Wo finde ich Austausch mit anderen Sterneneltern bzw. jemanden zum Reden, wenn der Schmerz ganz schwer auf die Seele drückt?
Manchmal gibt es Tage, an denen du einfach nicht mehr weiterweißt. Wir kennen diese Tage nur zu gut. Dann jemanden auf Augenhöhe bezüglich dessen, was du erlebt hast, an der Seite zu haben, der einem etwas Ermutigendes sagt bzw. schreibt oder einfach nur zuhört, tut gut. Hin und wieder braucht es da jemand anderes als den eigenen Partner. Erst recht, falls du alleinstehend bist.

Im Internet gibt es eine Vielzahl an Foren, in denen Sterneneltern, vor allem Mütter, über ihre Erfahrungen im Umgang mit dem Schmerz und dem erlittenen Verlust schreiben. Eltern finden dort auch viel Ermutigendes, wenn Tage ganz besonders schlimm sind, weil vielleicht gerade wieder ein Jahrestag ansteht und der Schmerz so stark quält.

Wir empfehlen außerdem unsere Facebook-Seite, auf der wir regelmäßig Eltern dazu auffordern, auf verschiedenste Art und Weise ihrer Trauer Raum zu geben und anderen Ermutigendes, Hilfreiches und Tipps mitzuteilen: *www.facebook.com/sternenkinderhimmel.com*

Auch Initiativen bieten viel Raum für Austausch, der mitunter noch persönlicher ist als über das Internet – sofern man dies möchte. Auf den Internetseiten des „Bundesverbands verwaiste Eltern und trauernde Geschwister in Deutschland e. V." (*www.veid.de*) finden sich nach Bundesländern sortiert Gruppen und persönliche Ansprechpartner in regionaler Nähe. Meist ist dort zu erfahren, wo es die Möglichkeit gibt, Trauercafés zu besuchen oder spezielle Angebote für trauernde Eltern in Bildungsstätten zu nutzen.

Wer lieber einen telefonischen Draht haben möchte, weil vielleicht die Trauer- oder Schuldgefühle sehr stark auf der Seele lasten, dem empfehlen wir neben der „Telefonseelsorge" (*www.telefonseelsorge.de*) auch kirchliche Ansprechpartner in den örtlichen Kirchengemeinden. Selbst wenn man in einem Notfall nicht an den kompetentesten Gesprächspartner geraten sollte, ist dieser Schritt in Trauer und Schmerz immer noch richtiger, als etwa einen selbstzerstörerischen zu gehen.

Eine besondere Initiative, die wir empfehlen, ist der Verein „Frauenworte e. V." (*www.frauenworte.de*). Dort unterstützen sich Frauen gegenseitig. Der Verein ist ein Zusammenschluss dreier Initiativen, die bereits seit Jahrzehnten Frauen Hilfe geben bei den Themen Kinderwunsch, Sternenkinder und ausgebrannte Mütter. Über das Beratungstelefon wird Kontakt zu ehrenamtlich tätigen Beraterinnen in direkter Nähe hergestellt. Alle Frauen, die telefonisch in diesem Bereich erreichbar sind, haben mindestens einmal selbst die Erfahrung gemacht, ein Kind während oder kurz nach der Schwangerschaft hergeben zu müssen.

Wann sollte ich einen Therapeuten aufsuchen?

Einen Besuch bei einem Therapeuten sollten Sterneneltern so schnell wie möglich in Erwägung ziehen. Das hat mehrere Gründe: Zunächst, ganz praktisch gesehen, kann es unter Umständen eine Weile dauern, ehe man überhaupt einen Termin für ein Gespräch bekommt. Um schneller an einen Termin zu kommen, kann einem vielleicht auch der Gynäkologe oder der Hausarzt behilflich sein. Zum anderen sollte man keine falsche Scheu haben. Der Verlust eines eigenen Kindes ist ein schweres Trauma. Man hat ein Stück seiner Liebe weggeben müssen, und zwar ganz plötzlich. Wenn es sich um einen wiederholten Verlust handelt, ist diese Erfahrung umso gravierender. Verbunden mit eigenem körperlichem Schmerz, hat man einen großen Teil seines erhofften Lebens verloren – all das, was man sich ausgemalt hat. Und das darf keineswegs unterschätzt werden. Es gibt Eltern bzw. Mütter oder Väter jeweils für sich, die meinen, sie würden schon selber damit zurechtkommen und bräuchten die Hilfe eines „Seelenklempners" nicht – aber das ist ein Trugschluss. Auch sollte man keinesfalls auf die Stimmen hören, die einem zu sagen versuchen: „Ach, das passiert auch anderen Eltern, das ist doch nicht so schlimm."

Unsere Erfahrung ist: Man kann das nicht alleine schaffen. Natürlich gibt es verschiedenste Formen von Hilfsangeboten: Im Internet gibt es viele Foren für Eltern von Sternenkindern, die zum Austausch einladen und die für viele eine Stütze sind. Wir bekommen selbst Tag für Tag Anfragen auf unseren Seiten, aber all das ersetzt niemals die professionelle Hilfe. Mittlerweile gibt es da auch speziell für Eltern, die mit dem plötzlichen Tod ihres geborenen oder ungeborenen Kindes konfrontiert sind, zugeschnittene Angebote.

Wie finde ich einen guten Therapeuten? Und ist die Therapie nicht schrecklich teuer?

Ein guter Therapeut ist jemand, von dem du dich verstanden fühlst. Wenn du das Gefühl hast, nicht ernst genommen zu werden, solltest du auch den Mut haben zu sagen: „Hier bin ich falsch." Bei deiner Krankenkasse gibt es eine Liste der zugelassenen Therapeuten in deiner Region. Am besten rufst du dort an und fragst auch gleich, ob die Kasse Probegespräche bezahlt. Du hast nämlich das Recht, mindestens drei und maximal acht Gespräche zu führen, ehe du dich festlegst.

Außerdem musst du dich fragen, ob du lieber mit einem Mann oder mit einer Frau sprechen willst. Viele werden dir sagen, dass bei ihnen zurzeit kein Platz frei ist. Lass dich dadurch nicht entmutigen! Vielleicht willst du dem Therapeuten auch kurz dein Anliegen erklären und ihn fragen, ob er schon andere Sterneneltern als Klienten hatte.

Wenn dein Arzt überzeugt ist, dass du eine Therapie brauchst, kostet sie dich gar nichts. Wählst du aber ein nicht anerkanntes Therapieverfahren oder gehst zu einem Therapeuten, der keine Kassenzulassung hat, zum Beispiel zu einem Heilpraktiker, hast du die Sitzungen privat zu bezahlen.

Mein Kind ist nun bereits seit einigen Jahren tot. Manchmal überkommt mich noch die Trauer wie am ersten Tag. Dann ist nichts mit mir anzufangen. Wie kann ich anderen sagen, wie es mir dann geht?

Du darfst das Stück, das dir im Herzen fehlt, ruhig zeigen – auch wenn das Ganze nun schon ein paar Jahre zurückliegt. Dur brauchst das nicht zu verstecken und es wird dir auch niemals gelingen. Man darf auch noch Jahre später traurig und wehmütig sein. Und das solltest du auch den Leuten um dich herum kommunizieren. Du kannst beispielsweise sagen: „Heute geht es mir nicht so gut. Ich möchte heute nicht dahin. Ich habe keine Lust zu lachen. Ich möchte ganz einfach für mich allein sein. Ich möchte mich einfach mal einen Tag verkriechen." Das ist alles vollkommen in Ordnung. Das machen wir auch oft.

„Die Trauer um ein Kind, das früh, während der Schwangerschaft oder auch bald nach der Geburt, gestorben ist, ist etwas Besonderes durch die wenige Zeit, die die Eltern mit ihrem Kind verbracht haben. Auch Familie und Freunde haben diese Kinder oft nicht persönlich kennenlernen können. Es gibt wenig gemeinsame Zeiten und Erlebnisse, an die man sich gemeinsam erinnern kann. Dadurch wird die frühe Trauer oft nicht so ernst genommen – als gäbe es nichts, was es zu betrauern gibt. Die Erfahrung trauernder Eltern widerspricht dem. In einer Gruppe, in der Eltern früh verstorbener Kinder mit Eltern zusammentrafen, deren Kinder teilweise erst als Erwachsene verunglückt waren, fand ein Vater dieses treffende Bild: Beide Elterngruppen haben unterschiedliche Koffer der Trauer, die Unterschiedliches enthalten: Bei den einen Eltern sind sie voller Erfahrungen und Geschichten, bei den anderen enthalten sie die unerfüllt gebliebenen Hoffnungen und Pläne. Doch so verschieden sie sind, beide sind gleich schwer."
Dr. Christoph Zimmermann-Wolf, Klinikseelsorger, Neuwied und Bendorf

Werden wir unsere Kinder im Himmel wiedersehen?
Sterneneltern haben ihre ganze eigene Vorstellung von der Sternenkinderwelt: wie Sternchen dort leben, wie sie Feste feiern, wenn jemand von ihren Angehörigen auf der Erde etwas zu feiern hat, wie es ihnen dort geht und wie sie von da oben auf uns runterschauen. Sie setzen auch ab und zu Zeichen, ob es nun ein Regenbogen, ein Lichtstrahl oder ein Vogelzwitschern ist. Eltern werten dies ganz oft als Zeichen von ihren Sternenkindern. Nicht selten gibt es auch

den Gedanken, dass Sternenkinder die Schutzengel der Familie bzw. von lebenden Kindern aus der Familie sind. Dass sie aufpassen und nachts über die Kinder wachen, dass sie gut schlafen.

Auch existiert die Vorstellung und der Glaube daran, dass es eines Tages ein schönes Wiedersehen gibt in der Ewigkeit, die voller Liebe, Herzlichkeit und Innigkeit ist. Dass, wenn man als Eltern stirbt, die Kinder an der Himmelspforte warten und ihren Vater und ihre Mutter voller Liebe in Empfang nehmen. Es herrscht dann eine Freude darüber, dass die Eltern es geschafft haben, ihr irdisches Leben zu vollenden, und sie dabeidie ganze Zeit im Herzen hatten. Für Eltern ist die Vorstellung sehr schön und tröstlich, eines Tages das zu erleben, was ihnen hier auf der Erde verwehrt blieb. Zu glauben, dass die Kinder auf einen warten, hat schon manchen Sterneneltern das Leben erhalten.

„Wie habe ich geweint, als ich euren Sternenhimmel unter *www.sternenkinderhimmel.com* entdeckt habe! So viel Traurigkeit kam bei mir an! Stern für Stern wird ein kleiner Mensch sichtbar, der vermisst wird. Von einer Mutter, einem Vater, bei vielen auch von Geschwistern, von einer ganzen Familie. ‚*Weißt du, wie viel Sternlein stehen an dem blauen Himmelszelt?*‘ Nein, das war mir nicht so bewusst. Das Weltall ist ja eigentlich ein lebensfeindlicher Ort. Es ist tot und kalt. Aber euer Himmel läuft dem Tod zum Trotz vor Liebe über. Da werden Beziehungen sichtbar. Da leuchtet so viel Sehnsucht naheinander auf. Sehnsucht nach Geborgenheit auch für die ganz Kleinen. Sehnsucht für euer Erwachsenenleben, das mit tiefen Verlusten fertigwerden muss. Mit beendeten Träumen. Damit, dass die gemeinsame Zukunft mit euren Kindern gestorben ist. Ich konnte das kaum aushalten!

‚*Gott, der Herr, hat sie gezählet, dass ihm auch nicht eines fehlet an der ganzen großen Zahl.*‘ Dieses alte Kinderlied hat mich irgendwie innerlich begleitet, während ich im Sternenkinderhimmel unterwegs war. Was an eurem Sternenkinderhimmel geschieht, ist genau das, was Glaube an Gott bedeutet. Das Universum bleibt dann nicht fern und stumm. Ich glaube, dass es von einer großen Liebe durchwirkt ist. In der Bibel wird deutlich, dass diese Liebe ein Gott ist, der sich als Person zu erkennen gibt. Und jeden einzelnen Menschen persönlich meint. Egal, ob ein Mensch mehr oder weniger als 500 Gramm wiegt. Egal, was dieser Mensch leisten kann, was für Fähigkeiten dieser Mensch hat oder nicht hat. Der Sinn des Lebens ist diese große Liebe Gottes. Sinn, das ist das große Woher, aus dem ich komme. Sinn, das ist das große Wohin, in das ich gehe. Es liegt an dem persönlichen Gott der Bibel, dass ich glauben kann, nicht zufällig entstanden zu sein und nicht ins Nichts zu fallen, wenn ich sterbe. Ihr seid ganz nah an diesem Sinn mit eurem Himmel voller Traurigkeit und voll persönlicher Liebe!

‚*Gott, der Herr, rief sie mit Namen, dass sie all ins Leben kamen …*' Im uralten Kinderlied sind es die ‚*Mücklein und Fischlein*', die deshalb ‚*alle fröhlich sind*'. Dass das heute meistens nicht mehr so ist, liegt daran, dass wir unsere Umwelt zerstören. Aber dass eure Kinder niemals fröhlich spielen werden! Dafür gibt es doch so oft gar keinen Grund. Niemand ist schuld und doch geschieht es! Warum lässt Gott das zu, wenn es ihn gibt? Oder liegt es einfach an dieser Welt, die eben voll Krankheit und Tod ist?

Warum kann ich diesem Gott vertrauen, obwohl ich bei jedem Stern, den ich in eurem Himmel betrachte, so viel Leid spüren kann?

Das liegt daran, dass der Gott der Bibel nicht ‚im Himmel' geblieben ist. Er ist nicht der einsam thronende Allherrscher, für den ihn manche halten. Er verhängt nicht einfach kalt ein schweres Schicksal. Er hat sich vom Leid berühren lassen. So sehr, dass er es geteilt hat. Wenn Jesus das nicht persönlich gezeigt hätte, könnte ich es nicht glauben. An ihm hat mir eingeleuchtet, dass Gott selbst seinen Sohn verloren hat. Um uns nah zu sein in allem Leid, wenn wir uns am verlorensten fühlen. Denn ein Kind verlieren bedeutet, etwas von sich selbst zu verlieren.

In der Bibel ist Gott einer, der ‚Tränen in einen Krug sammelt'. So kostbar sind ihm eure Tränen. Und am Ende der Zeiten wird er ‚alle Tränen abwischen von euren Augen und der Tod wird nicht mehr sein und kein Leid ...' Gott mit einem großen Taschentuch! Bei ihm könnt ihr euch jetzt schon ausweinen. Ihm alles klagen. Ihn anschreien. Ihm das ,Warum' an den Kopf werfen. Er bleibt und hält das aus. Aber werft das Vertrauen nicht weg. ,*Gott, der Herr, rief sie mit Namen.*' Ihm ist kein noch so kleines Kind egal, wenn ihm nicht mal ,die Mücklein' egal sind! Jeder Name am Sternenkinderhimmel ist in seinem Herzen genau so eingegraben wie in eurem Herzen. Kein Name fällt ins Nichts. Keine noch so kleine Person geht seiner Liebe verloren.

,*Kennt auch dich und hat dich lieb.*' Darauf läuft alles hinaus. Auch in meinem Leben. Auch in eurem Leben. Der Gott der Bibel weiß, wie weh Liebe tut. Wenn es der Sinn unseres Lebens ist, in seiner Liebe zur Ruhe zu kommen, dann gehört auch unser Leid dazu. Dann ist unser Schmerz auch sein Schmerz.

Seine Liebe ist stark. Sie hat in Jesus gegen den Tod gekämpft. Sie wird dem Tod nicht die Macht über eure Kinder lassen. Er kennt doch jedes eurer Kinder, hat es beim Namen gerufen.

Ich glaube, dass euer Sternenkinderhimmel ein Bild für das ist, was mit Gottes Himmel gemeint ist. Wenn schon ihr als Menschen jedes Kind in eurem Herzen behaltet, wieviel mehr wird Gott das tun. Wenn ihr euer Kind sehen wollt, mit ihm zusammen sein wollt, wie viel mehr will Gott das! Und das heißt doch auch: Wenn ihr bei Gott ankommt, dann wird Leid geheilt, dann erfüllt sich alle Sehnsucht. Dann gibt es ein tiefes Zusammensein in seiner Liebe.

Euer Sternenhimmel voller Namen und Liebesworte ist ein Ort Gottes. Ein Ort, an dem der unterwegs ist, der gesagt hat: ,Ich bin gekommen, um zu suchen und glücklich zu machen, was verloren ist.'"

Christiane von Boehn, Pastorin und Leiterin der Diakonenausbildungsstätte des Neukirchener Erziehungsvereins in Neukirchen-Vluyn

Was sind Erinnerungsschleifen?

Meist gibt es nur wenige Erinnerungsstücke an Sternenkinder. Viel zu kurz war doch die Zeit, die man mit ihnen verbringen durfte. Manche Sterneneltern besitzen vielleicht Kleidungstücke oder richtig schöne Bilder, andere haben vielleicht nur ein einziges Bild mit